AF522865

Petra Pawletko

Bienenheilkunde für Mensch und Tier

Petra Pawletko

Bienenheilkunde
für Mensch & Tier

Apitherapie mit Honig, Pollen, Propolis, Bienenwachs

Oertel+Spörer

Abbildungsnachweis:
Titelbild: Petra Pawletko

Innenteilbilder:
Simon Ascic © Adobe Stock (S. 122), Bart © Adobe Stock (S. 55), Maike Bühler (S. 12, 104, 143), Brian 0918 © wikimedia commons (S. 141), Goldmull © wikimedia commons (S. 31), Ichwarsnur © wikimedia commons (S. 88), Muhammad Mahdi Karim © wikimedia commons (S. 20), kosolovskyy © Adobe Stock (S. 100, 120) Dr. Gabriele Lehari (S. 26, 63, 64 (2), 65, 66 (2), 81, 112, 129, 138, 146 (2)), Magnus Manske © wikimedia commons (S. 139), Angela Merk (S. 94, 148, 152), Ruckszio © Adobe Stock (S. 144), SajjadF © wikimedia commons (S. 85), Tourist Information Seeg (S. 13, 33, 151), John Sullivan © wikimedia commons (S. 6, 86), Tanja Wallhauser (S. 5, 10, 34, 36, 46, 70,147), Waugsberg © wikimedia commons (S. 15, 18, 31, 87), Gerald w. © wikimedia commons (S. 53), Thomas Zimmermann © wikimedia commons (S. 23),

Alle anderen Bilder von der Autorin.

Bibliografische Information der Deutschen Nationalbibliothek
Die Deutsche Nationalbibliothek verzeichnet diese Publikation in der Deutschen Nationalbibliografie; detaillierte bibliografische Daten sind im Internet über http://dnb.d-nb.de abrufbar.

Postfach 16 42 · 72706 Reutlingen

DTP und Repro: Petra Pawletko
Druck und Bindung: Oertel+Spörer Druck und Medien-GmbH+Co., Riederich
Printed in Germany
ISBN 978-3-96555-002-5

Inhalt

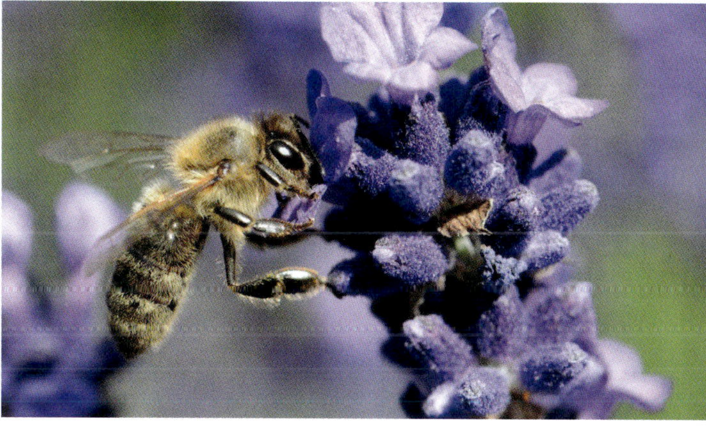

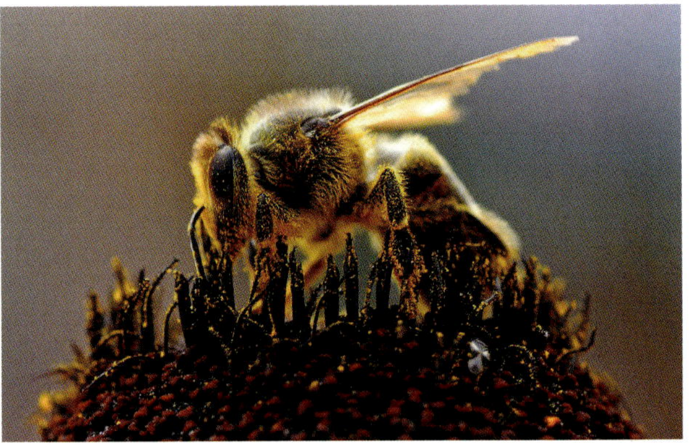

Vorwort

Bienen sind fleißig, produzieren leckeren Honig und sind wichtig für die Bestäubung von Pflanzen – das sind pauschale Aussagen, die allgemein bekannt sind.

Jedoch leisten diese kleinen Insektenwesen Phänomenales, sowohl für unsere Gesundheit als auch zum Erhalt unseres Planeten. Kein anderes Insekt hat eine so große Bedeutung für unser Ökosystem und ist unentbehrlich und essenziell für Mensch und Natur.

Jede Biene hat im Laufe ihres Lebens mehrere Aufgaben zu erfüllen, die sie diszipliniert, fleißig und unermüdlich bewältigt, ja sie arbeitet sich selbstlos zum Wohle des Volkes regelrecht zu Tode.
Bei oberflächlicher Betrachtung scheint beim regen Bienentreiben im und um den summenden Bienenstock ein heilloses, planloses Durcheinander zu herrschen, jedoch funktionieren die aufeinander abgestimmten Arbeitsbereiche von Tausenden von Bienen perfekt.
Dieses symbiotische Miteinander kann wahrlich als „Superorganismus Biene" bezeichnet werden.
Mir war beim Verfassen dieses Buches wichtig, dass Sie mehr vom wundersamen Leben der Bienen erfahren, wie die Bienen miteinander kommunizieren, welche Lebensphasen sie in ihrer kurzen Lebenszeit meistern.
Diesen phantastischen Lebewesen sollten nicht nur als „Nutztiere" gesehen werden, sondern ihnen sollten Erfurcht und Dankbarkeit erwiesen werden.
Vom vorbildhaften Zusammenleben der Bienen können wir noch vieles lernen, vor allen Dingen, dass man nur im Miteinander Großes erreichen kann.

Diese Wertschätzung gegenüber den Bienen habe ich von vielen Imkern erfahren dürfen.
Zuvor war ich mit dem Klischee behaftet, dass ein Imker die Bienen zwar versorgt, aber Ihnen als Gegenleistung Honig und andere Bienenprodukte entnimmt.
Ich wurde eines Besseren belehrt. Die Imker, die ich auf meinen Imkerseminaren und während meiner Recherchearbeiten kennen und schätzen gelernt habe, haben einen besonderen, ja liebevollen Bezug zu ihren Bienen und zur Natur, sie hegen und pflegen ihre fleißigen Bienchen und scheuen keine Mühen, sie vor der Varroamilbe und anderen Gefahren zu schützen.

Mir war es deshalb von großer Wichtigkeit, dass ich in meinem Buch beschreibe, mit welchem Aufwand heimische Bienenprodukte vom Imker weiterverarbeitet werden, und Aufklärung betreibe, wie viel Honig, Pollen, Propolis und Wachs ein verantwortungsbewusster Imker seinem Volk behutsam entnimmt, ohne dass die Bienen darunter leiden oder es ihnen gesundheitlich schadet.

Bienenprodukte werden in der Apitherapie, der Bienenheilkunde, für unsere Gesundheit erfolgreich angewendet, ganz nach dem Motto „Bienen helfen heilen".
Seit Jahrtausenden wird die sanfte Naturheilkraft von Bienenprodukten und deren therapeutischen Eigenschaften zur effektiven Vorbeugung und Linderung von Krankheiten hochgeschätzt.

Therapeutisches Heilen mittels den wunderbaren Bienenprodukten ist ein kostbares Geschenk.

Jedoch bin ich als Tierheilpraktikerin nicht dafür, den Bienen sämtliche Bienenprodukte, die sie für den Eigengebrauch essenziell benötigen, partout für kosmetische oder therapeutische Zwecke ohne Bedacht zu entnehmen.
Wie das polarisierende Gelée Royale, welches gegen Falten helfen soll, oder Bienenbrot, das eine ähnliche Wirkung wie Pollen besitzt. Hier war mir Aufklärungsarbeit zu den jeweilen Bienenprodukten ein großes Anliegen.
In diesem Buch erfahren Sie, wie Honig, Pollen, Propolis und Wachs in Maßen und mit sanften Methoden vom Bienenstock für Heilzwecke entnommen werden können.

Bienenprodukte helfen nicht nur, unsere Gesundheit zu erhalten und sie prophylaktisch, im Akutfall oder bei einer chronischen Erkrankung anzuwenden, sie sind ebenfalls hochwirksam und heilend bei unseren vierbeinigen Weggefährten, wie Katze, Hund und Pferd.

Einen besonderen Wert habe ich sowohl beim Menschen, als auch beim Tier auf die Dosierungen gelegt, um auch eventuelle allergische Reaktionen zu vermeiden.
Hierbei handelt es sich bei den Naturprodukten um Erfahrungswerte, wobei jedes Indivdium spezifisch auf die Arznei reagieren kann. Der Selbstbehandlung sind jedoch Grenzen gesetzt und sie ersetzt keinen Arzt- oder Tierarztbesuch.

Des Weiteren sind einfache Rezepte mit Bienenprodukten zum Selbermachen beschrieben. Denn es macht auch viel Freude, ein qualitativ hochwertiges Naturheilmittel für Zwei- und Vierbeiner selbst herzustellen.

Dieses Buch soll nicht nur für Therapeuten eine nützliche Bereicherung und Hilfe sein, sondern auch für jeden interessierten Menschen, für die Familie und den Tierbesitzer, die gern mit Bienenprodukten alternativ auf sanfte Weise behandeln möchten.

Im letzten Kapitel spreche ich ein trauriges, beängstigendes und hoch akutes Thema an – das Bienensterben, das uns alle betrifft. Hier finden Sie Ratschläge und Anregungen, was wir dagegen tun können.

Während ich dieses Buch geschrieben habe, hat sich meine Wertschätzung gegenüber den Bienen immens verstärkt. Ein Teelöffel Honig ist zum Beispiel das Lebenswerk einer Arbeitsbiene, für das sie unermüdlich und ununterbrochen bis zur Selbstaufgabe gearbeitet hat.
Ich genieße nun jeden Tropfen Honig bewusster und bei jedem Löffelchen denke ich, welche Köstlichkeit und wie viel Gutes mir die Biene beschert.

Tauchen Sie in die faszinerende Welt der Bienen ein und erfahren Sie, wie viel Heilsames uns die Bienen schenken.

Petra Pawletko
Tierheilpraktikerin

„Willst Du Gottes Wunder sehn, musst Du zu den Bienen gehen"

Alter Imkerspruch

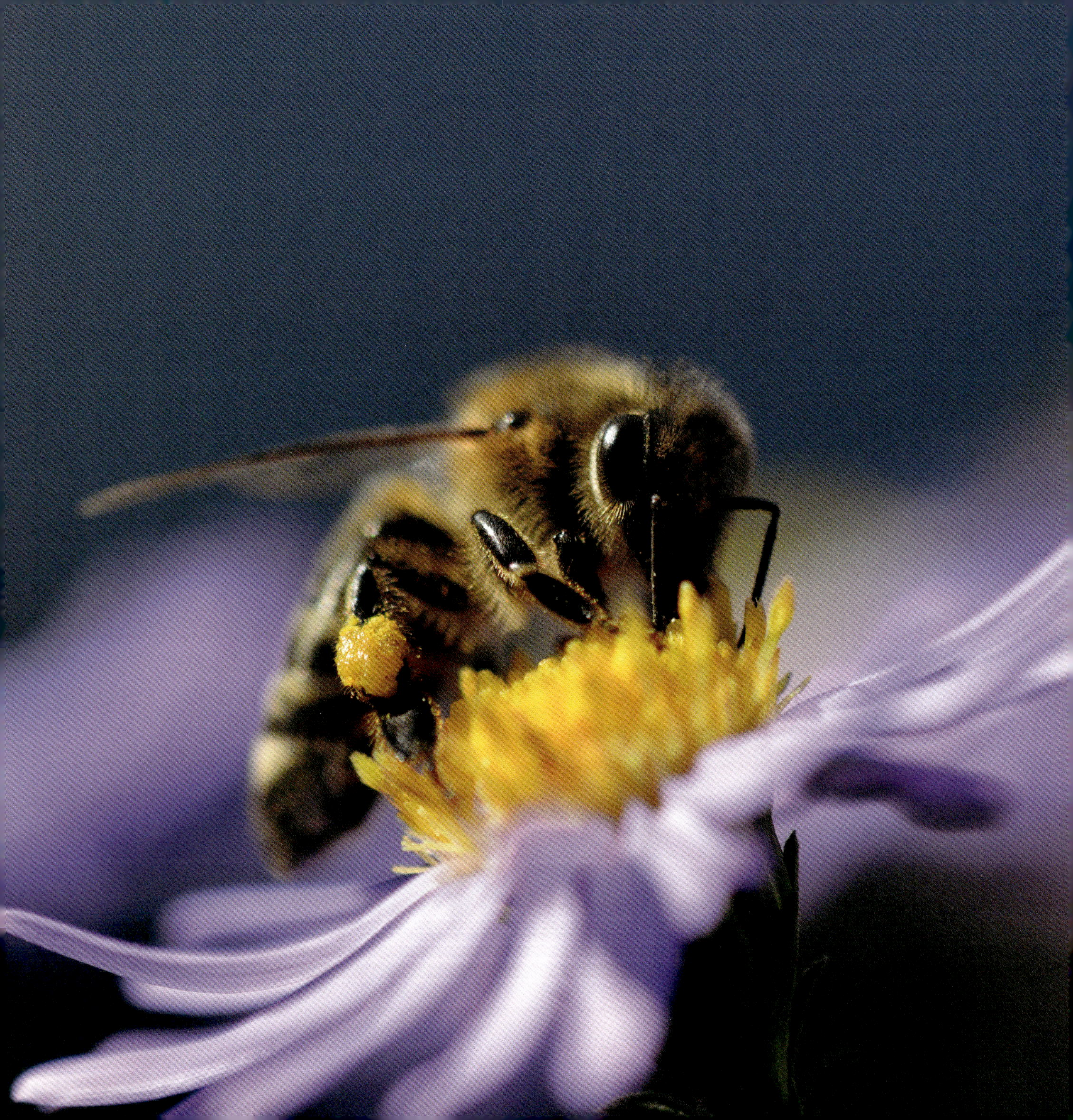

Die faszinierende Welt der Bienen

Auf den ersten Blick scheint in einem Bienenstock ein heilloses Chaos zu herrschen, jedoch handelt es sich um einen perfekten, hochsozial organisierten Kleinstaat, bestehend aus 40.000 bis 80.000 Einwohnern.

Im Bienenstaat dominiert eine klare Arbeitsteilung und ein symbiotisches, vorbildhaftes und geordnetes Miteinander, in dem jede einzelne Biene ihren Tätigkeitsbereich fürsorglich und mit Passion erfüllt.

Wie Bienen miteinander kommunizieren

Die Kommunikation und die gesamte Organisation erfolgen im Reich der Bienen primär über die Duftsprache. Bienen haben ein ausgeprägtes Geruchsempfinden, das sogar noch besser ist als bei Hunden. Die Wächterbienen erkennen zum Beispiel am Duft einer Biene, ob sie zum eigenen Volk gehört oder nicht. Nähern sich Eindringlinge dem Bienenstock, so sondern die Aufpasserinnen einen Geruchstoff ab, der weitere Hilfskräfte mobilisiert. Das macht die Biene zu einem besonderen, einzigartigen Insekt.

Die Bienensprache – der Schwänzeltanz

Auch die Bienentanzsprache trägt zur Verständigung bei. Wenn die Biene eine Futterquelle gefunden hat und dies ihren Kolleginnen mitteilen möchte, so wird entweder der Rund- oder der Schwänzeltanz getanzt. Wenn die Entfernung der Futterquelle ca. 90 Meter beträgt, so tanzt die Biene aufrecht an den Waben einen Rundtanz, welcher der Form eines Hufeisens gleicht.

Ist die Futterquelle weiter entfernt, so wird an der Wabe der Schwänzeltanz getanzt. Dabei wackelt die Biene mit ihrem Hinterleib und „schwänzelt" eine gerade Linie, macht einen Bogen nach links und dann nach rechts, wie bei einer Acht. Je ergiebiger die Nahrungsquelle, desto lebhafter wird getanzt.

Die Sinne der Biene

Feinste Vibrationen nehmen Bienen mit ihren Beingelenken wahr. Während des Schwänzeltanzes surrt die Tänzerin mit den Flügeln stoßweise, mittanzende Bienen nehmen dann die Schallwellen als Tanzlaute mit ihren Antennen war.
Die Vibrationen sind ein wichtiges Kommunikationsmittel, denn Bienen können keine Töne hören. Dieses Defizit kompensieren sie, indem sie Lautschwingungen intensiv wahrnehmen und den Schall am ganzen Körper, vor allem mit ihren Antennen und Körperhärchen, spüren und interpretieren.

Bienen sehen anders als der Mensch und besitzen ein ausgeprägtes Sehvermögen. Mit den zwei seitlich am Kopf gelagerten Facettenaugen können sie kein Rot sehen. Diese Farbe nehmen sie als Schwarz war. Jedoch können sie für den Menschen unsichtbare Ultraviolettstrahlen wahrnehmen. Ein für uns weiß aussehendes Blütenblatt kann für die Biene also eine deutliche Musterung aufweisen. Aufgrund dieser ausgeprägten Fähigkeit, ultraviolettes Licht zu sehen, können sie sich beim Fliegen zeitlich und räumlich am Stand der Sonne orientieren, was ihnen hilft, Blüten und Pollen zu erkennen.

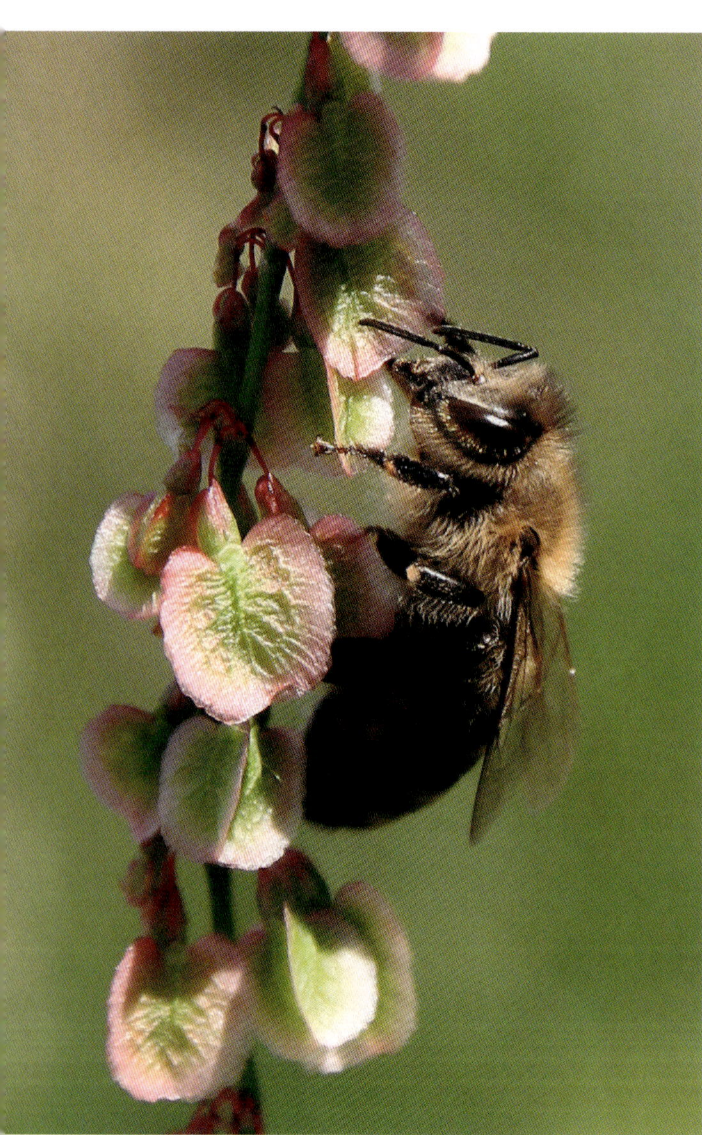

Für die Bestäubung weisen viele Blütenpflanzen Pigmente auf, die das ultraviolette Licht der Sonne reflektieren und signalisieren, dass sich hier eine optimale Nektarquelle befindet. Somit orientieren sich Bienen auch am UV-Licht, damit sie im Umkreis von zwei bis drei Kilometern wieder zum Stock zurückfinden.
Die Komplexaugen ermöglichen ihnen eine sehr gute zeitliche Auflösung des Sehens, sie können auch sehr schnelle Bewegungen genau erkennen, die Ferne jedoch nehmen sie grob und rasterartig wahr.

Im Bienenstock leben hauptsächlich die fleißigen weiblichen Arbeitsbienen, während den Sommermonaten auch einige hundert Drohnen (männliche Bienen) und das Staatsoberhaupt: die Bienenkönigin.

Die Bienenkönigin – Herrscherin des Bienenstaates

Im Bienenstock regiert die Bienenkönigin, auch Weisel genannt, die das einzige vollentwickelte und fortpflanzungsfähige Weibchen und die Mutter aller Bienen im Staat ist.
Im Vergleich zur Arbeitsbiene ist sie etwa doppelt so groß und besitzt einen schlanken, langen Hinterleib, der im Laufe ihres Lebens, was vier bis fünf Jahre dauern kann, etwas dicker wird.
Die Königin ist dafür verantwortlich, den Fortbestand des Volkes zu sichern, und produziert nach der Befruchtung mit ihren ausgebildeten Eierstöcken täglich bis zu 2000 Eier, was einem Mehrfachen ihres eigenen Körpergewichts entspricht und sie viel Kraft kostet.
In der Hochsaison (Mai bis Juni) legt sie im Durchschnitt ein bis zwei Eier pro Minute in die vorbereiteten Waben.

Aus den befruchteten Eiern entwickeln sich Arbeiterinnen und aus den unbefruchteten Eiern schlüpfen die Drohnen.
Eine weitere Aufgabe der Königin besteht darin, dass Sie für eine harmonische gesellschaftliche Ordnung im Stock sorgt, indem sie mit ihren Mandibeldrüsen (Oberkieferdrüsen) Pheromone (Duftstoffe) bildet, die von allen Bienen aufgenommen werden. Dieser Königinnengeruchstoff signalisiert ihre Anwesenheit und sorgt dafür, dass die Fruchtbarkeit der Arbeitsbienen gehemmt wird, das Lernverhalten der Arbeiterinnen unterstützt wird und dass sich das Volk wohlfühlt und zusammenhält.
Für ihr leibliches Wohl sorgen emsige Hofdamen, die sie lebenslang mit Gelée Royale füttern, sie putzen, schützen und umhegen.

Werden die Pheromone altersbedingt nicht mehr genügend ausgeschüttet, so schwindet die Harmonie und die Bienen erkennen, dass es Zeit wird, sich um eine neue Königin zu kümmern. Ein weiteres Zeichen dafür ist, wenn sich der Samenvorrat der Bienenkönigin dem Ende zuneigt und der Anteil an unbefruchteten Eiern zunimmt. Dann legen die Arbeiterinnen Weiselzellen an und ziehen ein oder mehrere Königinnen groß. Bevor diese schlüpfen, wird die alte Königin aus dem Stock vertrieben.
Mit der Hälfte der Nachkommen und einem Honigvorrat suchen dann etwa 20.000 Bienen ein neues Zuhause.
Falls das innerhalb von drei Tagen nicht der Fall sein sollte, sterben alle Bienen. Im alten Stock herrscht nun eine neue Bienenkönigin.

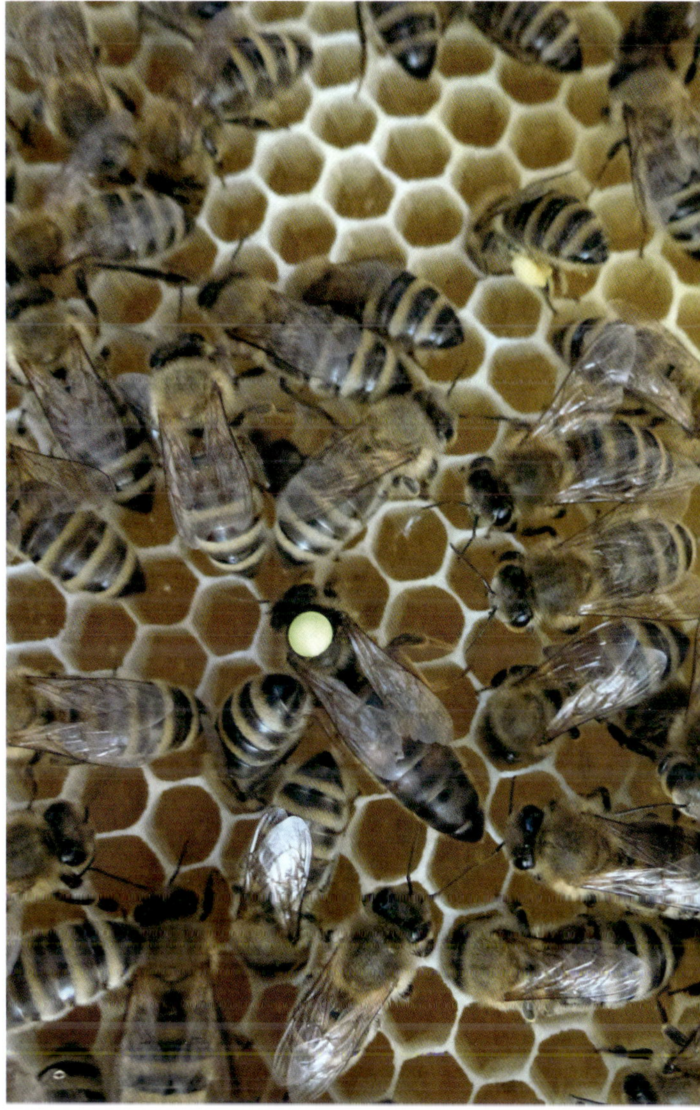

Bienenkönigin mit Hofstaat. Der Hinterleib der gekennzeichneten Bienenkönigin ist im Vergleich zu dem der Arbeiterinnen deutlich länger.

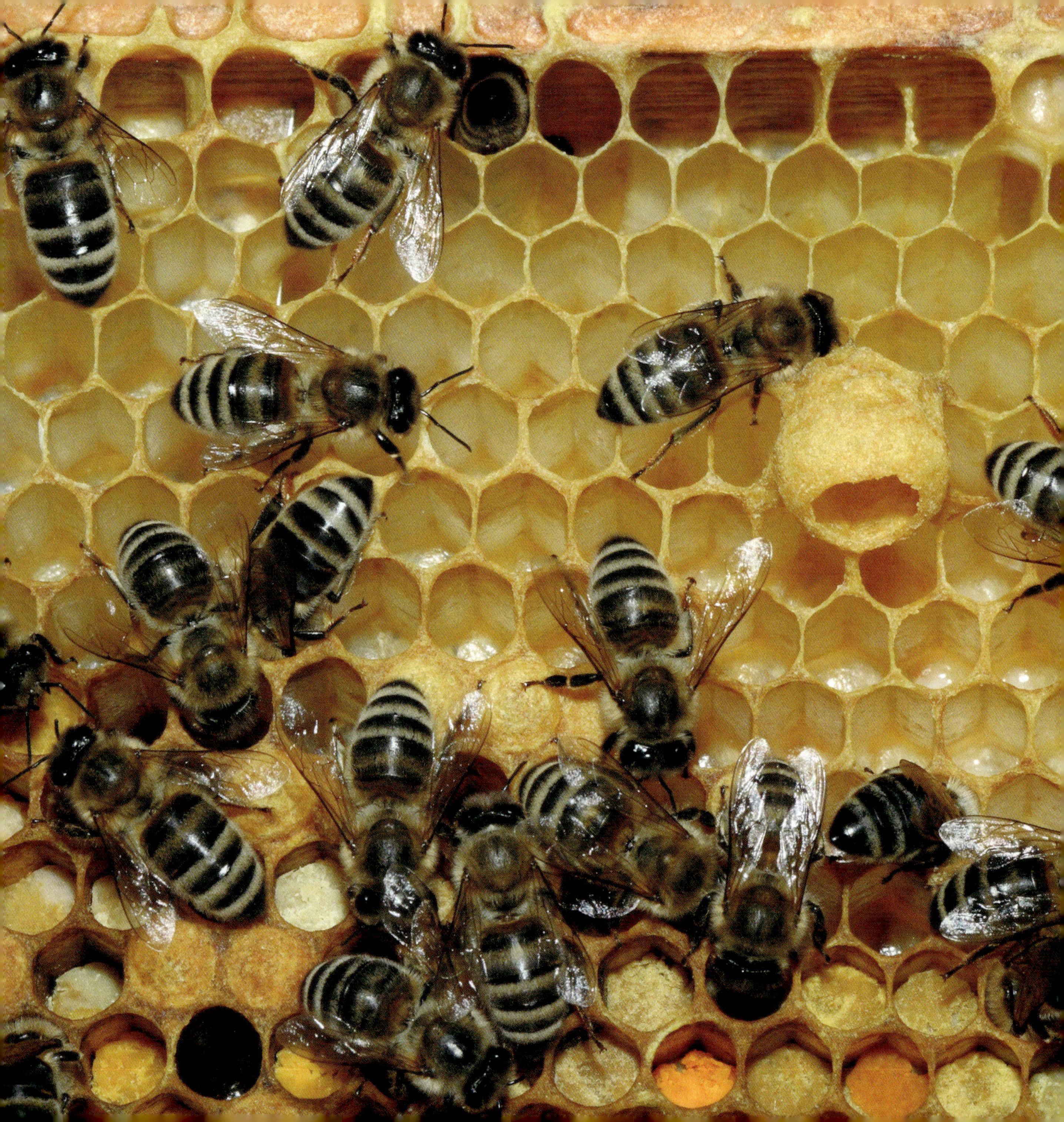

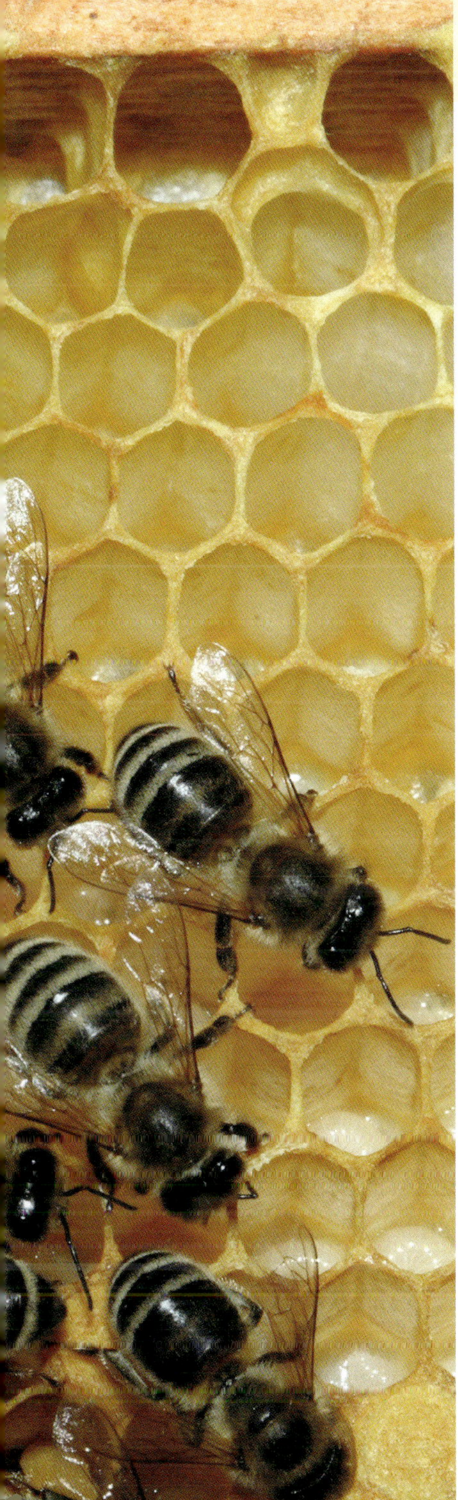

Sobald die Arbeitsbienen feststellen, dass das Volk eine neue fortpflanzungsfähige Bienenkönigin braucht, findet die Geburt zunächst wie bei den anderen Larven statt. Die Königinnenlarven erhalten jedoch eine Sonderbehandlung. Sie werden in waagrechter Lage in den zapfenförmigen Königinnen- oder Weiselzellen aufgezogen und von den Ammenbienen nicht mit Nektar, sondern mit einem speziellen milchigen Futtersaft, der von ihren Oberkieferdrüsen gebildet wird, gefüttert. Dies ist die eiweißreiche Kraftnahrung Gelée Royale (siehe Seite 28 f.).

Eine Königin wird während ihrer ganzen Larvenzeit bis zur Zellenverdeckelung mit dem Bienenköniginnenfuttersaft Gelée Royale aufgezogen, was das Ausbilden der Geschlechtsorgane begünstigt. Auch die spätere adulte Königin erhält ausreichend Gelée Royale von ihren Ammenbienen.

Die Arbeitsbienen ziehen sicherheitshalber bis zu zwölf Reserveköniginnen groß, falls in der Entwicklung der herrschaftlichen Larven etwas falsch laufen sollte.

Ist die erste Königin nach ca. 16 Tagen geschlüpft, setzt diese einmalig ihren Giftstachel ein, um Geschwister bzw. Konkurrentinnen zu töten. Diese sind wehrlos und dem Giftstachel der Erstgeborenen ausgeliefert – denn es darf im Bienenstaat immer nur eine Königin herrschen.

Dann bricht die neue Königin zum Hochzeitsflug auf, um sich mit den Drohnen zu paaren. Sie nimmt dabei bis zu zehn Millionen Spermien in ihrer Samenblase auf, was lebenslang ausreicht.

Als Königin wird sie vom Volk erst akzeptiert, wenn sie sich mit den Drohnen gepaart hat.

◀ Die Baubienen haben am Rande einer Bienenwabe ein leeres, vorbereitetes Weiselnäpfchen angelegt, welches wesentlich größer ist als die restlichen Bienenwaben. Wenn die Königin dort ein Ei hineinlegt, wird die schlüpfende Larve ausschließlich mit Gelée Royale gefüttert, sodass eine Königin heranwächst.

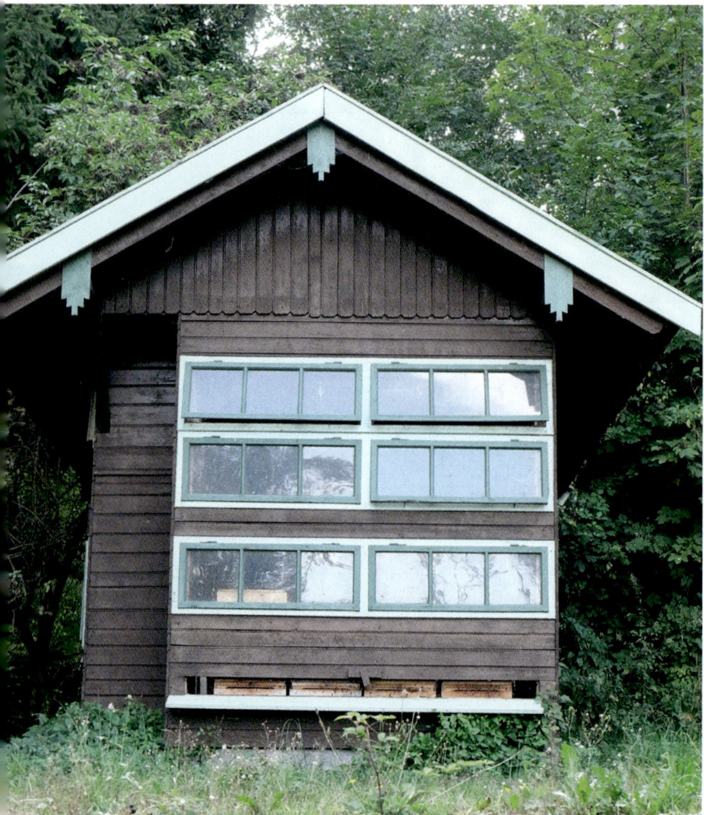

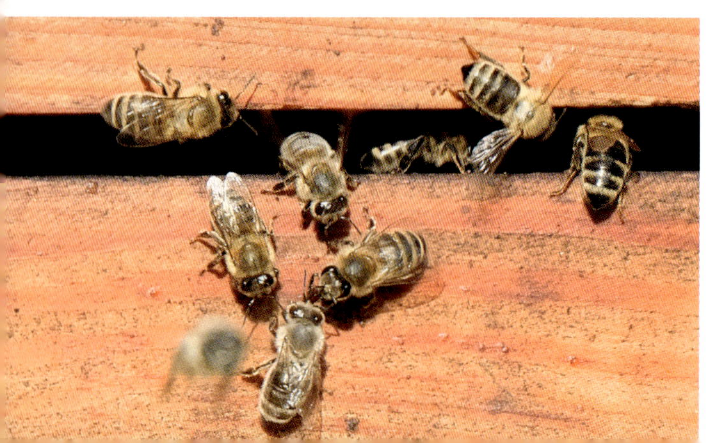

Die Drohnen – das bequeme Leben der Faulpelze mit tragischem Ende

Die stachellosen, männlichen Drohnen haben im Bienenstock einen schweren Stand. Bis zu ihrer Geschlechtsreife dürfen sie es sich jedoch erst mal gutgehen lassen und werden von den Arbeitsbienen gefüttert.
Die Drohnen haben als einzige Lebensaufgabe, die Königin beim Hochzeitsflug zu begatten.

Im Mai beginnt ein gnadenloser Konkurrenzkampf der Geschlechtsgenossen, die auf den Drohnensammelplätzen gegeneinander konkurrieren mit dem Ziel, die Bienenkönigin beim Hochzeitsflug zu begatten.
Von den 500 bis 1000 lebenden Drohnen begatten bis zu zwanzig Drohnen die Königin. Die Sieger spendieren ihren gesamten Samenvorrat. Unmittelbar nach vollzogener Paarung sterben sie. Je mehr Drohnen die Königin begatten, desto gesünder ist auch das Bienenvolk.

Da sich die restlichen Drohnen nicht an anderen Aufgaben beteiligen, sind sie für das Bienenvolk nutzlos. Während der Trachtzeit werden sie von den Arbeiterinnen als nutzlose und arbeitsfaule Gäste für einige Wochen im Stock geduldet, jedoch am Ende der Paarungszeit (ab August) beginnt die Drohnenschlacht.
Nicht geschlüpfte Drohnen werden aus den Waben gezerrt und getötet. Den in der Minderheit lebenden Droh-

Bienenhaus (oben) mit Flugloch (unten). Hierbei handelt es sich um einen Spalt von ca. 14 bis 20 mm Höhe zum Ausfliegen und Passieren zum Bienenstock, welches von den Wächterbienen bewacht wird.

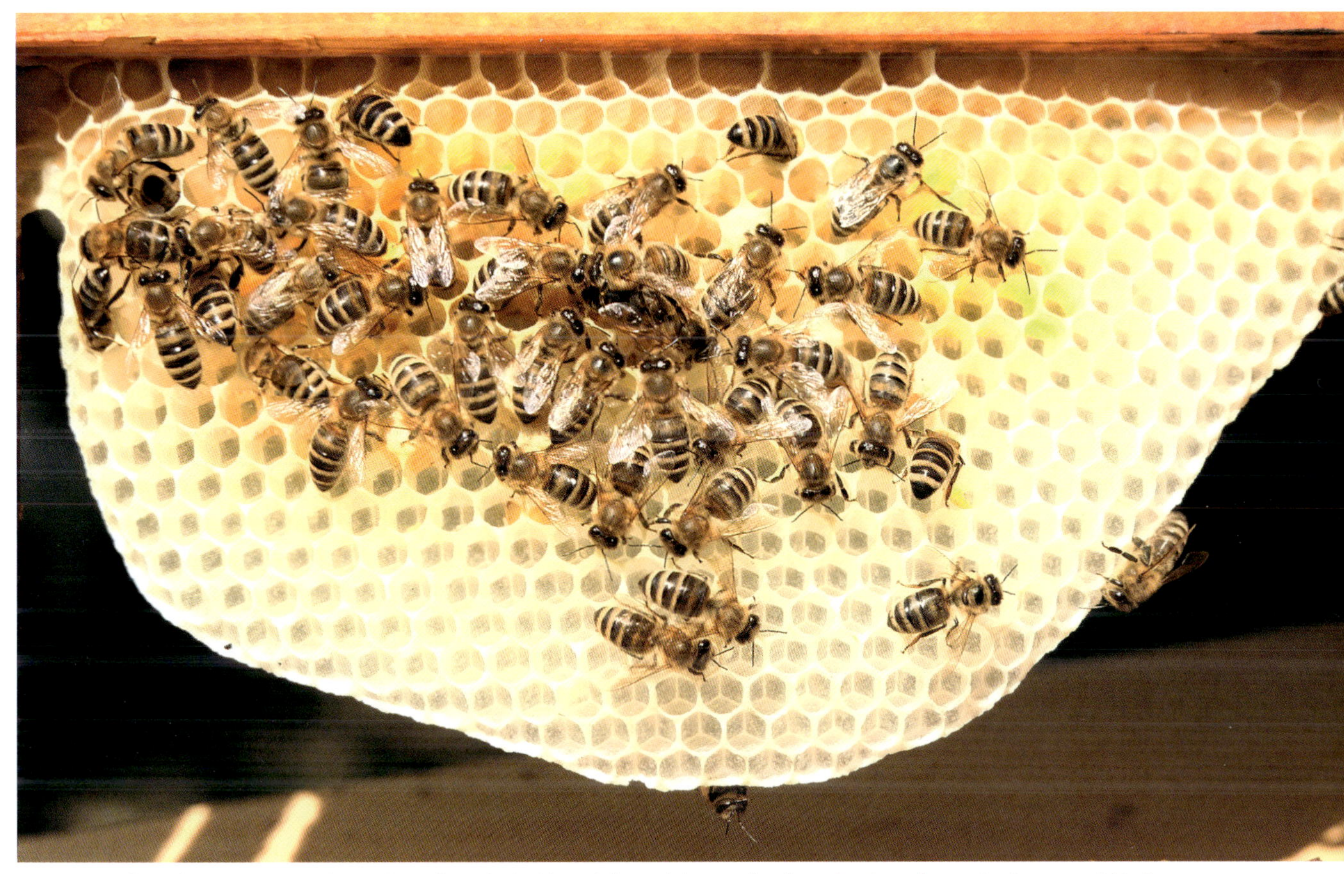

Begattungskästchen zur Bienenköniginzucht. Hierbei handelt es sich um ein Einwabenkästchen mit einer geschlüpften Bienenkönigin mit einem Minihofstaat versehen, wo auch Drohnen aufgenommen werden. Nach der Königinnenaufzucht geht es dann zur Begattung

nen wird von den Arbeitsbienen das Futter verwehrt, sie werden abgestochen und aus dem Stock geworfen oder vehement vertrieben, sodass sie langsam verhungern oder an Unterkühlung sterben.

Die Drohnen sind zwar Väter von den Königinnen und Arbeitsbienen, sie selbst sind jedoch vaterlos, werden also aus unbefruchteten Eiern gebildet.

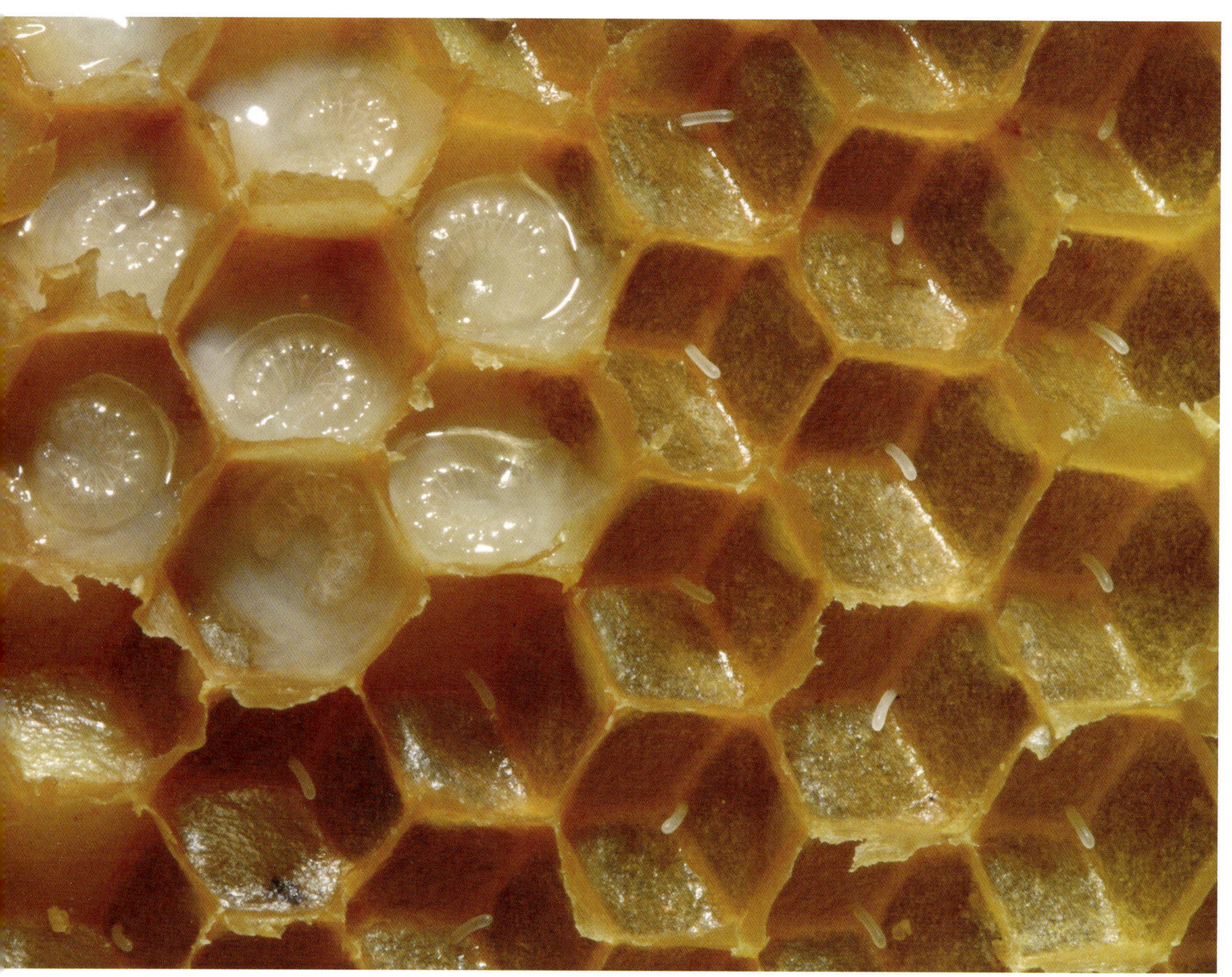

Bienenwabenzellen mit Eiern und Brut. Die Larven, hier Drohnen etwa 3 bis 4 Tage alt, schwimmen nach dem Schlüpfen aus dem Ei in einem milchig-weißen Futtersaft (Zellen linker oberer Bereich).

Vom Ei zur Biene

Die einzelnen Entwicklungsstadien in den Brutzellen bei den drei verschiedenen Bienenwesen (Königin, Arbeiterin, Drohne) sind gleich, jedoch sind die Entwicklungszeiten vom Ei bis zur Biene unterschiedlich.
Die Königin ist bereits nach 16 Tagen voll entwickelt, nach 21 Tagen schlüpfen die Arbeitsbienen, die Drohnen benötigen 24 Tage, bis sie ausschlüpfen.

Das Ei

Nach der Begattung legt die Königin ihre Eier in die von den Arbeitsbienen vorbereiteten Wabenzellen. Die Königin kann bei der Eiablage die Spermienzufuhr steuern, sodass befruchtete und unbefruchtete Eier abgelegt werden.
In kleineren Zellen befruchtet die Königin das Ei kurz vor dem Ablegen. Aus den befruchteten Eiern schlüpfen später Arbeiterinnen. Bei größeren Zellen hält die Königin ihren Samenblasengang geschlossen, aus den unbefruchteten Eiern entwickeln sich Drohnen. Königinnenzellen werden von den Arbeiterinnen deutlich größer gebaut (siehe Abb. Seite 14).

Die Larve (Made)

Drei Tage nach der Eiablage öffnet sich die Eihaut und der Embryo schlüpft als winzige Larve aus dem Ei.
Die hungrige kleine Larve wird sofort von den Ammenbienen mit dem milchigen Futtersaft, dem Gelée Royale, gefüttert. Alle Larven werden zu Beginn in den ersten drei Tagen mit dem hochwertigen Weiselfuttersaft gefüttert.
Die Larven, die sich zu Arbeiterinnen und Drohnen entwickeln, werden ab dem 4. Tag mit einem von den Ammen vorgekauten Brei, einem Gemisch aus Pollen und Honig, gefüttert, was zu einer Rückbildung der Geschlechtsorgane führt.
Die sehr gefräßige Larve wächst schnell und häutet sich 4-mal innerhalb von sechs Tagen und hat dann um das 500-Fache zugenommen (von 0,3 mg auf 155 mg).

Mit dem Wachstum wird aus der anfänglichen Rundmade die Streckmade, sie füllt im gestreckten Zustand die Zelle. Die Zelle wird nun von den Bienen mit einem luftdurchlässigen Wachsdeckel verschlossen, in der Imkersprache auch als „gedeckelte Brut" bezeichnet.
Dann spinnt die Streckmade innerhalb von zwei Tagen mit ihren ausgebildeten Spinndrüsen um sich herum einen schützenden, undurchlässigen Kokon, der Infektionen verhindert.

Innerhalb des Kokons vollzieht sich eine wundervolle Metamorphose. Die unbewegliche Larve verwandelt sich in etwas Andersartiges, Neues.

Die Puppe (Nymphe)

In absoluter Ruhe (Puppenruhe) werden alle Larvenorgane eingeschmolzen und neu gebildet. Nach der 5. Häutung zur Puppe ist der Körperbau der Biene mit der Dreiteilung von Kopf, Brust und Hinterleib deutlich erkennbar. Im späteren Reifeprozess entsteht eine schwarze Pigmentierung, die Augen färben sich dunkel. Die Puppe häutet sich ein sechstes Mal und streift dabei das Puppenhemd ab.

Die Imago – die fertige Biene

Die voll entwickelte junge Biene nagt den Kokon-Wachsdeckel durch, schlüpft noch etwas unbeholfen heraus und verlässt die Zelle. Ein arbeitsreiches Leben beginnt.

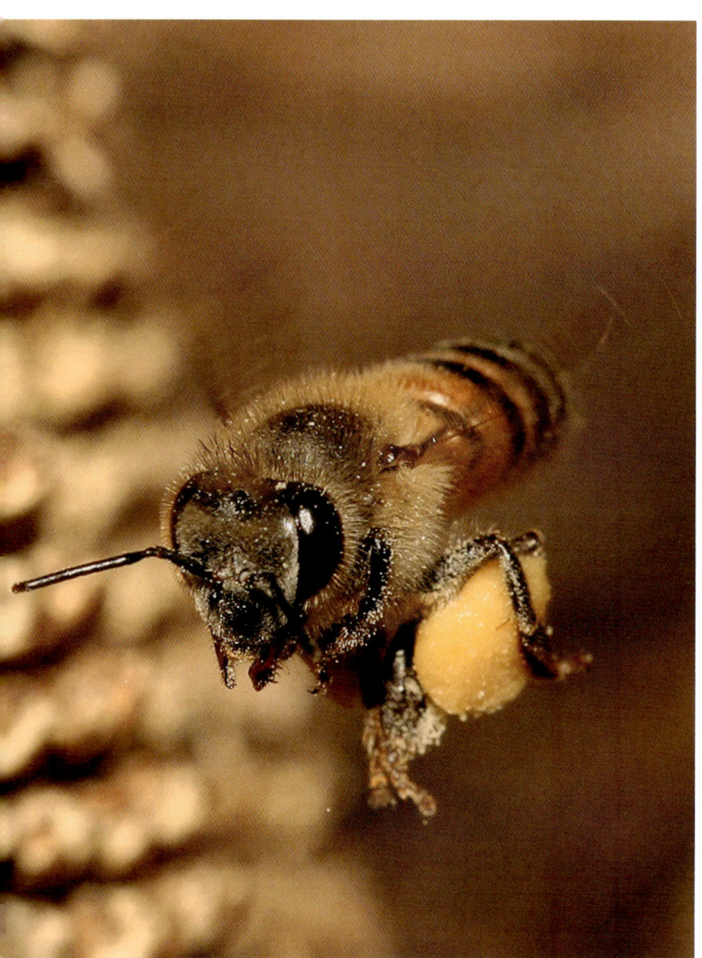

„Wer die Biene nicht ehrt, ist des Honigs nicht wert!"

Das Leben und die Tätigkeit der Arbeitsbienen

Ein Bienenvolk leistet ein immenses Arbeitspensum, wobei die Arbeitsbienen beinahe alle Arbeiten im Stock verrichten. Eine Biene wiegt etwa 80 mg und wird nur sechs Wochen alt. Alle Bienen sind im „Sozialstaat" voneinander abhängig, die Arbeitsteilung ist hoch spezialisiert und sie erweisen sich als wahre Alleskönner.
Arbeitsbienen verrichten im Laufe ihres kurzen Lebens verschiedene Aufgabenbereiche für ihr Volk.

Wären Bienen Menschen, so würden sie als „Allrounder" folgende unterschiedliche Berufe mit Perfektion und Passion ausüben:

- Kurz nach ihrer Geburt treten die Jungbienen ihre Dienste als Putz- und Reinemacherinnen an, säubern alte Zellen und desinfizieren sie mit einer dünnen Propolisschicht.
- Als Babysitter und Ammenbienen füttert sie anfangs Larven mit Gelée Royale, ab dem 4. Larventag mit einem Gemisch aus Pollen und Honig, der aus ihren Futtersaftdrüsen gebildet wird, und wärmen außerdem die Brut.
- Als Zofen der Königin fungieren einige Ammenbienen, die sich um deren Wohl kümmern und die Königin zeitlebens füttern und putzen.
- Als Architekten, Baumeister und Wachsfabrikanten bauen sie mit einer faszinierenden Präzision gleichmäßige sechseckige Waben aus selbst produziertem Bienenwachs.
- Als Nahrung-Scouts kundschaften Trachtbienen im Umkreis von etwa 3 km neue Nahrungsquellen aus.
- Als Maurer produzieren sie aus gesammelten Pflanzenharzen Propolis. Sie kleiden mit dem Bienenkittharz ihren Stock aus, sterilisieren den Bau, verkitten damit

Risse und Löcher und verengen das Flugloch. Propolis dient auch als Schutz vor Eindringlingen, um die Waben keimfrei zu machen.

- Als Wächterinnen oder Soldaten beschützen sie den Bienenstock und bewachen das Flugloch.
  Eindringlinge werden vertrieben oder gar getötet. Wächterbienen sind besonders angriffslustig und wehrhaft, ihre Giftdrüsen sind voll entwickelt und sie würden sogar für das eigene Volk sterben. Sticht eine Honigbiene ein Wirbeltier, so bleibt der Giftstachel in der Haut stecken. Die abfliegende Biene reißt sich das Stechorgan aus dem Hinterleib und stirbt an der Verletzung.
  Größere, schwerere Eindringlinge wie z. B. eine Feldmaus werden getötet und der Kadaver wird mit einer dünnen desinfizierenden Propolisschicht überzogen und dadurch unschädlich gemacht.
- Als Bestatter oder Müllentsorger transportieren sie verstorbene Artgenossen und eingedrungene Insekten aus dem Stock und legen den Abfall in einiger Entfernung ab.
- Als Wärme- und Kältetechniker regulieren sie die Temperatur und Luftfeuchtigkeit im Stock. Ob Sommer oder Winter – im Stock herrscht eine konstante Wärme von 35 °C; diese gleichmäßige Temperatur braucht die empfindliche Brut.
  Die Heizerbienen erzeugen die Wärme, indem sie mit ihren Flügeln schlagen. Wird es im Stock zu warm, verteilen sie Flüssigkeit im Stock und fächeln mit ihren Flügeln kühle Luft in den Bau, sodass Wasser verdunstet.
- Tankwartbienen unterstützen die ausgebrannten Heizerbienen, die nach 30-minütigem Flügelschlagen dringend Honig als Energiespender brauchen. Sie verteilen den Honig von Mund-zu-Mund an die völlig erschöpften Heizerbienen.

Die wunderbare Natur hat es so eingerichtet, dass sich bei jedem neuen Lebensabschnitt und Aufgabenbereich verschiedene Drüsen entwickeln oder auch zurückbilden (siehe Tabelle Seite 22).

Herrscht in einem Aufgabengebiet „Not am Mann", so kann die Arbeitsbiene ihr Aufgabengebiet wechseln und bei Bedarf können die Futtersaftdrüsen wieder aktiviert werden. So können z. B. Altbienen als Ammenbienen die Brut pflegen, indem die verkümmerten Nährdrüsen innerhalb von wenigen Tagen wieder produktiv werden. Arbeiterinnen, die bis zum 21. Tag im Bienenstock ihre Arbeit verrichten, bezeichnet man auch als Stockbienen.

In der letzten Lebensphase sammelt die Flugbiene im Außendienst unermüdlich bis an ihr Lebensende Nektar, Honigtau und Pollen für die Ernährung ihres Volkes und als Wintervorrat.
Pro Flug erreicht sie eine Geschwindigkeit von etwa 30 km/h und sammelt bis zu 60 mg Nektar, was ca. 75 % ihres eigenen Körpergewichts entspricht.

Diese körperlich hoch anstrengende Arbeit zehrt an ihren Kräften und am Ende ihres Bienenlebens nach ca. 8000 Flugkilometern und nur 50 bis 60 Lebenstagen hat sie sich regelrecht zu Tode gearbeitet.

Aufgabenbereiche im Leben einer Arbeitsbiene

Alter	Lebensphase	Weiterentwicklung und Aufgabenbereich
Tag 1 bis 2	Jungbiene, Putzbiene	Wabenzellen frei gewordener Brutzellen reinigen; Auskleiden der Brutzelle mit dünnem Propolisfilm; Brutwärmen durch Eigenkörperwärme
Tag 3 bis 4	Junge Ammenbiene	→ Futtersaftdrüsen im Bienenkopf sind voll entwickelt; Füttern der älteren Larven mit Gemisch aus Pollen und Honig
Tag 5 bis 8	Ältere Ammenbiene	Füttern der jungen Larven mit Gelée Royale; ein Teil der Ammenbienen füttert und putzt die Königin; Pollen und Nektar werden entgegengenommen, Pollen wird in den Zellen abgelagert, Pollenstaub wird mit dem Kopf festgestampft
Tag 9 bis 12		→ Futtersaftdrüsen werden zum Jugendende zurückgebildet; Ammentätigkeit wird eingestellt
Tag 11 bis 18	Baubiene	→ Wachsdrüsen im Hinterleib sind voll entwickelt; Baudienste beim Wabenbau; durch „Ausschwitzen" mittels Wachsdrüsen werden Waben gebaut; Wärmeregulierung mit Flügelfächeln von kühler Luft
Tag 15 bis 18		Übernahme des Nektars, Verarbeitung zu Honig; Einlagerung der Nahrungsvorräte in den Waben; Pollen einstampfen; ab dem 16. Tag erste Umgebungsorientierungsflüge
Tag 19 bis 21	Wächterbiene	→ Giftdrüsen sind voll entwickelt, Wächterbiene ist besonders wehrhaft, da die Giftblase des Stechapparates ihre maximale Menge enthält → ab dem 20. Tag werden die Wachsdrüsen zurückgebildet Fluglochwache am Stockeingang; Abwehr von Wespen und räubernden Bienen, Menschen und sonstigen Eindringlingen; Stehen vor dem Stock oder Flugloch und Sterzeln. Sterzelnde Bienen helfen den Stockbienen durch eine Duftfahne aus Pheromonen aus der gebildeten Sterzeldrüse zurück zum eigenen Stock zu finden.
ab Tag 22	Flug- und Sammelbiene	Unermüdliche Sammeltransportflüge zwischen Bienenstock und Trachtquelle (bis zu 5 km); Sammeln von Nektar, Pollen, Kittharz, Wasser; Gelegenheitsarbeiten: Bauen, Wärmezittern, Kühle fächeln

Wärmezittern im Winter

Im Herbst geborene Arbeitsbienen werden bis zu neun Monate alt. Sie haben keine Nachkommen zu pflegen, versorgen die Königin und ernähren sich vom zuckerreichen Wintervorrat.

Im Hochsommer zählt ein Bienenvolk 40.000 bis 80.000 Bienen, im Winter hingegen sind es nur 8.000 bis 12.000. Bei eisigen Außentemperaturen und bis zu zweistelligen Minusgraden überwintern die Bienen im Stock und leisten Schwerstarbeit, um dort eine konstante Wärme von 15 bis 20 °C zu halten.
Das Bienenvolk bildet eine körperliche Einheit. Die Tiere ballen sich zu einer Wintertraube zusammen und erzeugen pausenlos, Tag und Nacht, Wärme durch Zittern. Sie klinken ihre Flügel aus, damit sie nicht abheben, und erzeugen mit ihren vibrierenden Flugmuskeln so lange ein Muskelzittern, bis ihr Brustkorb auf 44 °C aufgeheizt ist. Dann krabbeln sie ins Traubeninnere und werden später von nachdrängenden aufgeheizten Bienen wieder nach außen gedrängt.

Durch diese intelligente Überlebensstrategie schützen sie sich in den Wintermonaten gegenseitig vor Kälte. Der Traubenkern, wo sich die Königin befindet, hat etwa eine Innentemperatur von 30 °C.

Das Volk hält zudem seinen Stock penibel rein. Bienen entleeren ihren Darminhalt prinzipiell außerhalb des Stocks. Da sie im Winter nicht nach draußen fliegen, warten sie mit ihrem Toilettengang bis zum Frühling.

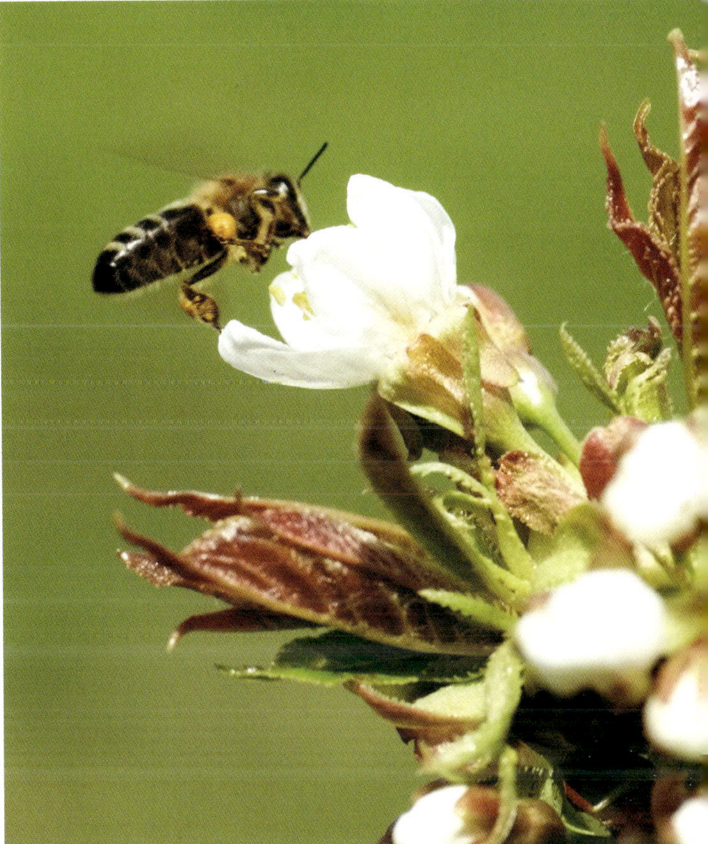

Dieses vorbildhafte, perfekte, gemeinschaftliche Zusammenleben das Bienenvolkes wird von der Wissenschaft wahrlich zu Recht als „Superorganismus Biene" bezeichnet.

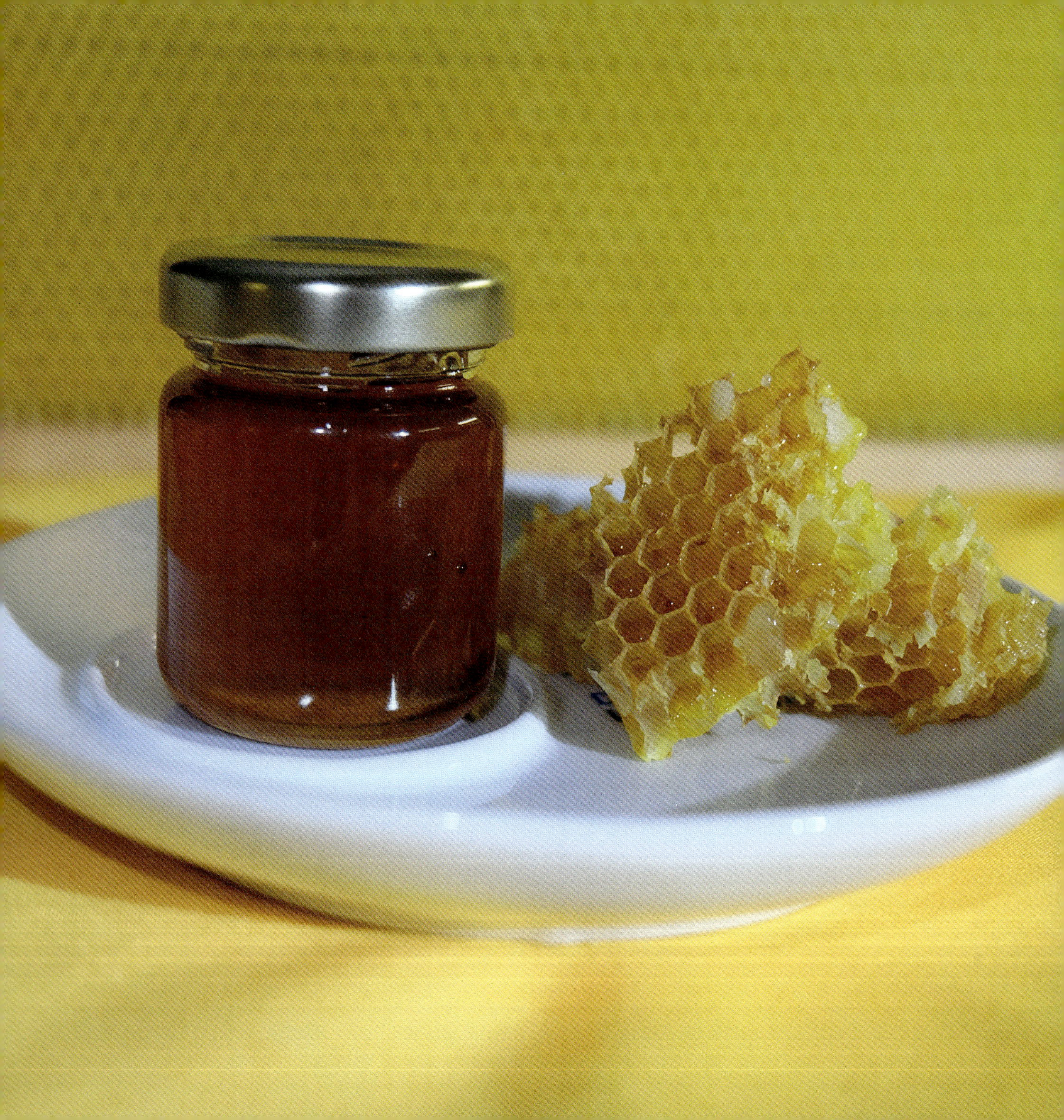

Apitherapie – eine jahrtausendealte bewährte Heilkunst

Apitherapie leitet sich vom lateinischen Wort „Apis" für Biene und der griechischen Bezeichnung „therapeua" (= behandeln) ab und wird gezielt zur Prävention, Heilung und Genesung für Erkrankungen eingesetzt. Die Apitherapie bietet ein enormes Spektrum an Heilquellen und blickt auf eine lange Geschichte zurück.

Geschichte

Seit über 6000 Jahren werden die Heilkraft aus Bienenprodukten und deren positiven Einflüsse von unterschiedlichen Kulturkreisen hochgeschätzt.
Die Inkas verwendeten Honig zur Wundheilung bei Verletzungen und setzten Propolis als Antibiotikum gegen fiebrige Infektionen ein.
Vor 4000 Jahren balsamierten die Ägypter ihre Toten mit einem Honig-Propolis-Gemisch ein (wie auch die Bienen unliebsame Stockeindringlinge, wie Mäuse, mit einer dünnen Propolisschicht überziehen), um sie zu mumifizieren. Zu jener Zeit erreichte im alten Ägypten die Imkerei ihre erste Hochblüte. In alten Felsmalereien erkennt man das Bienensymbol, welches dem Pharao zugeordnet ist. Zudem setzten die Ägypter Bienenprodukte bei Leber- und Gallenblasenleiden ein und therapierten mit Bienengift bei rheumatischen Erkrankungen.

Auch auf Kreta, in Rom, Persien und Asien wurden Bienenprodukte zur Heilung vorwiegend bei inneren Erkrankungen eingesetzt. Berühmte Naturforscher und Urväter der modernen Medizin wie Aristoteles, Hippokrates und Paracelsus nutzten die Heilkraft aus dem Bienenstock und behandelten mit Honig, Bienengift und Propolis.
Inspiriert durch die Volksheilkunde der Indianer verwendete der Amerikaner Marcy 1835 erstmals „Apis mellifica" (Honigbiene) in potenzierter Form als Homöopathikum.

Bienen mussten damals auch zur Diagnose bei fraglichem Scheintod ihre Dienste leisten, da sie sich weigern sollen, Leichen zu stechen, und wenn man sie dazu zwingt, die Hautreaktion beim Toten ausbleibt.

Propolis wurde zur Wundheilung von römischen Militärärzten während des Burenkrieges und in Russland im Zweiten Weltkrieg verwendet.
In den 1930er-Jahren therapierten viele deutsche Ärzte ihre Patienten erfolgreich mit Bienenprodukten, vorwiegend mit Honig und Bienengift.

Danach ist die Apitherapie durch die Pharmaindustrie und die Entdeckung von Penicillin in Vergessenheit geraten. Heute gewinnt die natürliche, sanfte Heilkraft mit Bienenprodukten immer mehr an Popularität.

In der Schulmedizin und in der alternativen Heilkunde beschäftigen sich immer mehr Ärzte, Heilpraktiker und Therapeuten mit der Anwendung von Bienenprodukten. Insbesondere in osteuropäischen Staaten wie Rumänien, Bulgarien und Russland wurde die Apitherapie immer weiterentwickelt und die Heilungserfolge sprechen für sich.

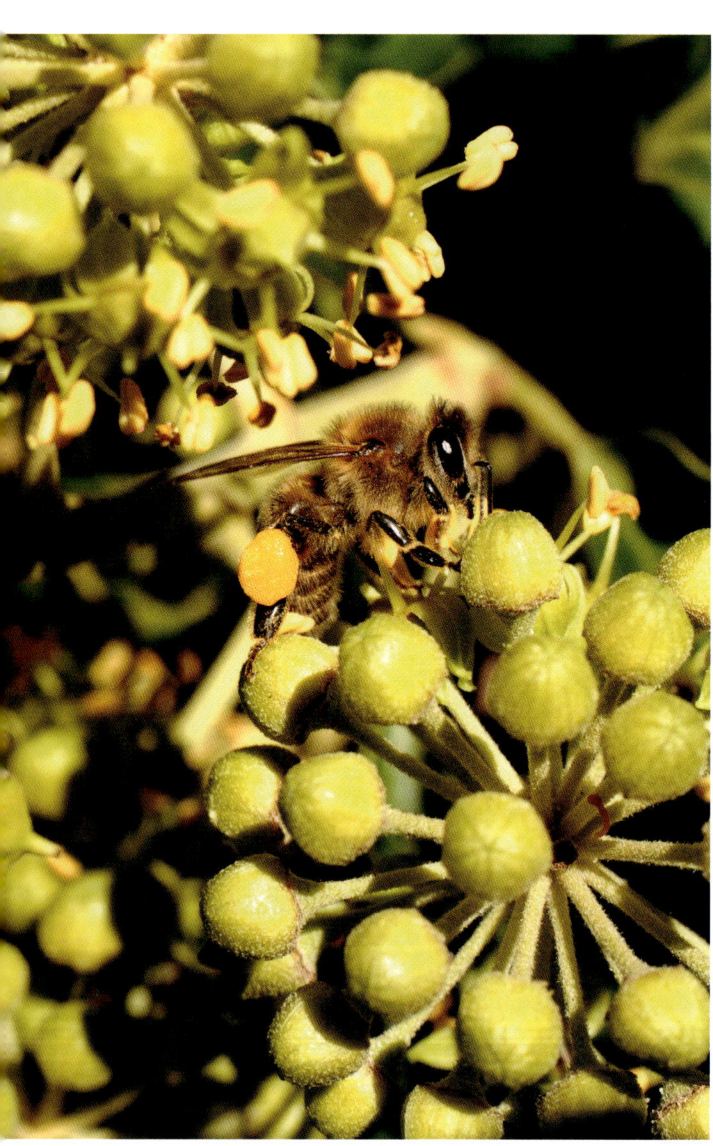

Jeder gute Apitherapeut mit medizinischem und alternativheilkundlichem Fachwissen sollte eine Passion und Spezialwissen über die Lebensbedingungen der Bienen besitzen und die Arbeit der Bienen wertschätzen, die unter einem enormen unermüdlichen Arbeitsaufwand Bienenprodukte „herstellen".

Apitherapiegesellschaft in Deutschland

In Deutschland gibt es eine Apitherapiegesellschaft, der Deutsche Apitherapie Bund e. V.
Bei vielen Mitgliedern handelt es sich um praktizierende, fachkompetente Ärzte, Heilpraktiker, Tierheilpraktiker und Imker, die es sich zur Aufgabe und zum Ziel gemacht haben, die Apitherapie mittels Vorträgen, Veranstaltungen, Foren und der Ausbildung zum Apitherapeuten öffentlich zu machen und die Forschung der Apitherapie zu fördern.

Wer gezielt auf der Suche nach Apitherapeuten für Mensch und Tier ist, findet hier eine Therapeutenliste: www.apitherapie.de

„ubi apis
ibi salus"
Wo Bienen sind,
dort ist auch
Gesundheit.

Bienen helfen heilen

In den folgenden Seiten werden Bienenprodukte beschrieben, die in der Apitherapie zum Einsatz kommen.

Bienengift (Apitoxin)

Bei dem gefürchteten Bienenstich entsteht an der betroffenen Hautstelle eine heftige Rötung mit starken Schwellungen, worauf man äußerst berührungsempfindlich reagiert. Der Schmerzcharakter ist brennend, beißend und stechend und kalte Anwendungen lindern.

Bienengift in der Homöopathie

In der Homöopathie wird nach dem Ähnlichkeitsprinzip „Similia similibus curentur", auf Deutsch „Ähnliches möge durch Ähnliches geheilt werden" die behandelnden Beschwerden und Symptome, die einem Bienenstich ähneln, bei Mensch und Tier mit Apis mellifica (Honigbiene) in niederen Potenzen (D6, D12) als Akutmittel erfolgreich angewendet. Ein weiteres Homöopathikum mit dem Namen Apsinium besteht ausschließlich aus dem Gift der Biene.

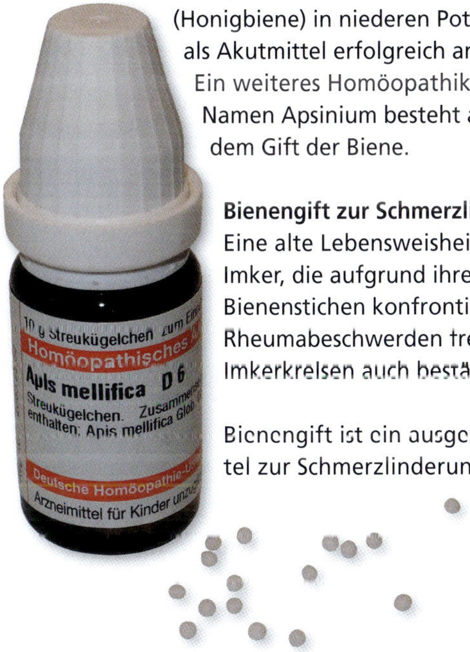

Bienengift zur Schmerzlinderung

Eine alte Lebensweisheit besagt, dass Imker, die aufgrund ihrer Tätigkeit mit Bienenstichen konfrontiert werden, von Rheumabeschwerden frei bleiben, was in Imkerkreisen auch bestätigt wird.

Bienengift ist ein ausgezeichnetes Mittel zur Schmerzlinderung sowohl bei akuten als auch bei chronischen rheumatischen Muskel-, Nerven- und Gelenkerkrankungen des Bewegungsapparates.

Neben verschiedenen Eiweißstoffen ist Melletin Hauptwirkstoff, welcher nachweislich Entzündungen bekämpft und dank der Protasehemmer (Viren-und Parasitenhemmer) hundertmal stärker als Kortison wirkt.

Schonende Gewinnung von Bienengift

Früher wurden Bienen zum Stechen gezwungen, wobei ihr Stechapparat aus dem Hinterleib gerissen wurde und die Biene nach der tödlichen Verletzung starb.

Eine schonendere Bienengiftgewinnung ist die Methode der Elektroerregung der Bienen, auch als „Bienenmelken" bezeichnet. Dies geschieht durch leichte Stromstöße eines elektrischen Stimulators, der vor dem Bienenflugloch platziert wird. Darunter wird ein Glas oder ein Spiegel angebracht.

Beim Passieren geben die Bienen unter Einfluss des elektrischen Impulses ihr Gift ab (ohne dass sich ihr Stechapparat wie bei einem Hautstich verhakt), das sich dann auf der Unterlage absetzt.

Um 1 g Bienengift zu erhalten, werden ca. 1 Million Bienen gemolken.

Die farblose, dichte Flüssigkeit mit bitterem Geschmack ist ein Eiweißgift mit dem Hauptwirkstoff Mellitin und ca. 50 weiteren chemischen Bestandteilen wie z. B. Amine (Histamin) und Enzyme.

Zudem regt Bienengift immens die Durchblutung an, wirkt Entzündungen entgegen, wehrt Viren, Bakterien und Pilze ab, fördert die eigene Kortisolbildung und verdünnt das Blut. Bienengift findet daher Anwendung bei Ischialgien, Neuralgien, Arthritis, Gicht und Bronchialasthma.

Erfahrene Apitherapeuten nutzen wohldosiert Bienengift, auch als medizinischer Begriff „Apitoxin" bekannt. Als Injektionslösung aufbereitet, wird das Präparat intracutan (in die Haut) oder tief in den Bereich des Krankheitsherdes eingespritzt.
Eine weitere Therapieform ist die Apipunktur, bei der sich der Apitherapeut nach den Akupunkturpunkten der Traditionellen Chinesischen Medizin richtet und das Bienengift mit Nadeln gezielt einsetzt.
In asiatischen Ländern, besonders in China, wird der Stachelapparat der lebenden Biene als Akupunkturnadel angesetzt.

Zwischen ein und fünf Prozent der deutschen Bevölkerung leiden an einer Überempfindlichkeit auf Bienengift. Dies äußert sich mit allergischen Reaktionen wie Haut- und Gelenkschwellungen sowie Rötungen, juckenden, tränenden, geröteten Augen mit Fließschnupfen, starken Schleimhautschwellungen mit Atemproblemen bis hin zum lebensbedrohlichen allergischem Schock.

Um eine bestehende Bienengiftallergie auszuschließen, prüft ein allergologisch erfahrener Arzt oder Heilpraktiker den Erkrankten unter dem Ausschluss von Gegenreaktionen die zur Injektion vorgesehenen Hyposensibilisierungsstoffe von Apitoxin.

Api-Regent Bienengiftsalbe

Diese chemiefreie Bienengiftsalbe besteht aus naturreinem Bienengift und ausgewählten Heilkräuterölen. Sie ist die einzige auf dem Markt erhältliche Heilsalbe aus deutscher Produktion.
Die enthaltenen ätherischen Öle in Kombination mit dem Bienengift entfalten ihre synergistische Wirkung, die Heilstoffe dringen in tiefere Hautschichten ein, regen wunderbar die Durchblutung an und entzündliche Prozesse, Schmerzen und Schwellungen werden spürbar gelindert.
Bei rheumatischen Erkrankungen wie Muskel- und Gelenkschmerzen, Ischialgien, Arthritis und bei Verletzungen wie Prellungen, Verstauchungen, Zerrungen sowie Muskelkater, Muskelverhärtungen und Muskelkrämpfen hat sich die hochwirksame Bienengiftsalbe bewährt.
Auch die Atmungsorgane profitieren beim Einmassieren im Brust-, Kopf- oder Nackenbereich von der entspannenden Wirkung.

Gelée Royale

Gelée Royale wird auch als Bienenköniginnenfutter oder Weiselfuttersaft bezeichnet und ist ein besonderer Schatz aus dem Bienenstock.

Die Ammenbienen produzieren den Futtersaft in ihren Schlund- und Oberkieferdrüsen. Diese königliche Kraftnahrung benötigt die Bienenkönigin zeitlebens. Durch Gelée Royale lebt sie 60-mal länger als eine Arbeiterbiene und außerdem benötigt sie ausreichend Gelée Royale, um die kraftzehrende, unermüdliche Arbeit des permanenten Eierlegens zu bewältigen.

Hochinteressant ist, dass eine Bienenkönigin erst durch die Fütterung von Gelée Royale ihre Geschlechtsorgane bildet und dank der Köstlichkeit regelrecht zur Königin „gefüttert" wird. Auch alle anderen Larven werden in den ersten drei Tagen mit der immunstärkenden Kraftnahrung aufgezogen.
Diese hormonähnliche Substanzen aktivieren bei den Bienen bestimmte Gene, so wirkt Gelée Royale beim Menschen ähnlich und wird innerlich bei Beschwerden der Wechseljahre, Impotenz und nachlassender Libido eingesetzt.
Das kostbare Gelée Royale stärkt das Immunsystem und findet bei körperlichen und geistigen Schwächezuständen, rheumatischer Arthritis und zur Regulierung des Cholesterinspiegels und des Blutdrucks Anwendung.
Da das klare, weiße Gelee eine starke zellerneuernde Wirkung besitzt, wird es auch bei Tumorerkrankungen nach Abschluss der Chemotherapie und besonders in der Kosmetikindustrie gegen Hautalterung und Falten eingesetzt.

Apilarnil

Nicolae Iliesie, ein rumänischer Bienenzüchter, machte vor ca. 30 Jahren die Entdeckung, dass sich seine Entenküken, die mit ausgeschnittenen Drohnenwaben samt Larven gefüttert wurden, auffällig schnell entwickelten, und erforschte das Wirkungspotenzial, das in den Drohnenlarven steckt.
Um das Extrakt zu gewinnen, werden die weichen Drohnenlarven aus den Waben ausgepresst oder abgesaugt und dabei getötet.
Wegen ihres hohen Testosteronanteils und der wertvollen Nährstoffe finden die gefriergetrockneten Drohnenlarven als Einzelprodukt oder mit Hinzumischung von Honig, Pollen und Bienenbrot als Kraftnahrung für Sportler, zur Potenzsteigerung, bei Prostatabeschwerden oder zur Immunstärkung Anwendung.
Über die therapeutische Nutzung und Wirkung von Apilarnil gehen die Meinungen auseinander. Jedoch sollte der Aspekt des Tierschutzes absolute Priorität haben und ob es sich „lohnt", zerquetsche Drohnenlarven als Potenz- und Kraftnahrung in Müslis oder in Smoothies zu konsumieren, sei dahingestellt.

Gut zu wissen!

Gelée Royale zu gewinnen, erweist sich für den Imker als schwierig. In den Königinnenzellen wird das Gelée Royale abgesaugt, die darin befindlichen Larven werden dabei aus dem Stock entfernt und somit getötet, was zudem im Bienenstock einen enormen Stress verursacht. In einer Weiselzelle sind etwa 200 bis 400 mg Gelée Royale zu „ernten".
China ist der größte Großimkerproduzent von Gelée Royale mit einer Produktion von mehreren zehntausend Tonnen pro Jahr. Hierfür werden Tausende Bienenvölker für industrielle Machenschaften durch massenhafte Königinnenzuchten rücksichtslos ausgebeutet und in unvorstellbaren Dimensionen abgetötet. Aus ethischen Gründen und aus Respekt vor den kleinen Individuen sollte der Futtersaft, falls unbedingt notwendig, für therapeutische Zwecke mit Bedacht angewendet werden. Zudem wird Gelée Royale tiefgefroren nach Deutschland importiert, worunter die Qualität immens leidet.
Bei hormonellen Problemen und bei der Anwendung von „Natur-Kosmetikprodukten", um der Hautalterung entgegenzuwirken, gibt es sicherlich genügend andere Alternativen.

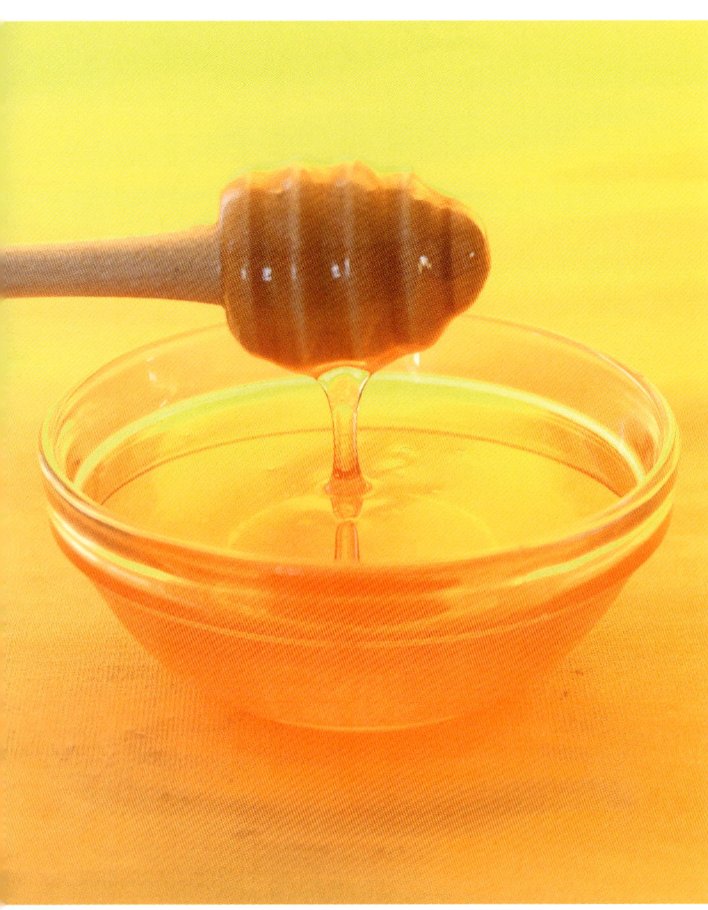

Honig

In der Apitherapie spielt Honig eine große Rolle. Aufgrund seiner antiseptischen, keimtötenden und zellregenerierenden Eigenschaften wird er innerlich und äußerlich universell für medizinische Heilzwecke angewendet. Aus Russland und der tibetanischen Medizin stammt die Technik der Honigmassage, die den Stoffwechsel anregt. Schlackenstoffe und Toxine werden ausgeleitet. Hierfür wird auf dem Rücken des Patienten 1 EL Honig verteilt und systematisch durchmassiert. Der klebrige Honig mit den gebundenen Toxinen wird dann mit warmem Wasser abgewaschen.
Eine ausführliche Beschreibung rund um den Honig finden Sie auf den Seiten 35 ff.

Bienenbrot

Um Pollen in den Wabenzellen bei der Einlagerung für den bevorstehenden Winter zu konservieren, vermischen die Bienen Blütenpollen mit Speichel, Drüsensekreten und Enzymen und fermentieren dadurch ihre Hauptnahrungsquelle. Eine zusätzliche dünne überzogene Propolis-Schicht schützt vor Bakterien und Pilzen.
Der Geschmack vom Bienenbrot ist säuerlich-süßlich.
Es besitzt ähnliche Heilwirkungen wie der Pollen, allerdings ist es eine aufwendige und mühsame Imkerarbeit, Bienenbrot zu ernten.
Wie der Namen schon sagt, handelt es sich bei den sechseckigen Platten um das essenzielle „Brot der Bienen" und man sollte sich die Frage stellen, ob die ähnlich wirkenden Pollen eine Option zu Bienenbrot sind.

Pollen

Die Pollenkörner des Blütenpollens sind Hauptnahrungs- und Eiweißquelle der Bienen. Die kleinen Pollenkörner sind ebenfalls reich an Vitaminen, Spurenelementen, Enzymen, hochwertigen essenziellen Aminosäuren und Mineralstoffen und sind wahre Kraft- und Energiespender als Nahrungsmittelergänzung für Zwei- und Vierbeiner. Über die „geballten Kraftpakete" zum Aufbau und zur Gesunderhaltung des Körpers werden Sie auf den Seiten 85 ff. informiert.

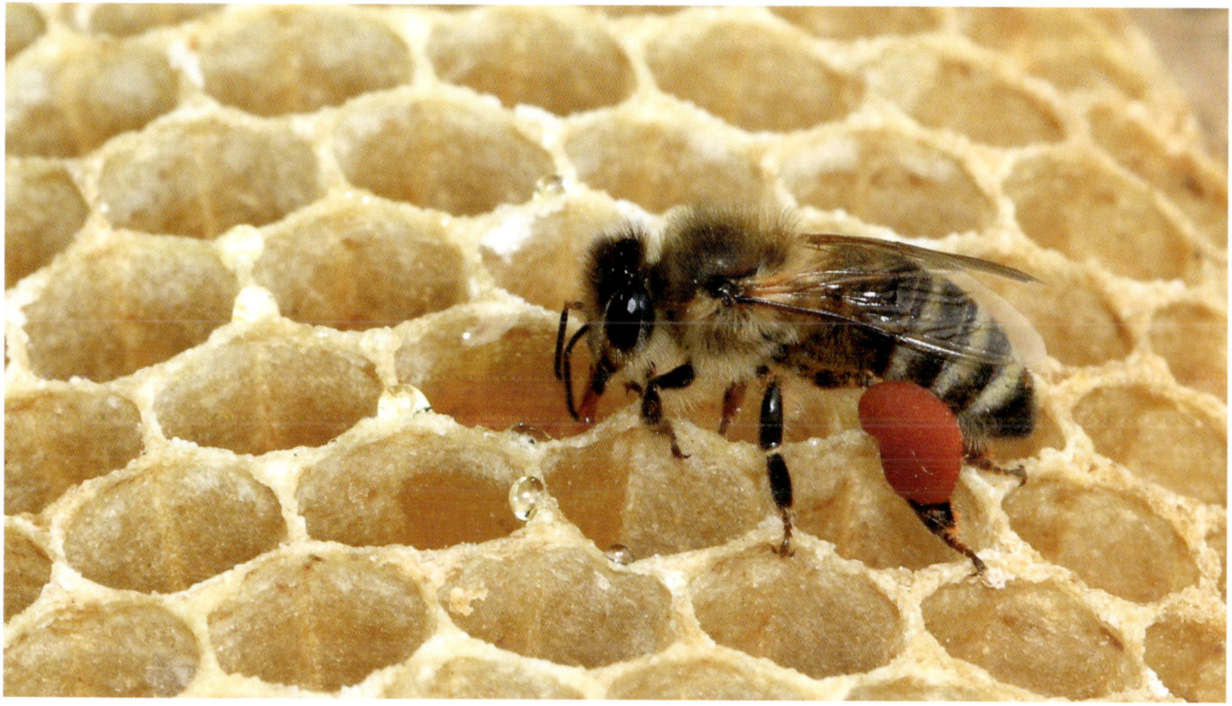

Propolis

Bei Propolis, auch als Kittharz bezeichnet, handelt es sich um eine harzähnliche Masse, welche von den Bienen aus gesammelten Baumharzen aufbereitet wurde und Viren, Bakterien und Pilze im Stock abwehrt.
Propolis dichtet nicht nur Löcher und Risse im Bienenstock ab und sorgt für eine keimfreie Behausung, sondern ist im therapeutischen Bereich als „natürliches Antibiotikum" universell einsetzbar.

Details über den „Alleskönner" Propolis erfahren Sie auf den Seiten 101 ff.

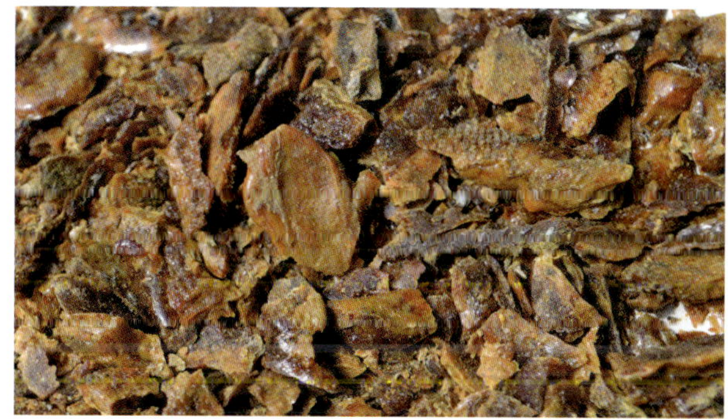

Rohpropolis.

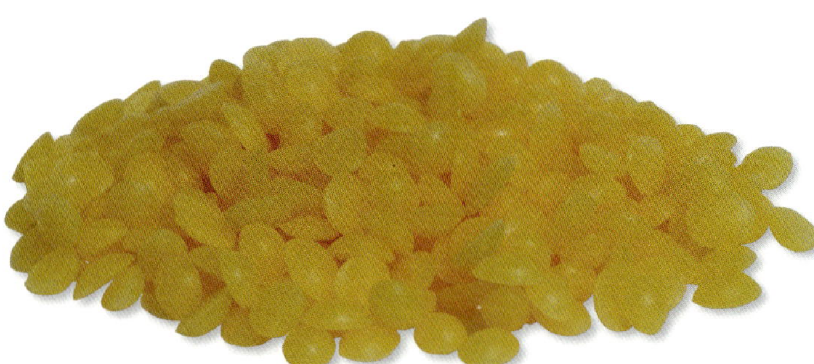

Bienenwachspastillen.

Bienenwachs

Die Bienen produzieren und verarbeiten Bienenwachs als wärmespeicherndes Baumaterial für ihren Wabenbau. Das zähe, fetthaltige, angenehm riechende Gemisch mit seinen ätherischen und balsamischen Inhaltsstoffen besitzt heilende Eigenschaften. Bei rheumatischen Beschwerden des Bewegungsapparates lindern wohltuende Bienenwachswickel und -auflagen.

In der Salbenheilkunde ist Bienenwachs ein wertvoller Hauptbestandteil bei der Herstellung von Salben. Wie vielseitig Bienenwachs anwendbar ist und wie einfach Heilsalben mit Bienenwachs hergestellt werden können, wird auf den Seiten 121 ff. beschrieben.

Bienenstockluft

Der herrlich duftende Luftstrom im Bienenstock ist mit wertvollen Harzen, Pollen, Honig, ätherischen Ölen und Flavonoiden angereichert und findet in der Apitherapie durch das Inhalieren der heilsamen Bienenluft mit einem speziell entwickelten Bienenstockluftinhalationsgerät therapeutische Anwendung.

Die reine Bienenstockluft wird in einem Schlauch zur Maske des Anwenders geleitet und der Luftstrom kann wohldosiert inhaliert werden, wobei kein unmittelbarer Kontakt zu den Bienen besteht. Der Anwender sitzt im Bienenholzhaus oder im Freien neben oder hinter dem Bienenkasten.

Viele Erkrankungen der Atemwege resultieren aus dem Einatmen von immer schlechter werdender Luft.
Die hochwirksame Bienenluftinhalation empfiehlt sich bei Atemwegserkrankungen wie Asthma, chronischer Bronchitis, Lungenentzündung, Schnupfen, COPD, Nasennebenhöhlenentzündung sowie bei Hauterkrankungen, Infektanfälligkeit und vor allem bei Allergien und zur Desensibilisierung bei Pollenallergie. Die wohltuende Luft wirkt zudem stimmungsaufhellend.

Anwendungen mit Bienenstockluft können von April bis September (bei Temperaturen ab 18 °C) stattfinden.
In Deutschland steckt das therapeutische Potenzial von Bienenstockluftinhalationen noch in den Kinderschuhen. Weiterentwicklungen und Forschungsprojekte laufen bzw. sind in Planung.

Eine Zukunftsvision sind integrierte Bienenhäuser direkt neben Krankenhäusern, wo die Bienenstocklufttherapie für Patienten mit Atemwegserkrankungen heilen hilft.

Auch für Tiere kann die Inhalation von Bienenluft heilsam sein. Für Pferde mit Lungenschwäche, COPD und Dämpfigkeit sind bereits spezielle Bienenstockluftinstallationen in Planung.

Propolair

Hierbei handelt es sich um einen Propolisverdampfer, bei dem mithilfe von Hitze die ätherischen Öle und aromatische Substanzen aus Propoliskapseln in der Raumluft freigesetzt und eingeatmet oder über eine Atemmaske inhaliert werden.

Besonders bei Atemwegs- und Hauterkrankungen lindert der desinfizierende Propolisdampf die Beschwerden. Die gereinigte Luft und der angenehme Duft sorgen für ein Wohlbefinden bei Mensch und Tier.

Bei Untersuchungen in den Bruträumen von Hühner- und Truthahnfarmen war die Wirksamkeit von Propolisdämpfen gegenüber chemischen Desinfektionsmitteln überlegen.

Allergische Reaktionen in der Apitherapie

Generell gilt, dass Mensch und Tier auf alle Bienenprodukte allergisch reagieren können, deshalb testet der erfahrene Apitherapeut vor Therapiebeginn auf allergische Reaktionen und Unverträglichkeiten.

Apitherapie steht im Einklang mit anderen ganzheitlichen Methoden wie Aromatherapie, Akupunktur, Akupressur, Ayurveda, Phytotherapie (Heilpflanzenkunde) und der Homöopathie und lässt sich wunderbar damit kombinieren.

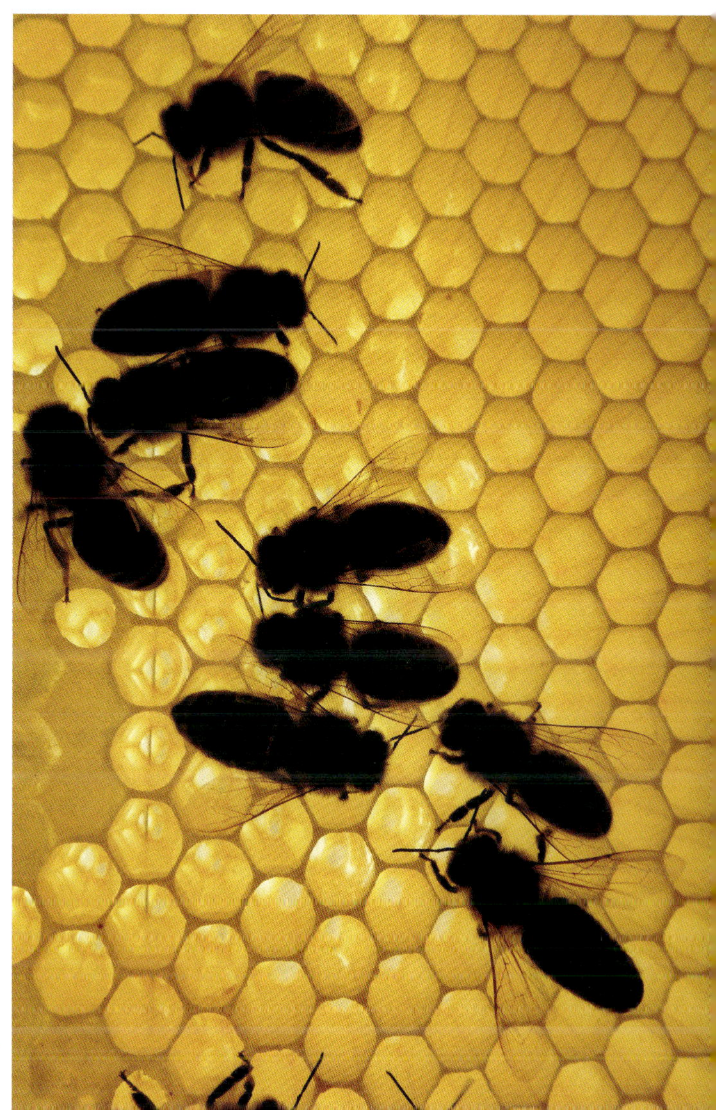

Eine Bienenwabe ist ein von den Honigbienen aus Bienenwachs errichtetes phantastisches Wabengebilde, wo sie Larven aufziehen und Honig und Pollen lagern.

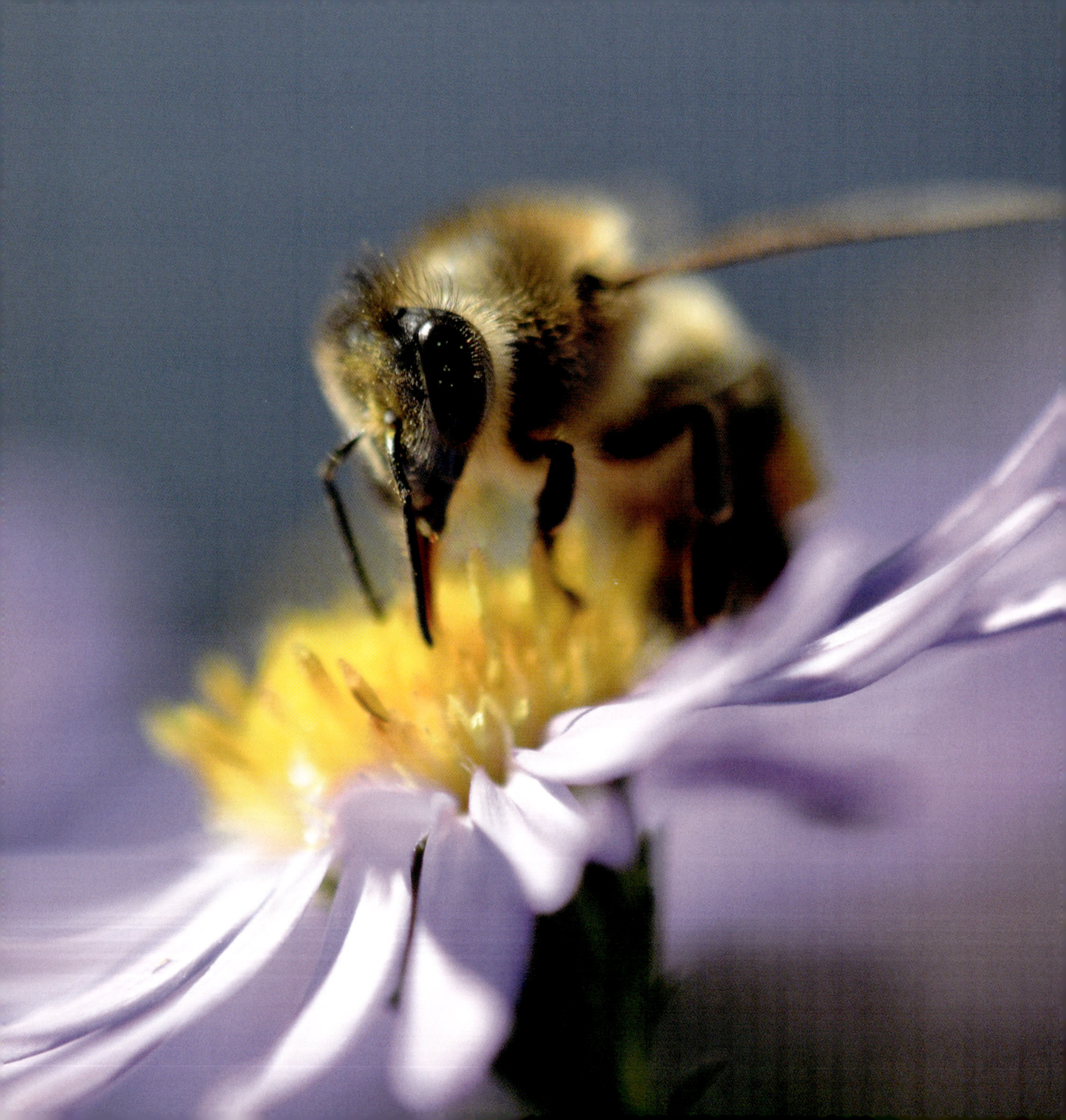

Honig – das heilende „Gold" der Bienen

Das deutsche Wort Honig stammt von dem alten indogermanischen Begriff „hona(n)g", welcher der „Goldfarbene" bedeutet.
Schon die Griechen der Antike schworen auf seine gesundheitsfördernde Wirkung. Der Honig war für sie so kostbar wie Gold.

Honig dient seit Jahrtausenden nicht nur als Nahrungs- und Süßungsmittel, sondern wird auch schon ebenso lange als Heilmittel geschätzt und angewendet.

Wie Honig entsteht

Honig wird von den Honigbienen erzeugt und hauptsächlich aus dem Nektar von Pflanzen oder Sekreten lebender Pflanzenteile hergestellt.
Ausgangsrohstoffe sind Pflanzensäfte, die aus Nektardrüsen der Blüten, aus Nektardrüsen der Blätter oder von pflanzensaugenden Läusen (Honigtau) aufgenommen werden.

◀ Saugende Biene am Blütenkelch.

Unterschied zwischen Blütennektar und Honigtau

Für die Honigproduktion sammeln Bienen drei Hauptbestandteile: Nektar, Honigtau und eine geringe Menge an Pollen. Der Unterschied zwischen Nektar und Honigtau entsteht durch Absonderung von Nektarien.

Nektar
Der Pflanzensaft bzw. Blütennektar wird von den Bienen primär aus Blüten (z. B. Linden, Raps- oder Akazienblüten) und Blattstielen (z. B. Süßkirsche) gewonnen.
Die wässrige Zuckerlösung enthält viele Mineralstoffe und vor allem Wasser.
➜ Aus Blütennektar wird Blütenhonig hergestellt.

Honigtau
Pflanzensaugende Insekten wie Blatt- und Schildläuse, Blattflöhe oder Zikaden müssen viel Saft aufnehmen, um ihren Bedarf an Wasser und stickstoffhaltigen Nährstoffen zu decken. Dabei nehmen sie mehr Zucker auf, als sie verbrauchen. Den Überschuss scheiden sie tröpfchenweise als Honigtau aus.
Honigbienen saugen diese kohlenhydratreichen süßen Honigtautropfen auf Blättern (z. B. Ahorn, Eiche, Birke, Buche) und Nadeln (wie Fichte, Kiefer, Tanne) auf und produzieren den sogenannten Waldhonig mit einem hohen Zucker- und Enzymgehalt.
➜ Aus Honigtau entsteht Waldhonig.

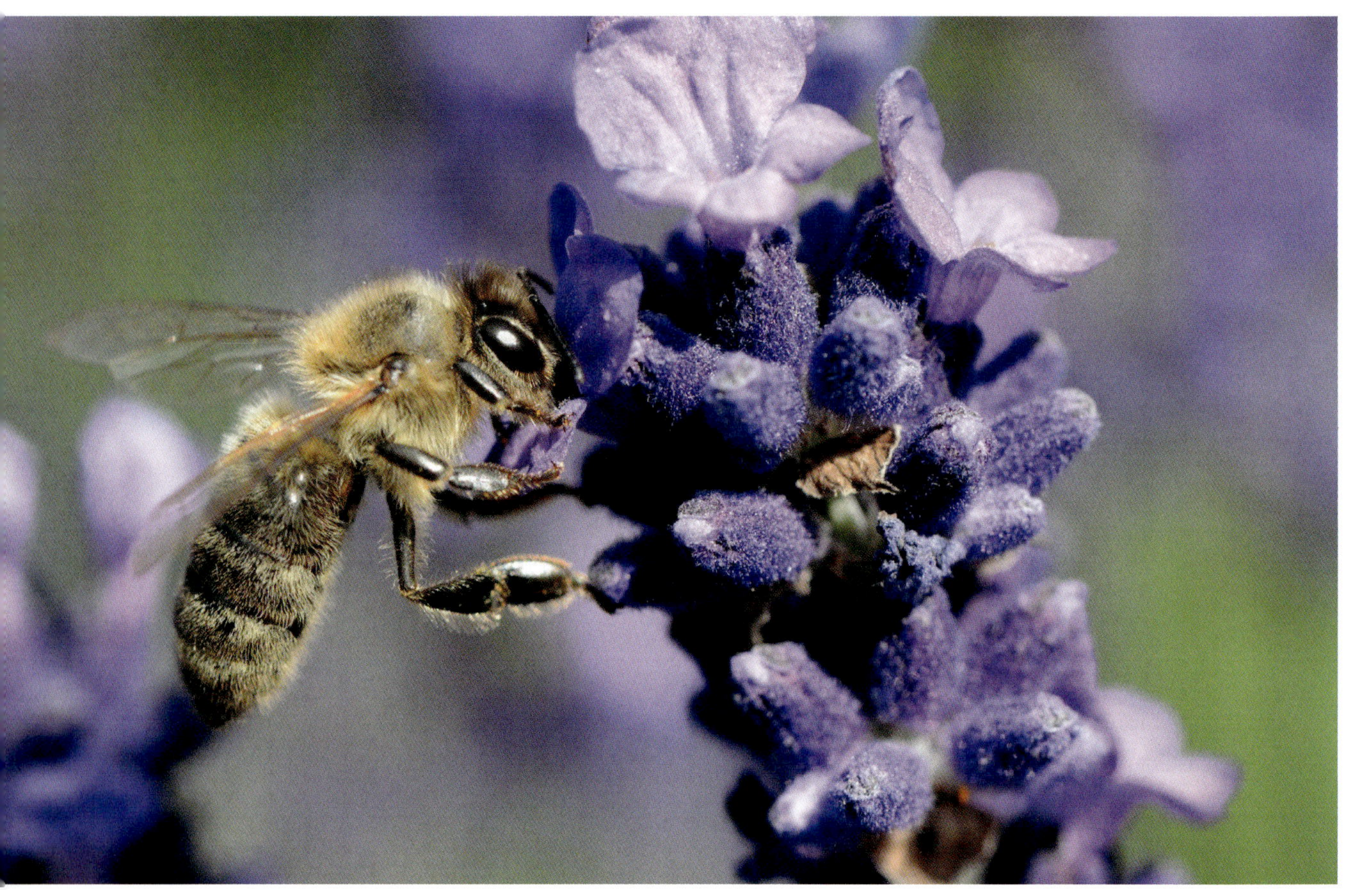

Die Arbeitsbienen fliegen emsig und in mühevoller Kleinarbeit von Blüte zu Blüte und saugen oder lecken mit ihrer Rüsselspitze (Rüssel mit Löffelchen) aus den Blütenkränzen den Blütennektar. Oder sie visieren Nadeln und Blätter an, von denen sie die Säfte von pflanzensaugenden Läusen, den Honigtau, aufnehmen, der dann durch die Speiseröhre in die Honigblase gelangt. Ein Teil wird in den Darm abgegeben und dient der Biene als Nahrung. Die Honigbienen fliegen zurück zum Bienenstock und werden an ihren Mundwerkzeugen von Stockbienen dazu stimuliert, den Inhalt aus den Honigblasen an die Stockbienen weiterzugeben. Die Stockbienen wiederum geben die Honigsäfte untereinander von Honigblase zu Honigblase weiter.

Die Umwandlung von Nektar zu Honig

Bis Honig entsteht, finden komplexe biochemische Reaktionen statt. Bei den Vorgängen des Honigblasensaftaustauschs werden lange Zuckerketten durch bieneneigene Enzyme (Absonderungen der Schlunddrüsen) angereichert und aufgespalten. In der Honigblase, auch Honigmagen genannt, werden Pollen, Fette und vor allem Wasser entzogen.

Verdeckelung und Reifung

Den fertigen Honig legen die Stockbienen in den Zellwaben ab. Dann schließen sie die Zellen luftdicht mit einem Wachsdeckel ab, der verhindert, dass der Honig nachträglich noch Wasser aufnimmt.

Laut einer Imkerfaustregel ist der Honig dann reif, wenn mindestens zwei Drittel der Wabe verdeckelt sind und der Wachsdeckel leicht eingefallen ist.

Gut zu wissen!

Für ein 500-g-Glas Honig besucht eine Honigbiene
2 bis 3 Millionen Blüten,
das sind 40.000 Trachtflüge,
wobei sie eine Flugstrecke von 120.000 km zurücklegt,
was einem dreimaligen Umfliegen der Erde entspricht!

Ein Teelöffel Honig ist die Arbeit eines ganzen Bienenlebens!

Honiggewinnung durch den Imker

Nachdem der Imker die Waben bienenfrei gemacht hat, entnimmt er die brutfreien Honigwaben und lagert die Waben bis zur Schleuderung in einem trockenen, bienendichten Schleuderraum. Um für einen qualitativ naturreinen Honig zu bürgen, legt der Imker großen Wert darauf, dass die Betriebs- und Personalhygiene absolute Priorität hat.

Honigschleuderung

Vor der Schleuderung werden die Zelldeckel der Waben mit einem Entdeckelungsgeschirr oder einem Messer entdeckelt und die Waben werden mit einer Edelstahlhonigschleuder mehrfach geschleudert und gewendet.

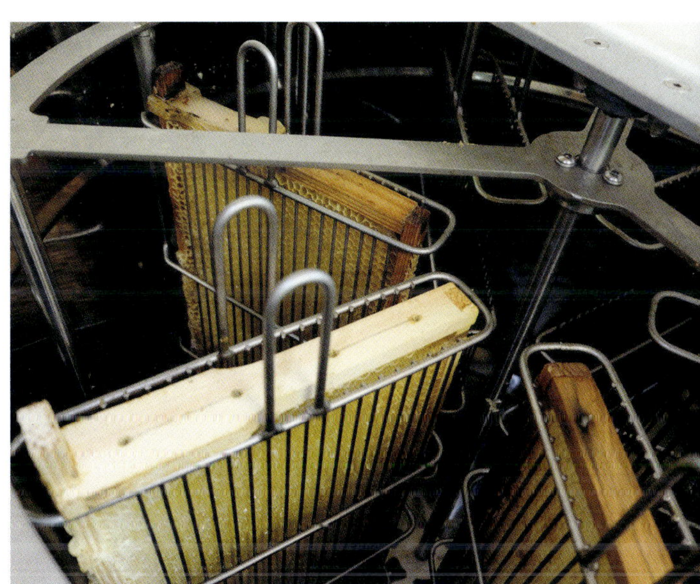

Edelstahlhonigschleuder

Honigpflege
Um im Honig enthaltene Wachsteilchen zu entfernen, wird der geschleuderte Honig mehrfach gesiebt. Während der Klärung steigen feinste Wachsteilchen und Luftbläschen allmählich an der Honigoberfläche auf, die dann abgeschöpft werden.

Honiglagerung
Der fertige Honig wird in lebensmittelechten Lagerbehältern luftdicht verschlossen, bei geringer Luftfeuchtigkeit kühl gelagert und für den Endverbraucher in Honiggläser abgefüllt und etikettiert.

Behutsame Honigentnahme

Ein verantwortungsbewusster Imker, der seine Bienen wertschätzt, entnimmt niemals den kompletten Honigvorrat aus dem Bienenstock, sondern lässt mindestens ein Drittel des Honigvorrats dem Bienenvolk. Honigtauhonige müssen aber sogar aus dem Stock genommen werden, da der Kohlenhydratwert für die Bienen zu hoch ist und sie ansonsten Durchfall bekommen würden.
Die wertvollen Honignährstoffe sind vor allem in den kalten Wintermonaten überlebenswichtig für die Bienen.
Beim Bio-Imker überwintern die Bienenvölker größtenteils auf eigenem Honig ohne Hinzufügen von Zuckerwasser als Honigersatz.
Wenn die Honigbienen mehr Nahrung in den Bienenstock eintragen, als sie verbrauchen, spricht man von einer Tracht.

Honig ist nicht gleich Honig

Beim Kauf von Honig sollte man einiges beachten. Auf den ersten Blick werden in Lebensmittelgeschäften oder beim Discounter eine Vielzahl von Honigprodukten angeboten und der verunsicherte Verbraucher erkennt nicht, ob es sich um einen Qualitätshonig, um einen minderwertigen, unreinen oder gar gefälschten Honig handelt.

Folgende Kriterien sollten beim Honigkauf beachtet werden:

- Manche Hersteller werben mit Begriffen wie „Landhonig" oder „Imkerhonig" und verschleiern bei der Deklaration bewusst das Herkunftsland. Ungefähr 80 % des verkauften Honigs wird importiert und stammt oft aus nicht EU-Ländern, wo keine internationalen Qualitätsstandards gelten und meistens nicht deklariert ist, ob Zusatzstoffe wie Aromen und Sirupe, einschließlich Hormon-, Antibiotika-, und Medikamentenrückstande, Pflanzenschutzmittel, Schwermetalle, Wachsmottenabwehr- und Holzschutzmittel im Honig sind. Bei Honigverunreinigungen kann sich zudem das Bakterium Clostridium botulinum rasant vermehren, wodurch Säuglinge lebensbedrohlich an Säuglingsbotulismus erkranken.
- Importhonige, die per Schiffimport in Fässern gelagert werden, neigen mit der Zeit dazu zu kristallisieren, was ein natürlicher Vorgang ist (siehe Seite 40 f.). Damit der feste Honig zum Abfüllen in Gläsern wieder flüssig wird, wird er bei der industriellen Verarbeitung auf bis zu 70 °C erwärmt. Wenn Honig über 40 °C erwärmt wird, werden aber wertvolle Inhaltsstoffe und Enzyme zerstört, was man dem Honig beim Kauf nicht ansieht.

- Dies gilt auch, wenn der hitze- und lichtempfindliche Honig im Sommer auf Wochenmärkten praller Sonne ausgesetzt ist. Die Glucose-Oxidase ist ein Honigenzym mit keimtötender Wirkung, welches unter Sonnen- und Lichteinfluss seine Wirkung verliert.
- Werbestrategisch und -wirksam wird gern der Begriff „kalt geschleudert" auf dem Etikett verwendet. Honig wird generell kalt geschleudert und sagt daher nichts über ein Erhitzen bei der Abfüllung aus.
- Auch flüssiger Honig im Winter (außer Akazienhonig) zeugt von keiner guten Qualität. Naturbelassener Honig kristallisiert immer. Das hängt mit den Inhaltsstoffen des Honigs zusammen (siehe Seite 41).
- Um eine Kristallisation zu verhindern, werden Zusatzstoffe wie Fructosesirup oder Glucose zum Strecken von Honig verwendet oder der Honig wird erhitzt, um flüssig zu werden. Ein sichtbares Zeichen für erhitzten Honig ist, wenn sich im oberen Glasteil Gasbläschen ansammeln.
- Invertzuckercreme sieht aus wie Honig und schmeckt wie Honig. Der Kunsthonig wird aus aromatisierter Masse von invertierter Saccharose hergestellt und für Lebkuchen oder Backwaren verwendet.
- Leider sind oft gepanschte Produkte im Handel, bei denen das Honigprodukt zum Großteil aus gestrecktem Zuckersirup besteht oder aus dubiosen Mischungen wie Zuckerstoffen aus Rohrzucker, Kartoffelstärke, Maismehl, Salizylsäure, ätherischen Ölen und Hefeextrakten.
- Um zu testen, ob es sich um einen reinen Bienenhonig handelt, gibt man einen Teelöffel Honig in ein Glas kaltes Wasser. Honig hat einen höheren Schmelzpunkt als Wasser und bleibt daher im kalten Wasser fest. Künstlicher Honig löst sich aufgrund des höheren Zuckergehalts schneller auf.
- Ein weiteres Indiz für einen naturreinen Honig ist, wenn man ein Stück ausgetrocknetes Brot in den Honig legt und dieses nach 10 Minuten immer noch hart ist. Wird das Brot jedoch weich, hat der Honig einen zu hohen Wasseranteil, ist qualitativ minderwertig und wahrscheinlich gepanscht.

Am besten sollten Sie Honig beim Imker Ihres Vertrauens direkt aus Ihrer Region kaufen. Naturreiner Honig und der Arbeitsaufwand sollten wertgeschätzt werden, zudem bürgt der Imker für Qualität und Garantie. Sie werden ausführlich informiert und oft können Sie den leckeren Honig direkt beim Imker probieren.
Der spezifische Geschmack, das wunderbare Aroma, die Honigfarbe und die Konsistenz eines naturreinen Imkerhonigs sprechen für sich und zwischen einem Imkerhonig und einem gepanschten Honig, der „nur süß schmeckt", liegen Welten!

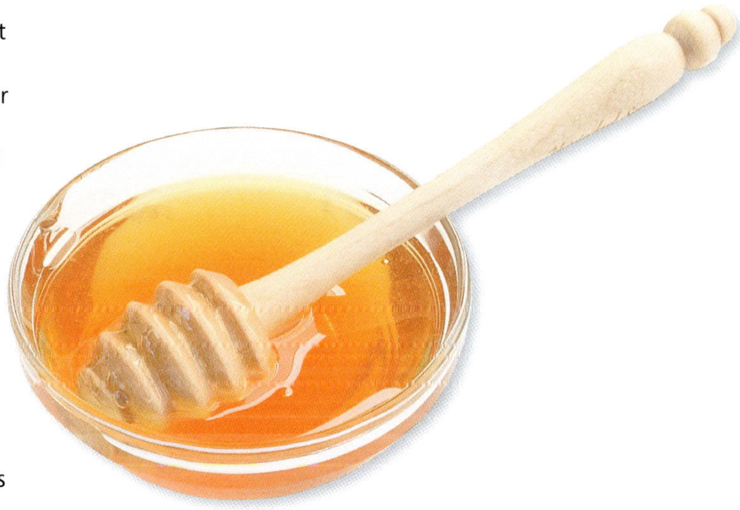

Echter Deutscher Honig – Qualitätsmerkmale

Für eine hohe, kontrollierte und sichere Qualität, für Verbrauchertransparenz und -schutz sorgen die Qualitätsanforderungen des Deutschen Imkerbundes e. V. (DIB), bei dem viele heimische Imker Mitglieder sind.

Honig, der die Bezeichnung „Echter Deutscher Honig“ tragen darf, muss über den Bestimmungen der Lebensmittelgesetze, insbesondere der Verordnung über Honig, hinaus den sehr viel strengeren Qualitätsrichtlinien des DIB genügen und ausschließlich in Deutschland erzeugt worden sein.

Unter anderem dürfen Honige laut Honigverordnung unter der Marke „Echter Deutscher Honig“ vermarktet werden, wenn der Wassergehalt höchstens 18 % beträgt. Wasserarme Honige sind reifer, weniger gärungsgefährdet und besitzen ein volleres Aroma.

Bei einer Sortenbezeichnung bzw. Sortendeklaration und für eine Naturbelassenheit ist eine Pollenlaboranalyse notwendig (siehe Seite 45).

Sämtliche honigeigene Bestandteile sind enthalten, das heißt, dem Honig darf nichts hinzugefügt oder entzogen werden. Vor allem die wertvollen Pollen werden nicht herausgefiltert und bleiben erhalten.

Der Hydroxymethylfurfural-Gehalt (HMF-Gehalt) darf 15 mg pro kg Honig nicht überschreiten. HMF ist ein Zuckerabbauprodukt, das insbesondere bei Überhitzung und unsachgemäßer Lagerung entsteht. Ein niedriger HMF-Gehalt ist also ein Kriterium für schonend gewonnenen und richtig gelagerten Honig.

Um bei der Deklaration auf dem Herstellungsetikett Transparenz zu schaffen, müssen für den Verbraucher folgende Informationen zu entnehmen sein:

- Verkehrsbezeichnung (Honig)
- Name und Anschrift des Erzeugers oder Abfüllers
- Menge (Gewicht)
- Herkunftsland
- Mindesthaltbarkeitsdatum
- Los-Nummer (Ziel ist, dass die Lebensmittel rückverfolgbar sind. Beim Nachweis einer Belastung durch Rückstände oder eines Produktionsfehlers kann die Charge in der Imkerei gesperrt werden.)
- Warenzeichen (Logo)
- Anschrift des Zeichengebers (Deutscher Imkerbund)
- zusätzlich sind Biosiegel, Hoheitszeichen und Zusatzetiketten wie Premium/Auslese und regionaler Zusatzeindruck möglich
- auf Wunsch des Bestellers EAN-Code
- Hinweis für Mehrwegglas

Honiglagerung

Honig sollte kühl und trocken aufbewahrt werden. Optimal ist eine Lagerung bei 15 °C. Je höher die Temperatur ist, umso größer sind die Veränderungen der hitzeempfindlichen Enzyme, deren Aktivität in Abhängigkeit der Höhe der Temperatur und der Zeitdauer der Temperatureinwirkung reduziert wird.

Kristallisation von Honig

Wenn ein Honig kristallisiert, verbinden sich nach und nach Zuckerkristalle zu größeren Kristallen und verdrängen das Wasser. Die Honigstruktur wird dann fester, was ein vollkommen natürlicher Prozess ist.

Wie zügig die Kristallisation einsetzt, ist abhängig vom Glucose- und Wassergehalt.
Honigarten mit einem hohen Glucoseanteil (Traubenzucker) wie Raps-, Löwenzahn- oder Sonnenblumenhonig kristallisieren innerhalb von wenigen Wochen relativ schnell, was jedoch in keiner Weise die Honigqualität beeinträchtigt.
Honigtauhonige haben einen hohen Fructoseanteil (Fruchtzucker), der den Honig flüssiger macht und dieser daher sehr langsam kristallisiert.
Kristallisiert ein Honig bereits beim Imker, wird der geschleuderte Honig über mehrere Tage bis zu 4-mal täglich schaumig gerührt. Die Bildung größerer Kristalle wird dadurch verhindert und die Kristallisation wird sehr fein, wodurch der Honig streichfähig gemacht wird.

Massenproduzierter Honig wird oft temperaturbehandelt, um flüssig zu bleiben. Einen naturbelassenen Honig erkennt man daran, dass er spätestens nach dem Winter auskristallisiert ist.

Honig nicht über 40 °C erhitzen!

Kristallisiert ein Honig zu Hause im Glas aus, kann er sanft im Wasserbad erwärmt werden. Dabei verflüssigt er sich wieder, jedoch sollte die Temperatur 40 °C nicht überschreiten.
Die äußerst wärmeempfindlichen Inhaltsstoffe und spezifischen Enzyme werden bei einer Honigerhitzung über 40 °C zerstört. Viele gesunde und heilende Wirkstoffe gehen dabei verloren.

Inhaltsstoffe von Honig

Honig besteht hauptsächlich aus Kohlenhydraten mit einem bis zu 80-prozentigen Zuckeranteil und kann je nach Honigsorte bis zu 30 verschiedene, komplexe Zuckerverbindungen enthalten.

Diese energieliefernden Zuckerverbindungen sind kettenartig aufgebaut und unterteilt in Einfach-, Zweifach-, Dreifach- oder Mehrfachzucker. Der Zuckergehalt variiert je nach Blütenart von Honigsorte zu Honigsorte. Das Fructose-Glucose-Verhältnis bestimmt die Konsistenz des Honigs. Je nach Bodenbeschaffenheit, Pflanzen, Blüten und Gegenden variiert die Zusammensetzung des Honigs.

Honig enthält folgende Inhaltsstoffe:

- 34 bis 41 % Fruchtzucker (Fructose)
- 28 % bis 35 % Traubenzucker (Glucose)
- bis 10 % Rohr-, Rübenzucker (Saccharose)
- 3 bis 15 % Malzzucker (Maltose)
- bis 20 % Melizitose (Honigtauzucker)
- 15 bis 23 % Wasser (Der Wassergehalt sollte unter 18 % liegen. Bei höherem Wassergehalt können Hefebakterien schneller zu Gärung des Honigs führen.)
- 0,3 bis 3 % Eiweißverbindungen/Proteine, Enzyme, essenziellen Aminosäuren (u. a. Ameisen- und Zitronensäure), Pollen, Mineralstoffe, Spurenelemente, Vitamine, Farb- und Pflanzenfarbstoffe, Aromastoffe

Der pH Wert liegt bei Blütenhonig zwischen 3,2 und 4,5 und bei Honigtauhonig zwischen 4 und 5,4.

Ist Honig gesünder als Zucker?

Im Gegensatz zu raffiniertem Zucker besitzt Honig neben seinen heilenden auch noch folgende positive Eigenschaften:

- Honig besteht zum Großteil aus Einfachzucker, wogegen Industriezucker ein Mehrfachzucker ist, der vom Körper erst aufgespaltet werden muss.
  Ein Einfachzucker kann vom Organismus direkt verwertet werden, der Mehrfachzucker stellt dagegen eine höhere Belastung dar.
- Honig wird leicht und rasch vom Körper resorbiert und ist ein schneller Energiespender.
- Die Glucose im Honig erhöht die Glykogenmenge in der Leber, was die Leberfunktion und die Stoffwechselprozesse ankurbelt.
- Mit dem Honig werden Fermente eingeführt, die aus den Speicheldrüsen der Bienen stammen, was zusätzlich zur Verbesserung der Verdauung führt.
- Aufgrund des hohen Fructoseanteils ist die Süßkraft von Honig höher als die von Rohrzucker.
- Der Fruchtzucker im Honig wirkt sich weniger stark auf den Blutzuckerspiegel aus im Gegensatz zum Haushaltszucker, durch den sich der Blutzuckerspiegel erhöht. Fructosereicher Honig darf von Diabetikern in kleinen Mengen (25 bis 30 g pro Tag) konsumiert werden. Auch die Blutfettwerte beeinflusst Honig positiv, ganz im Gegensatz zu herkömmlichem Zucker.
- Zu viel Zucker reizt die Magenschleimhaut und kann zu Entzündungen führen. Bei übermäßigem Zuckerkonsum kommt es zur Steigerung des Cholesterinwertes im Blut sowie einer Schädigung der Herzkoronargefäße und es entstehen Zivilisationserkrankungen wie Bluthochdruck, Übergewicht, Diabetes oder Rheuma. Honig hingegen fördert die Verdauung, indem er verdauungswichtige Säuren enthält, die dem Magen wohltuen, und er wird von den Nieren unter allen Zuckerarten am besten verarbeitet.
- Zu guter Letzt ein schlagendes Argument, was generell den Zuckerkonsum betrifft: Honig ruft im Vergleich zu zuckerhaltigen Lebensmitteln (z. B. Schokolade) keinen Heißhunger auf mehr Süßes hervor. Wenn man einige Löffel Honig zu sich nimmt, ist der Bedarf an Süßem schnell gedeckt.

Honig ist also im Rahmen einer kalorienbewussteren und gesunden Ernährung durchaus eine sinnvolle Alternative zu Zucker.

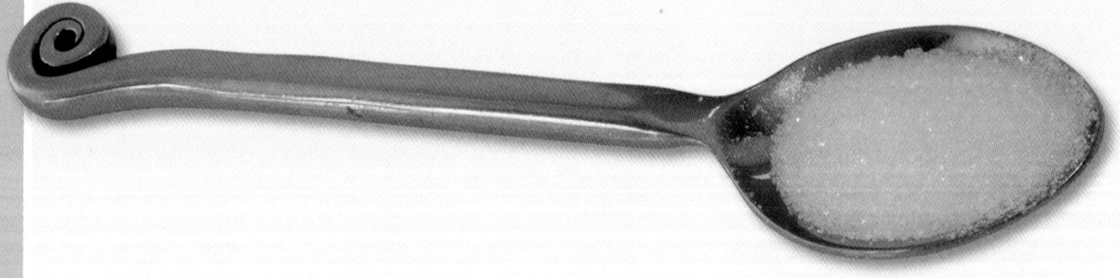

Heilwirkungen von Honig

Aufgrund des hohen Fruchtzucker- und Traubenzuckergehaltes ist Honig ein wertvoller Energiespender, sorgt für Kondition und Konzentration und stärkt das Immunsystem.
Die Saccharide stärken Muskeln, Nerven und das Herz. Günstig wirkt sich auch das enthaltene Acetylcholin auf die Herztätigkeit aus. Es erweitert die Herzgefäße, senkt den Blutdruck und schützt das Herz.
Die im Honig enthaltenen Harze haben eine anregende Wirkung auf den Kreislauf und auf das Nervensystem. Honig besitzt zudem antiallergische, desinfizierende und antibakterielle Eigenschaften, die sowohl von den Pflanzen, als auch von den Enzymen der Bienen stammen. Dank der Inhibine werden Bakterien (u. a. Staphyloccocus aureus, Strepotcoccus pyogenes, Pseudomonas aeruginosa oder Escherichia coli) eliminiert.
Honig desinfiziert Wunden, schützt, reinigt und heilt sie. Der dickflüssige Honig bildet auf der Wunde einen Schutzfilm gegen Bakterien, verhindert weitere Entzündungen und Eiterbildung, fördert die Durchblutung und beschleunigt die Wundheilung.

Außerdem fördert sein hoher Zuckergehalt in der Granulationsphase die Bildung von säuberndem Wundsekret. Keimen wird durch den hohen Kaliumgehalt im Honig Wasser entzogen und somit können sie sich nicht vermehren. Für die direkte Heilwirkung des Honigs helfen Stoffe wie Wasserstoffperoxid, Methylglyoxal und das enthaltene Enzym Glucoseoxydase, um die Bakterien in der Wunde abzuwehren und zu eliminieren. Hinzu kommt, dass die hochkonzentrierten Zuckermoleküle den Entzündungsbakterien die zur Vermehrung notwendige Feuchtigkeit entziehen.

Die im Honig enthaltenen Flavonoide fördern die Zellerneuerung, die Zellregeneration und regen das Wachstum gesunder Zellen an. Honig reguliert zudem die Verdauung und bringt Linderung bei Atemwegserkrankungen.

Zusammengefasst wirkt Honig
- antibakteriell, antiseptisch, antimykotisch
- desinfizierend
- entzündungshemmend
- verdauungsfördernd und -anregend
- abführend, entgiftend
- blutdrucksenkend, durchblutungsfördernd
- immunsystem- und nervenstärkend
- wundheilend, granulationsfördernd

Naturbelassener Honig fördert kein Karies!
Das klingt zuerst paradox, jedoch fördert naturbelassener, inhibinreicher Honig im Vergleich zu Rohrzucker, in dem sich gern Kariesbakterien einnisten, kein Karies.
Honig schmeckt zwar süß, jedoch bekämpft er dank seinen antibakteriellen Eigenschaften Karieserreger und verringert außerdem den Säuregehalt im Speichel, was wiederum Kariesbakterien hemmt.
Da Honig wasserlösliche Eigenschaften besitzt, klebt er auch nicht an den vom Speichel umspülten Zähnen. Zudem begünstigt Honig aufgrund seines Glucose- und Fructosegehaltes weit weniger Plaquebildung als Haushaltszucker.

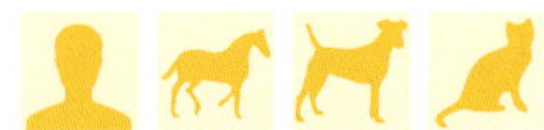

Indikationen

Innere Anwendung

Im Honig befinden sich über 240 nachgewiesene natürliche Substanzen. Der naturbelassene Imkerhonig findet in der Naturheilkunde folgende Anwendung:

- zur Stärkung des Immunsystems
- als Energiespender bei fehlender Konzentration, Müdigkeit, körperlicher Belastung, Erschöpfung und zur Regeneration
- bei Halsschmerzen zur Anregung des Speichelflusses und Beruhigung der trockenen, wunden Schleimhäute
- bei Erkältungserkrankungen wie Schnupfen, Halsentzündungen und Husten durch die antibiotische Wirkung Hemmung von infektiöser Entzündung, Linderung der Schmerzen und Beruhigung der gereizten, geschwollenen Schleimhäute
- als fiebersenkendes Mittel
- zur Unterstützung bei Magen-Darm-Erkrankungen wie Blähungen, Sodbrennen, Verstopfung und Brechreiz
- bei bakteriell bedingtem Durchfall
- bei Leber- und Gallenbeschwerden
- bei Herz-Kreislauf-Beschwerden
- zur Beruhigung bei Angstzuständen

Zudem ist Honig eine gute Trägersubstanz für Arzneimittel. Er erhöht die Resorptionsrate der medizinischen Substanzen an der Darmschleimhaut, ohne die Wirksamkeit des Medikaments zu beeinflussen.

Gegenanzeigen

Mensch und Tier können aufgrund von Unverträglichkeiten allergisch auf Honig reagieren.

Bei Diabetes sollte sicherheitshalber die genaue Honigdosierung mit dem Arzt oder Tierarzt besprochen werden.

Äußere Anwendung

Seit Jahrtausenden wird Honig aufgrund seiner antibakteriellen Eigenschaften zur äußeren Wundbehandlung hochgeschätzt und findet Anwendung bei:

- oberflächlichen Schürf- und Schnittwunden. Der desinfizierende und entzündungshemmende Honig schließt die Wunde, beschleunigt den Wundheilprozess und reduziert Schmerzen.
- kleineren Biss- und Stichwunden
- Narbenbildung. Honig fördert das Fibroblastenwachstum, wodurch die Wunde besser heilt und es zu einer geringeren Narbenbildung kommt.
- Brandwunden, kleineren Verbrennungen
- Hautreizungen, Hauterkrankungen
- Blutergüssen
- Herpesbläschen
- Insektenstichen

In der heutigen medizinischen Honigwundbehandlung, besonders bei tieferen Wunden, findet der medizinische, keimfreie und antiseptische Manukahonig Anwendung (siehe Seite 53 ff.)

Äußerlich angewendet lindert Honig außerdem Entzündungen und Schmerzen bei:

- Zahnfleischentzündungen
- Erkältungserkrankungen
- Arthritis
- rheumatischen Beschwerden

Wie man Honig für Mensch und Tier anwendet und dosiert, erfahren Sie auf den Seiten 58 ff.

Honigsortenvielfalt mit Heilpotenzial

Nicht nur die Farbpalette und -nuancen, die aromatischen Geschmacksrichtungen und die Konsistenz unterschiedlicher Honigsorten sind bunt und vielfältig, sondern man kann bei der Honigwahl gezielt von deren wertvollen Heilwirkungen profitieren.

Honig enthält, wenn auch in geringen Mengen, spezifische Heileigenschaften, die identisch mit der Heilpflanze sind, welche die Bienen aufsuchen und wo sie Harze, Nektar und Pollen sammeln. Der Pollen bzw. die Pollenzellen enthalten die genetische Information einer bestimmten Heilpflanze, die auch im Honig weitergegeben wird (siehe auch im Literaturverzeichnis „Heilpflanzen für Tiere").

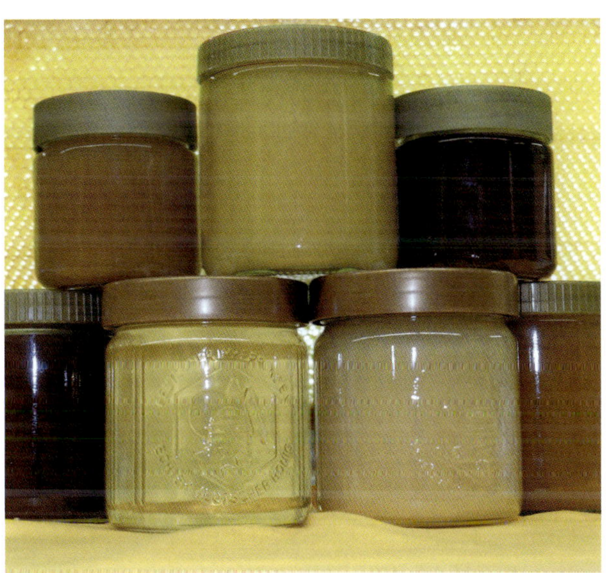

Blütenstetigkeit der Bienen

Grundvoraussetzung dafür, dass der Imker sortenreine Honige herstellen kann, ist die Blütenstetigkeit der Honigbienen.
Honigbienen besitzen die besondere Eigenschaft, dass sie beim Trachtflug die Blüten einer einzigen Pflanzenart anfliegen, den Nektar von ein und derselben Blütenpflanze als Nahrungsquelle sammeln und ihr treu bleiben, was in der Imkersprache als „blütenstet" bezeichnet wird. Erst wenn sich die Blütezeit einer Pflanze dem Ende neigt, wird die Blütenart gewechselt.

Wenn der Imker sortenreinen Honig ernten will, muss er seine Bienen genau im Auge behalten, die Pollenhöschen seiner Bienen regelmäßig untersuchen und darauf achten, dass sich der Honig nicht mit anderen Blüten vermischt.

Pollenanalyse

Ob ein Honig sortenrein ist oder nicht, ist durch eine mikroskopische Pollenanalyse im Labor nachweisbar. Hier wird exakt der Pollenanteil im Honig bestimmt und es wird überprüft, um welche Honigsorte es sich handelt und ob die Herkunftsbestimmung richtig ist.

Ein Honig wird laut Honigverordnung als sortenrein deklariert, wenn er vollständig oder überwiegend (mehr als 50 %) aus einer Trachtquelle stammt. Hobbyimkern mit kleineren Honigmengen ist die Pollenanalyse zu kostenaufwendig, weshalb sie ihren Honig allgemein als „Blütenhonig" ausweisen.

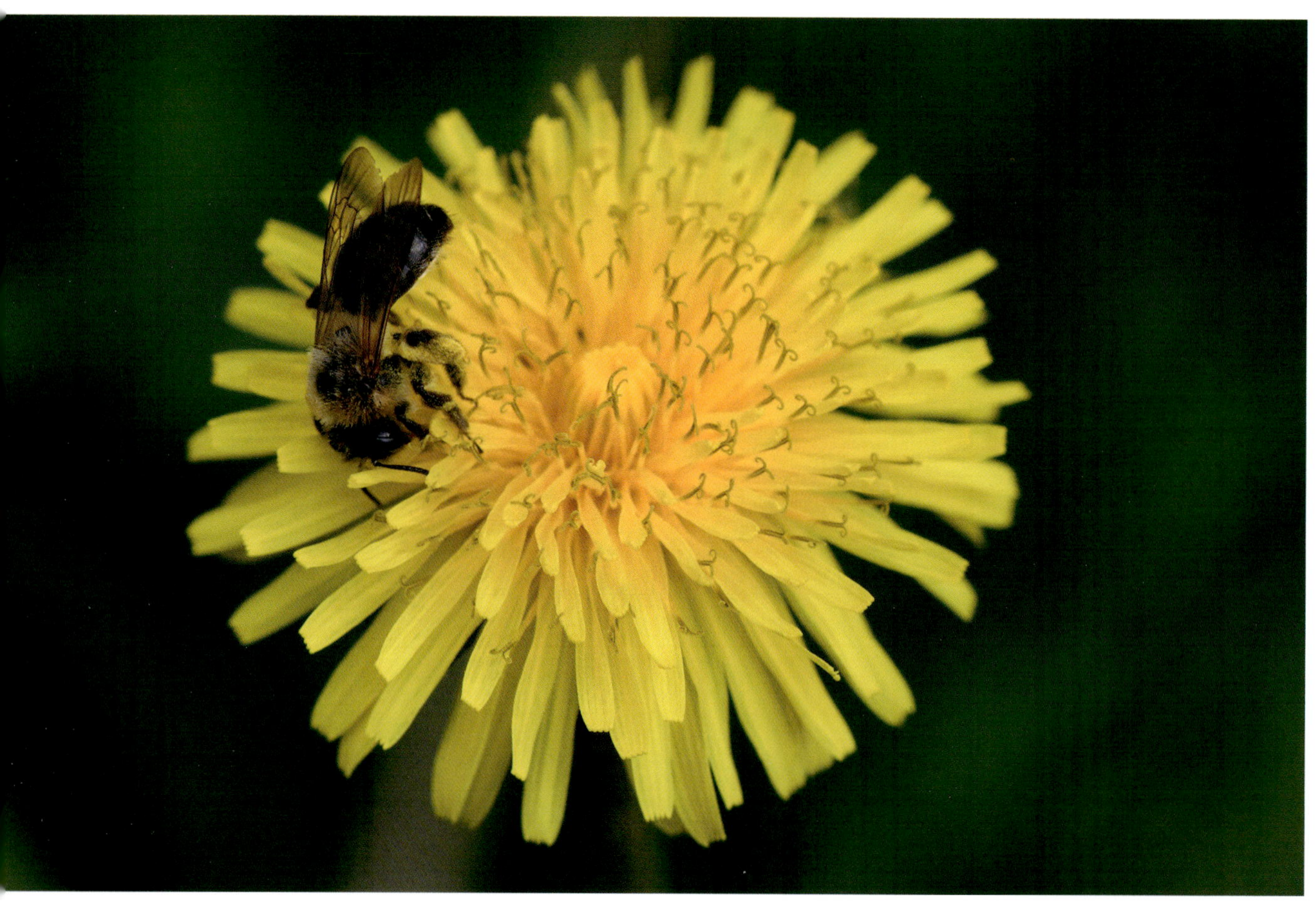

Die Heilpflanzenkunde (Phytotherapie) lässt sich wunderbar mit Honig kombinieren. Besonders heil- und wirksam ist die Einnahme eines bestimmten Heilpflanzentees mit der gleichzeitigen Zugabe der identischen Honigsorte. Beispielsweise hemmt Thymian Bakterien und Viren, stärkt die Abwehrkräfte und löst festsitzenden Schleim. Hier wäre ein Thymiantee mit Thymianhonig bei Erkältungen und Husten eine wunderbare Symbiose, wodurch die Heilwirkung intensiv verstärkt wird.

Auf den folgenden Seiten, soll die tabellarische Auflistung einzelner Honigsorten die Honigwahl erleichtern.

Blütenhonige	Farbe und Konsistenz	Geschmack	Heilwirkungen und Indikationen
Akazienhonig	hellgelb bis golden; flüssig; aufgrund des hohen Fructosegehalts bleibt er über Jahre flüssig	mild aromatisch, lieblich	wirkt beruhigend bei Angst und Nervosität; guter Energielieferant; zur Vorbeugung und Behandlung von Verdauungsstörungen, Verstopfung, Bronchialbeschwerden, Husten und Erkältungskrankheiten; als Basenbinder bei Sodbrennen; bei Übersäuerung des Magens; in Maßen auch für Diabetiker geeignet
Apfelblütenhonig	hellgelb bis goldgelb, gelbgrünlich, cremig	fruchtig, kräftig, süßer Apfelgeschmack	fördert bei akuten Mangelerscheinungen die Aufnahme von Vitaminen und Mineralstoffen
Bergblütenhonig	hellgelb, goldgelb bis gelbbraun; kristallin bis dickflüssig	fein blumig, mild bis aromatisch	wirkt abwehrstärkend und desinfizierend; hilft bei Erkältungskrankheiten, Atemwegsproblemen, Halsschmerzen, Husten, Antriebslosigkeit, Erschöpfung
Blütenhonig	dunkelgelb bis hellbraun, aufgrund des hohen Glucosegehalts schnelle Kristallisierung	differenziert je nach Blütensorte mal kräftig, mal lieblich-sanft	es handelt sich um eine Honigmischung verschiedenster heimischer Sommerblüten; wirkt antiseptisch und entzündungshemmend; Allrounder bei Antriebslosigkeit, Durchblutungsstörungen, Schwäche und Erkältungen
Buchweizenhonig	dunkelbraun bis schwarz; zähflüssig; niedriger Glucoseanteil, bleibt lange flüssig	intensiv, kräftig, rübensirupartig, einzigartig, harzig, karamellartig, nicht zu süß	besitzt stark antibiotische und antiseptische Eigenschaften; hocheffizienter Hustenlöser und Erkältungslinderer; wirkt laut einer Studie intensiver als herkömmlicher Hustensaft; aufgrund des hohen Rutingehaltes fördert er die Durchblutung bei Gefäßerkrankungen und Venenleiden
Fenchelhonig	dunkelbeige bis rotbraun; niedriger Glucosegehalt, daher langsame Kristallisierung	blumig, schwer, würzig	wirkt beruhigend, entkrampfend, schleimlösend; beugt Schmerzen und Entzündungen vor; bei Husten und Heiserkeit; zur Beruhigung bei Blähungen, Völlegefühl, bei krampfartigen Magen und Darm beschwerden; sortenreiner Fenchelhonig ist eine Rarität, s. S. 74 Honig mit Fenchel selbst zubereiten
Heidehonig	gelb bis braun, geleeartig mit einem hohen Wassergehalt	wurzig bis herb-aromatisch und leicht bitter	wirkt entzündungshemmend, harntreibend; lindert bei Arthrose, Rheuma, Blasen-, Nieren- und Prostatabeschwerden; stärkt bei langanhaltender Müdigkeit

Blütenhonige	Farbe und Konsistenz	Geschmack	Heilwirkungen und Indikationen
Kastanienhonig	hell- bis dunkelrotbraun, zähflüssig; hoher Pollenanteil; aufgrund des hohen Fructosegehalts langsame Kristallisierung	herb, sehr kräftig, malzig, leicht bitter, starker Eigengeschmack	**wirkt stark antibiotisch**, antientzündlich, stark durchblutungsfördernd, blutreinigend, appetitanregend; zur Kreislauf- und Herzstärkung; bei Durchblutungsproblemen, Gefäßerkrankungen; bei Verstopfung; unterstützend bei Anämie; zur Stärkung bei körperlicher Schwäche, Erschöpfung und zur Rekonvaleszenz
Kleehonig	weißgelb bis hellbeige, cremig; hoher Glucoseanteil, daher schnelle Kristallisierung	blumig, mild	wirkt beruhigend, entkrampfend, schleimlösend, leberfuktionsunterstützend, harntreibend; bei Schleimhautentzündungen, Verdauungsbeschwerden, Durchfall, Harnverhaltung, Prostatabeschwerden und Unruhe; rascher Energielieferant

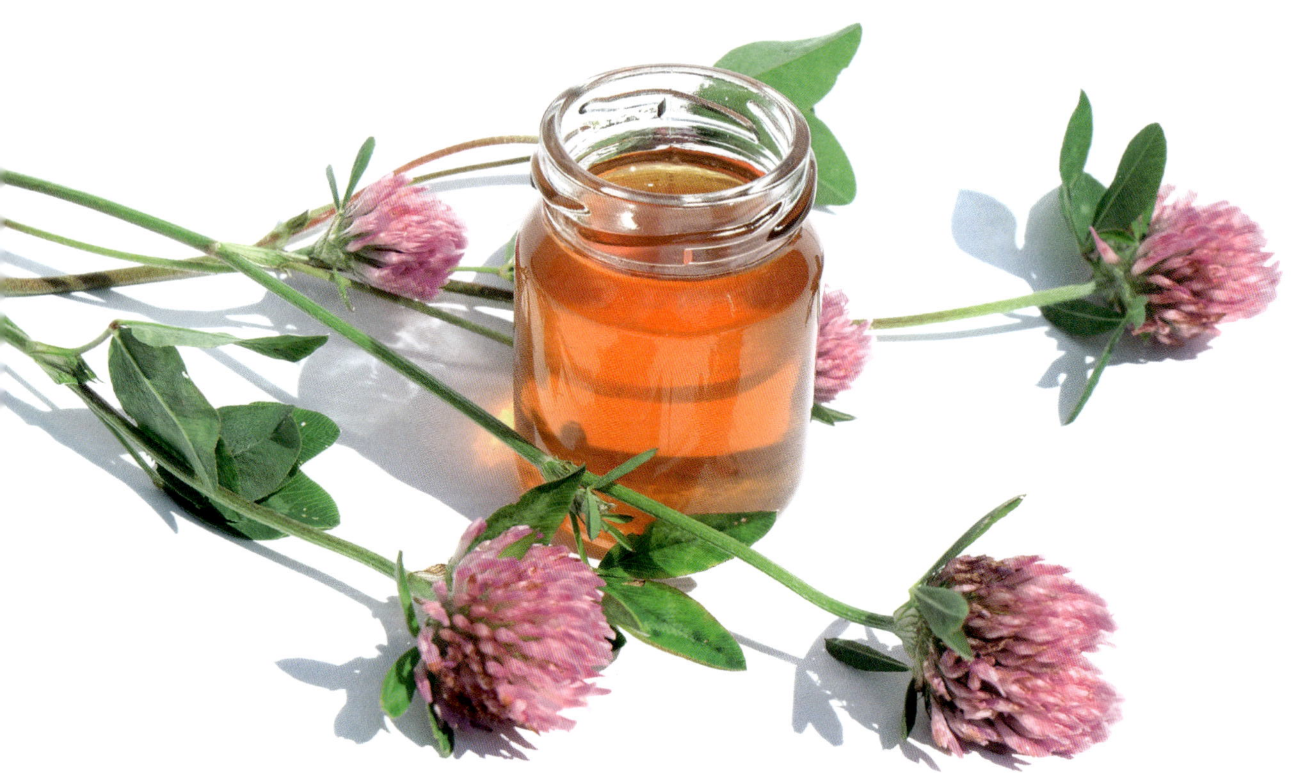

Blütenhonige	Farbe und Konsistenz	Geschmack	Heilwirkungen und Indikationen
Lavendelhonig, stammt meist aus der Provence	hellgelb bis dunkelbraun; cremig; geringer Glucosegehalt, bleibt lange flüssig	intensiv, würzig mit feinem Lavendelaroma	wirkt antibakteriell, verdauungsfördernd, hustenlindernd und lungenreinigend, entkrampfend, schmerzlindernd und beruhigend; bei Erkältungen, Kopfschmerzen, Nervosität und Stress
Lindenblütenhonig Gemisch aus Blütennektar und Honigtau	hellgelb bis grünlich gelb, flüssig oder feincremig; bleibt relativ lang flüssig	feinwürzig, fruchtig, intensiv, herb mit leichtem Minzgeschmack	wirkt nervenberuhigend, entspannend, erwärmend, antiseptisch, schweißtreibend und appetitanregend; idealer Hustenlöser; bei Erkältungs- und Atemwegserkrankungen mit und ohne Fieber, Stirnhöhlenentzündung; bei nervösen Magen- und Darmbeschwerden und stressbedingten Kopfschmerzen; generell bei Nervosität, Unruhe, Schlaflosigkeit; bei Husten und Erkältungen lindern zusätzlich Lindenblütenhonigbrustumschläge
Löwenzahnhonig	intensiv goldgelb; aufgrund des hohen Glucosegehalts schnelle Kristallisierung	hocharomatisch	wirkt blutreinigend, durchblutungsfördernd, stoffwechselanregend; stimuliert die Nieren- und Leberaktivität; empfehlenswert bei Leber-, Gallen- und Verdauungsbeschwerden; zur Blutreinigung und Stoffwechselanregung
Melissenhonig	zartgelb; flüssig	fruchtig-blumig	wirkt beruhigend, entspannend, entkrampfend; lindert bei nervösen Leber- und Magenproblemen; bei Nervenentzündungen und Unruhe
Rapshonig	weißgelb, feincremig, hoher Glucosenateil, daher sehr schnelle Kristallisierung	mild, süß, hocharomatisch	wirkt beruhigend, ausgleichend, entspannend, entzündungshemmend; hilft aufgrund seines basischen pH-Wertes bei Magenübersäuerung; liefert Eisen bei Blutarmut; rascher Energielieferant
Rosmarinhonig	hellgelb, klar, zähflüssig; hoher Glucosegehalt, schnelle Kristallisierung	mild, aromatisch, würzig	wirkt tonisierend, vitalisierend, unterstützt die Magen- und vor allem die Leberfunktion; hilft bei Gefäßproblemen, Rheuma, Blähungen, Völlegefühl; zur Anregung von Kreislauf und Blutzirkulation

Blütenhonige	Farbe und Konsistenz	Geschmack	Heilwirkungen und Indikationen
Salbeihonig	hellgelb, bernsteinfarben, sehr langsame Kristallisierung	delikat, würziger Geschmack	wirkt entzündungswidrig, desinfizierend; hilft bei Atemwegserkrankungen wie Halsschmerzen, Reizhusten, Zahnfleischentzündungen; stimuliert bei Nervenbeschwerden die Nierentätigkeit; bei Nervosität, Schwindelgefühl und Zittern; seltene Honigsorte
Sonnenblumenhonig	sonnengelb, feincremig, hoher Glucosenateil, schnelle Kristallisierung	kräftig, fruchtig	wirkt verdauungsfördernd, desinfizierend, entkrampfend, entzündungshemmend; findet Anwendung bei Atemwegsproblemem und Verdauungsstörungen
Thymianhonig	rötlich braun, schnelle Kristallisierung mit großen Kristallen	starkes charakteristisches Aroma	wirkt stark antibakteriell, desinfizierend, schleimlösend, entzündungshemmend; hilft bei Infektions- und Atemwegserkrankungen wie Husten, Nasennebenhöhlenentzündung, Bronchitis; bei bakteriellen Magen- und Darmerkrankungen
Weißdornhonig	bernsteingelb, bräunlich, fest und cremig	volles Aroma, harmonisch ausgewogen, nicht zu süß	wirkt cholesterinsenkend, herzstärkend, herzkräftigend; bei Herzschwäche nach Infektionen; bei unregelmäßigem Puls; zur Stärkung von Herz und Kreislauf, besonders bei Altersherz
Honigtauhonige			
Kiefernhonig	gelbbraun, flüssig, langsame Kristallisierung	milde Süße, riecht nach Nadelholz	wirkt antiseptisch, hustenlösend, entzündungshemmend; hilft bei Atemwegserkrankungen wie Husten und Bronchitis; bei Verstopfung
Tannenhonig	dunkelgrün, hoher Fructosegehalt, langsame Kristallisierung, kann über Jahre flüssig bleiben	fein würzig, harzige Note, herb und sanft zugleich, duftet nach Tannennadeln	wirkt infektionshemmend; durch die enthaltenen ätherischen Öle der Nadelbäume optimaler Helfer bei Bronchialerkrankungen und Erkältungen mit Schleimansammlungen; unterstützend bei rheumatischen Schmerzen, Muskelkater und Harnerkrankungen
Waldhonig	hell- bis dunkelbraun, flüssig; langsame Kristallisierung	sehr würzig, leicht herb	wirkt antibakteriell, entzündungshemmend, abwehrstärkend, harnflussanregend; bringt Linderung bei Erkältungen, Atemwegs- und Bronchialerkrankungen, Lungenentzündungen; hilft gegen Blasenentzündungen; stärkt schwache Nerven; Stärkungsmittel

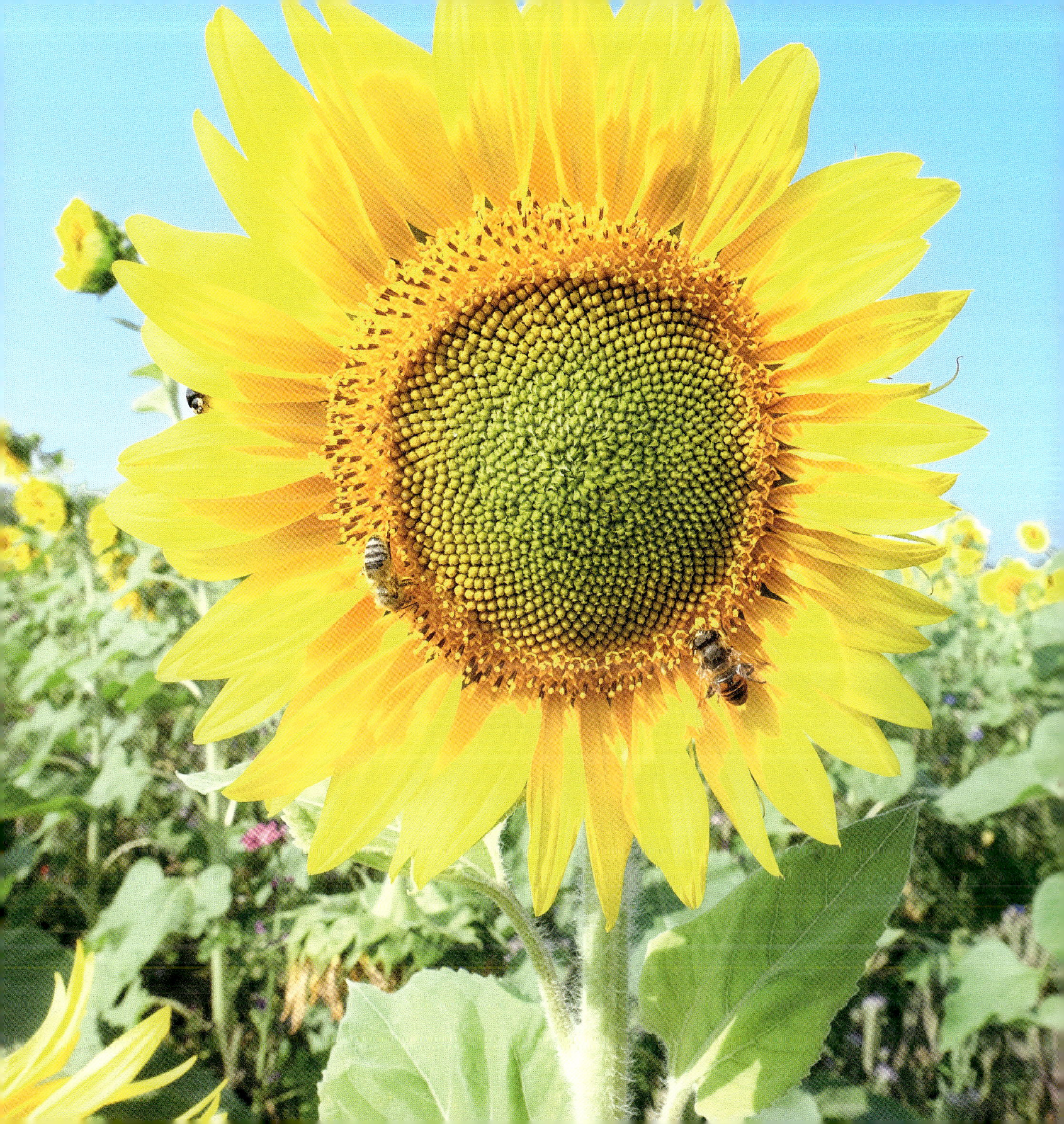

Wabenhonig

Eine besonders seltene, wertvolle und reine Honigsorte ist der Wabenhonig, auch als Scheibenhonig bezeichnet. Der Wabenhonig wird mit einer ganzen, brutfreien, frisch gebauten Honigwabe geschnitten und portionsweise vom Imker auf Wochenmärkten oder in Bioläden verkauft.
In den aus Bienenwachs hergestellten Wachswaben befindet sich der unverfälschte Wabenhonig mit seinem aromatischen, intensiven Honig- und Bienenwabengeschmack, dem viele gesundheitliche Wirkungen zugeschrieben werden. Für die Heilwirkung ist es wichtig, dass der Honigwabenteil mindestens eine viertel Stunde lang intensiv gekaut wird. Durch das Kauen und den Kontakt mit Zunge und Mundschleimhaut wird der Speichelfluss angeregt und die Enzyme und die wertvollen Heil- und Wirkstoffe werden optimal im Körper resorbiert.
Das hauchdünne restliche Bienenwachs kann auch geschluckt werden; es wird unverdaut ausgeschieden.

Diese Honigrarität wirkt antibakteriell, antiallergisch, entzündungshemmend, schleimhautabschwellend und immunsystemstärkend.

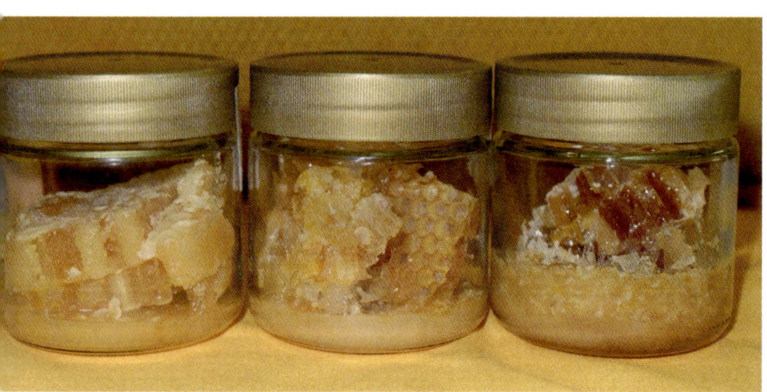

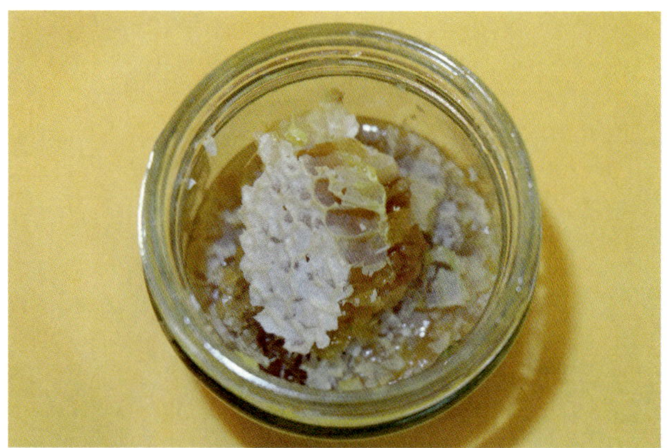

Indikationen

Wabenhonig lindert Heuschnupfen- und Allergiesymptome. Zur Heuschnupfenprophylaxe sollte der Wabenhonig einen Monat vor Beginn der jeweiligen Pollenzeit täglich gekaut werden.
Der Honig sollte aus der unmittelbaren Region, in dem der Heuschnupfengeplagte lebt, stammen.
Bei Zahnfleischproblemen wie Parodontose/Parodontitis, Zahnfleischbluten oder Zahnsteinbildung führt das Kauen des Wabenhonigs zu einer besseren Durchblutung und die entzündungswidrigen Eigenschaften entfalten sich.
Bei Atemwegserkrankungen wie Nasennebenhöhlenentzündungen, Bronchitis und Schnupfen empfiehlt es sich ebenfalls, den Wabenhonig zu kauen.
Zur Stärkung des Immunsystems und zum Schutz vor Infektionen und Atemwegserkrankungen ist der kostbare Wabenhonig ein besonders heilsamer Helfer.
Es empfiehlt sich 1 TL Wabenhonig 2- bis 3-mal täglich zu kauen.

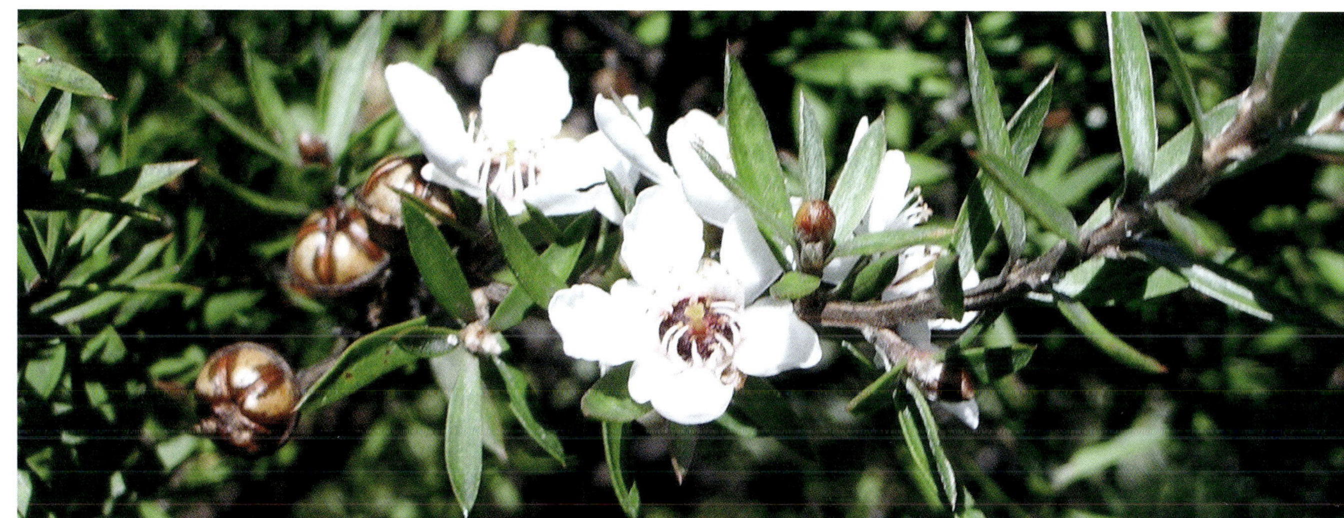

Manukahonig

Die Maori, die Ureinwohner Neuseelands, gaben dem äußerst robusten Myrtengewächs, welches es in vielfältigen Formen und Größen – vom Strauch bis hin zum fünfzehn Meter hohen Baum – gibt und ausschließlich in ihrer Heimat beheimatet ist, den Namen „Manuka".
Seit Jahrhunderten verwendeten die Maorimedizinmänner die Rinde, den Samen, das Harz und unter anderem die schmalspitzen, immergrünen Manukablätter als Wundauflage und als Teeaufguss bei Blasenerkrankungen und Erkältungen. Auch Captain James Cook verabreichte die Heilpflanze seiner Schiffsmannschaft und gab ihr den Namen „Tea Tree" (Teebaum).
Botaniker bezeichnen Manuka als Leptospermum scoparium, wovon es ca. 88 verschiedene Sorten gibt.
Die vitale Heilpflanze hat die besondere Eigenschaft, dass sie ihre Pestizide selbst erzeugt, um sich vor Bakterien, Pilzen und Parasiten zu schützen. Manuka (siehe Abbildung oben) besitzt daher ein ungewöhnlich breites Wirkungsspektrum mit stark antibakteriellen Eigenschaften.

Vor etwa 170 Jahren führten britische Missionare in Neuseeland Honigbienen ein. Aus dem Blütennektar von Manuka wird ein besonders heilsamer Honig gewonnen. In den 1930er-Jahren verfütterten neuseeländische Farmer ihren Kühen Manukahonig und es stellte sich heraus, dass diese vor Gesundheit und Vitalität strotzten. Aufgrund dieser Tatsache begann man, die Heilkraft von Manukahonig zu erforschen.
Heute wird Manukahonig als medizinisches Juwel hochgeschätzt und der teure Honig wird mit seinem vielfältigen therapeutischen Einsatzspektrum zurecht als das „Gold der Maori" bezeichnet.

Nur jeder fünfte bis sechste Manukahonig ist echt!

Die permanente Nachfrage und der weltweite Absatz übersteigern um ein Vielfaches die Manukaproduktion in Neuseeland, wo jährlich nur 1700 Tonnen reiner Manukahonig produziert werden.
Weltweit werden jedoch etwa 10.000 Tonnen Honig unter dem Namen Manukahonig verkauft.
Hierbei handelt es sich um minderwertige, überteuerte Honige bzw. Manukafälschungen und Etikettenschwindel, wobei der Verbraucher bewusst hinters Licht geführt wird.
Verlangen Sie daher vor dem Kauf Einsicht in die Testzertifikate des jeweiligen Honigs. Zertifizierte Honige sind mit MGO oder auch UMF bezeichnet und garantieren für echte Manukahonige (siehe Text rechts).
Ein Manuka-Honig wird zudem als sortenrein bezeichnet, wenn er sich zu mindestens 51 % aus Nektar von Manuka entwickelt hat.

Stark antibiotische Heilwirkung

Manukahonig besitzt etwa hundert verschiedene gesundheitlich wertvolle Wirkstoffe. Gerühmt wird der populäre Manukahonig primär wegen seiner hochwirksamen antibiotischen Wirkung.

Während der Manukablütennektar über viele Inhaltsstoffe verfügt, reichern die Honigbienen den Nektar zusätzlich mit Enzymen an. Genauer gesagt fügen die Ligustica-Bienen das Enzym Glucoseoxydase hinzu, wodurch Wasserstoffperoxid entsteht, das für die stark antibiotische Wirkung des Honigs verantwortlich ist.

Manukahonig besitzt eine 100-fach höhere antibakterielle Wirkung als herkömmlicher Honig und bekämpft Bakterien (u. a. Escherichia coli, Staphylococcus aureus, Streptococcus faecalis, Streptococcus pyogenes, Helicobacter pylori), Viren, Pilze und Protozoen (tierische Einzeller).

Zusammengefasst wirkt Manukahonig

- antibakteriell
- antiviral
- antimykotisch
- antiseptisch
- antioxidativ
- entzündungshemmend
- stark wundheilend
- immunsystem- und abwehrstärkend

UMF-Faktor und MGO-Gehalt im Manukahonig

Laut Professor Peter Molan, dem renommierten Biochemiker am Honey Research Unit, hat Manukahonig ein breites Wirkungsspektrum, er sagt:
„Wir haben keinen Keim gefunden, der Manukahonig standhalten kann."

Professor Peter Molan hat ein Testsystem entwickelt, welches Auskunft über den Grad der antibakteriellen Wirkung von Manukahonig gibt, den **UMF-Faktor** (Unique Manuka Faktor).

Dafür wurde ein Manukahonig im Vergleich zu einer phenolischen Lösung getestet und dann der entsprechende UMF-Wert ermittelt.

UMF 10+ bedeutet, die antibakterielle Wirkung des Honigs entspricht einer 10%igen phenolischen Lösung.

Manukahonig mit UMF ist etwa doppelt so wirksam gegenüber Keimen wie Honige ohne UMF.
Außerdem enthält Manukahonig **Methylglyoxal (MGO)**. Hierbei handelt es sich um ein Zuckerabbauprodukt, welches von den Bienen in MGO umgewandelt wird. MGO besitzt besonders starke keimtötende Eigenschaften und entsteht in der Wabe, wenn sich die Feuchtigkeit des Blütennektars verflüchtigt.
Auf dem Etikett ist deklariert, wie viel Milligramm Methylglyoxal pro Kilogramm enthalten sind und kann in unterschiedlichen Konzentrationen bezogen werden. Typische MGO-Werte reichen von 100+ mg/kg bis hin zu 800+ mg/kg oder sogar noch höher.

Je höher der MGO- bzw. UMF-Wert ist, desto wirksamer ist der Honig auch. Neben der Angabe der Wirkstärke fungiert es auch als Gütesiegel.

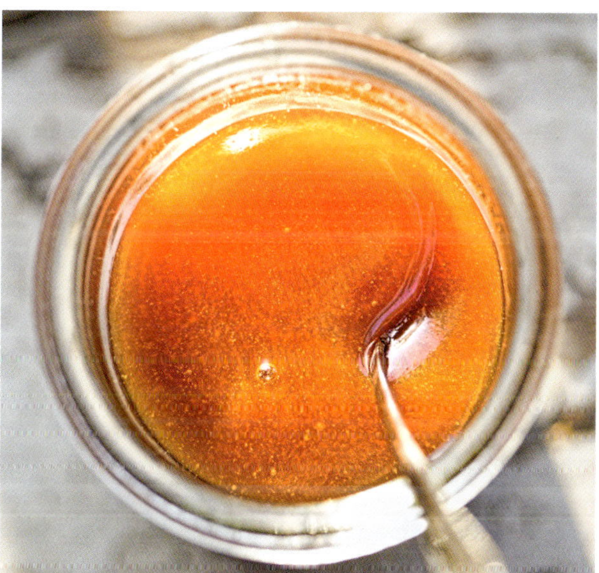

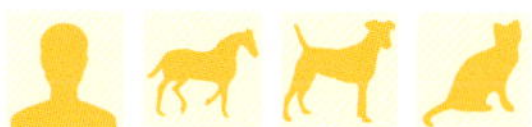

Indikationen

Je nach Konzentration eignet sich Manukahonig für unterschiedliche Anwendungsgebiete mit einem breitgefächerten Einsatzspektrum.

Manukahonig mit MGO™ 100+ (UMF 10)

Äußere Anwendung bei
- Hautentzündungen
- Abszessen
- Schuppenflechte
- Herpesbläschen
- kleineren Wunden, Schnittverletzungen, Hautabschürfungen
- Insektenstichen, leichtem Sonnenbrand
- Neurodermitis
- Verbrennungen
- Nagelpilz
- Hautpilz
- Gelenkschmerzen

Innere Anwendung
- zur Stärkung des Immunsystems
- zur Gesunderhaltung des gesamten Organismus

Manukahonig mit MGO™ 250+ (UMF 16)

Äußere Anwendung bei
- starken Hautinfektionen
- starken Hautentzündungen, Ekzemen
- starker Lippen- oder Genitalherpes

Innere Anwendung bei

- Erkältungserkrankungen und Infekten wie Halsschmerzen, Husten, Bronchitis, Mandelentzündung
- Verdauungsstörungen
- Durchfall
- Parodontose/Parodontitis, Karies, Zahnfleischentzündungen

Manukahonig mit MGO™ 400+ (UMF 20+)

Äußere Anwendung bei

- offenen, schlecht schließenden Wunden (unter Aufsicht des Arztes bzw. Tierarztes)

Innere Anwendung bei

- starken Magen-Darm-Beschwerden mit resistenten Keimen
- grippalen Infekten
- schweren Blasenentzündungen
- Prostataentzündungen
- Nasennebenhöhlenentzündungen

Manukahonig mit MGO™ 550+ (UMF 25+)

Das Angebot an echtem Manukahonig™ 550+ ist relativ gering; die Anwendungsgebiete sind identisch wie bei Manuka Honig mit MGO™ 400+, jedoch sind die Krankheitssymptome von sehr starker Heftigkeit und der Honig wird als „Herkules", als stärkster unten den aktiven Manukahonigen bezeichnet.

Manukahonig in der Schulmedizin

Nicht nur in der alternativen Heilkunde wird Manukahonig geschätzt, sondern auch in der Schulmedizin wird er erfolgreich angewendet, besonders wenn Patienten antibiotikaresistent sind oder multiresistente Keime Wunden befallen, wie bei schlecht heilenden Wunden, Narben und Beingeschwüren. In zahlreichen Kliniken werden z. B. Dekubitus-Patienten (Wundliegen) mit Honigverbänden behandelt.

Mittlerweile gibt es Klinikstudien, bei denen Manukahonig in der Onkologie unterstützend als Krebsmedikament eingesetzt wird. Zudem wirkt Manuka gegen den gefährlichen Staphylococcus aureus, einem sogenannten Krankenhauskeim.

Manukahonig hat sich bereits in vielen Kliniken etabliert und hilft bei bestimmten Wunden besser als die modernsten Antibiotika.

Medihoney™ – Medizinische Honig-Wundsalbe

Hierbei handelt es sich um einen gammabestrahlten und sterilisierten Manukahonig, der für die medizinische Wundversorgung zugelassen ist und in der Apotheke oder im Internet als Medizinischer Honig rezeptfrei erhältlich ist. Medihoney bürgt für Keimfreiheit, Reinheit und Wirkung und eignet sich zur Wundbehandlung und -heilung generell für Wunden, insbesondere für tiefere Wunden, sowie für akute und chronisch schlecht heilende, infizierte, nekrotische und chirurgische Wunden.

Nebenwirkungen

Nebenwirkungen bei höheren Dosierungen sind keine bekannt. Diabetiker sollten jedoch auf die Einnahme von Manukahonig verzichten, da der MGO-Gehalt im Blut bei Diabetes bereits erhöht ist.

Honigwahl zwischen Manuka- und Imkerhonig

Momentan ist der hochgepriesene Manukahonig der Star unter den Honigen. Es entsteht mit ihm ein regelrechter „Hype", sowohl als gesundes „Superfood" als auch als „medizinisches Naturwunder".
Manukahonig ist ein wissenschaftlich standardisiertes Produkt, garantiert für Keimfreiheit und wirkt stark antibiotisch, was besonders in der Schulmedizin oberste Priorität hat.

Honig ist ein individuelles Naturprodukt. Je nach Honigernte variieren die Inhaltsstoffe und die Qualität und können daher nicht standardisiert werden. Es sollte auch bedacht werden, dass der von den Bienen gesammelte Honigtau und Blütennektar von heimischen Heilpflanzen stammt, die wir in unseren Gefilden für die Gesundheit benötigen, und andere Abwehrstoffe besitzt, wenn er aus Übersee stammt.

Seit Jahrtausenden wird Honig in der Volksmedizin unter anderem als Wundheiler erfolgreich angewendet.

Dies kann ich, was meine Person und meine eigenen Tiere betrifft, nur bestätigen, wobei sich Honig bei kleineren Wunden wie auch bei innerer Einnahme bestens bewährt hat.
Sämtliche Imker, die ich während meiner Recherchen kennen und schätzen gelernt habe, schwören auf die Heilsamkeit von naturbelassenem Imkerhonig, sie können jedoch keine absolute Keimfreiheit gewähren. Dies ist nur bei echtem standardisiertem und geprüftem Manukahonig der Fall.

Es liegt in Ihrem Ermessen, für welchen therapeutischen Zweck Sie Imker- oder Manukahonig benötigen.
Wir besitzen in unseren Regionen eine Vielfalt an unterschiedlichen heilkräftigen und hochwertigen Honigsorten, daher hat ein naturbelassener, qualitativ hochwertiger Honig vom Imker Ihres Vertrauens durchaus seine Berechtigung. Zudem sollte auch der Kostenfaktor in Erwägung gezogen werden, denn der echte heilsame Manukahonig hat auch seinen Preis.

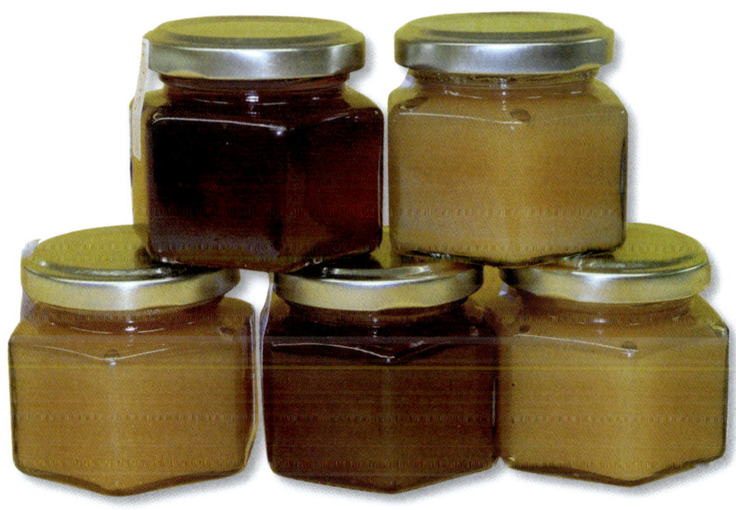

Honiganwendung beim Menschen

Innere Anwendung

(siehe auch Indikationen Seite 44)

Tagesdosis Manukahonig MGO™ 100+ (UMF 10)
Mindestens 3 TL über den Tag verteilt
oder 1 bis 2 TL vor den Mahlzeiten

Ein hochdosierter Honig mit hoher MGO-Konzentration besitzt mehr Wirkkraft und kann je nach Verwendung niedriger dosiert werden (siehe auch Herstellerangaben auf der Deklaration oder direkt beim Importeur Neuseelandhaus oder in Reformhäusern beraten lassen).

Kein Honig für Babys und Kleinkinder!

Bei der Honigverarbeitung können geringste Mengen an Botulismus-Bakterien in den Honig gelangen, was für Erwachsene vollkommen ungefährlich ist. Hochgefährlich sind diese Erreger jedoch bei Säuglingen und Kleinkindern bis zum ersten Lebensjahr.
Nur in diesem Zeitraum ist es den Bakterien möglich, den Darm zu besiedeln und ihre Toxine explosionsartig auszubreiten, was für die Säuglinge zu der lebensbedrohlichen Erkrankung dem sogenannten „Säuglingsbotulismus“ führen kann. Deshalb sollte man Kindern sicherheitshalber Honig erst ab dem Alter von einem Jahr verabreichen.

Tagesdosis Imkerhonig
Bis zu 1 g Honig auf 1 kg Körpergewicht, bei schwerer körperlicher Arbeit oder intensivem Sport
bis zu 1,5 g Honig auf 1 kg Körpergewicht
Beispiel:
Bei einem Menschen mit ca. 60 kg Körpergewicht wäre die maximale Tagesdosis für therapeutische Zwecke 6 TL (1 TL = 10 g Honig) pro Tag, die man am besten vor den Mahlzeiten einnimmt.
Hierbei handelt es sich um einen ungefähren Richtwert. Viele gesundheitsbewusste Menschen nehmen regelmäßig unabhängig vom Körpergewicht 1 bis 2 Teelöffel Honig jeweils am Morgen und am Abend zu sich.
Bei der medizinischen Verwendung kommt es auch auf die Auswahl der Honigsorte an (siehe Seite 47 ff.).

Bei Bronchial- und Atemwegserkrankungen ist Honig ein altbewährtes Hausmittel. Hier helfen Heilkräutertees (wie z. B. Eibisch, Holunder, Cistus, Huflattich, Königskerze, Primelwurzel, Salbei, Spitzwegerich oder Thymian) mit Honig.
Um die Wirksamkeit zu intensivieren, ist es empfehlenswert, den Heilkräutertee mit der identischen Honigsorte zu süßen oder mit einer symptomatisch lindernden Honigsorte zu kombinieren.
Da viele spezifischen Inhaltsstoffe und Enzyme des äußerst wärmeempfindlichen Honigs bei 40 °C zerstört werden, sollte der Honig in den warmen Tee eingerührt werden und möglichst gleich getrunken und nicht über längere Zeit warm gehalten werden. Für eine Tasse Tee empfiehlt sich 1 TL Honig. Mehrmals täglich eine Tasse Kräutertee mit Honig einnehmen.
Zudem lindern warme Milch mit Honig (bei Husten ohne Auswurf) oder Vitamin-C-haltige Getränke mit etwas geriebenem Ingwer und Honig ebenfalls.

Der Klassiker ist **Zitronen-Honigwasser**. Hierfür presst man eine halbe Zitrone aus, vermischt den Saft in einem Glas mit warmem Wasser und gibt 1 TL Honig dazu. Diese Mischung dreimal täglich trinken.
Wenn ein Husten länger als drei Wochen andauert, sollte das Herz mit Weißdorn und Honig gestärkt und ein Arzt konsultiert werden.

Bei Verdauungsproblemen und unterstützend bei Magengeschwüren helfen warme Heilkräutertees (wie Fenchel, Anis, Kümmel, Pfefferminze, Rosmarin, Kamille oder Baldrian) mit Honig. Honig fördert die Verdauung und Darmtätigkeit, ihm wird zudem eine Leberschutzfunktion zugesprochen und er ist ein gesunder Energielieferant. Optional kann der Honig zu den Hauptmahlzeiten pur eingenommen werden, indem man ihn langsam auf der Zunge zergehen lässt.
Bei entzündlichen Darmerkrankungen nimmt man dreimal täglich 1 TL Honig mit je 10 Tropfen Propolistinktur als Honig-Propolis-Mischung ein.

Bei Blasen- und Nierenerkrankungen fördern Nieren- und Blasenheilkräutertees oder Heilkräuterteemischungen z. B. aus Ackerschachtelhalm, Goldrute, Birke, Brennnessel, Schafgarbe, Süßholzwurzel oder Kamille mit Honig gesüßt die Nierentätigkeit.

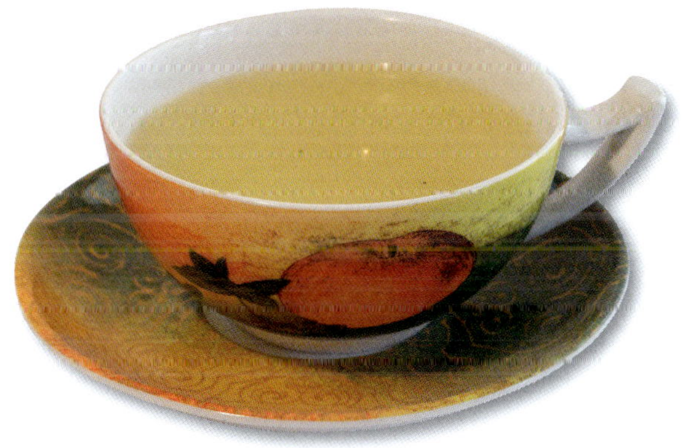

Um die Nieren zu entlasten, unterstützen 3 EL Honig am Tag. Honig wirkt harntreibend und enthält den Wirkstoff Arbutin, der zur Desinfizierung des Harntraktes verwendet wird. Arbutin befindet sich in dunklen Honigsorten und besonders in Heidehonig. Bei Nieren- und Harnwegserkrankungen sollte möglichst viel Flüssigkeit getrunken werden (mindestens zwei Liter pro Tag), um den Harntrakt durchzuspülen. Bei einer Blasenentzündung hilft Honig-Zimt-Wasser hervorragend (siehe Seite 79).

In seltensten Fällen treten Honig-Unverträglichkeiten auf. Dann sollten verschiedene Honigsorten ausprobiert werden. Besonders schonend auch für (säure-) empfindliche Menschen sind Rapshonig oder dunkle Waldhonigsorten.

So gesund ist Honigwasser!

Vorbeugend und begleitend bei Harnwegserkrankungen, Husten und Halsschmerzen, Bauchschmerzen und Blähbauch, zur Stärkung der körpereigenen Abwehr und als Kur zur Entgiftung des Körpers hat sich Honigwasser bestens bewährt und lässt die Erkältungssymptome und vor allem den Husten spürbar lindern.
Das entzündungshemmende Honigwasser hilft ebenfalls bei einer Gelenkentzündung.

Zubereitung

1 TL Honig in ein Glas warmes Wasser einrühren (bei Bedarf kann noch etwas frischer Zitronensaft hinzugefügt werden).
Diese Mischung sollte regelmäßig morgens auf nüchternen Magen getrunken werden.

Äußere Anwendung

Bei einer Zahnfleischentzündung und Entzündungen im Hals- und Rachenraum wird Honigwasser mit 15 Tropfen alkoholfreier Propolislösung gegurgelt oder alternativ Honig pur vorsichtig mit einem Wattestäbchen auf die betroffene Stelle aufgetragen.

Bei Hauterkrankungen wie Akne, Hautpilz und kleineren Wunden wird auf die betroffenen Hautpartien Honig mit dem Finger oder einem Holzspatel oder Wattestäbchen mehrmals täglich aufgetragen.
Bei Herpesbläschen sollte Honig vorsichtig mit einem Wattestäbchen aufgetragen werden.
Bei Neurodermitis und Schuppenflechte wird Manuka-Honig MGO™ 100+ direkt auf die betroffenen Hautstellen aufgetragen und verbunden.

Wundbehandlung mit Honig

Bei kleineren Verletzungen, Hautleiden und leichten Verbrennungen wird auf die betroffenen Hautstellen Honig als „antibiotisches Wundpflaster" aufgetragen.

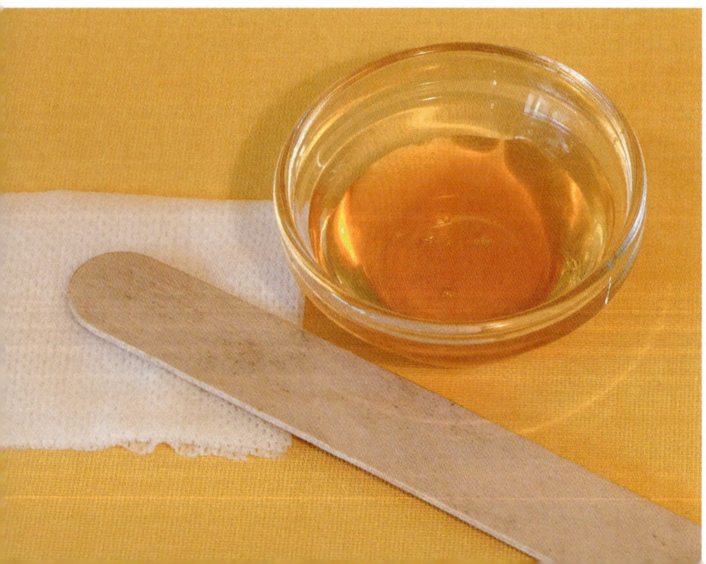

Besonders antiseptische und antibakterielle Eigenschaften weisen Rosskastanienhonig und Thymianhonig auf.

Wundbehandlung mit Medihoney™

Generell ist bei sehr tiefen, großflächigen oder stark verschmutzten Wunden eine Selbstmedikation abzuraten. Sie sollten ärztlich versorgt werden.
Eventuell muss die Wunde genäht, geklammert oder fachmännisch gesäubert werden oder kann dann unter Aufsicht des Arztes mit Medihoney™ behandelt werden.

Da naturbelassener Honig eventuell Bakteriensporen enthalten könnte, sollte bei größeren Wunden, schlecht heilenden, tiefen und problematischen Wunden mit multiresistenten Bakterien der keimfreie Medihoney™ (Medizinische Honig-Wundsalbe siehe Seite 56) zur Wundbehandlung aufgetragen werden. Die braune Paste eignet sich perfekt als Wundauflage.
Anfängliches Brennen und Schmerzen werden rasch gelindert. Bei Verunreinigungen sollte die Wunde zuerst mit einer Kochsalzlösung oder mit verdünnter Calendulatinktur gereinigt bzw. ausgespült werden. Damit sich Wundmilieu bilden kann, wird die Wunde mit einer sterilen Mullbinde abgedeckt und verbunden.
Auch bei Verbrennungen wird die Stelle zuerst mit kaltem Wasser abgekühlt und dann die Wunde gesäubert. Damit keine Verunreinigungen in die Wunde gelangen, wird Medihoney™ vorsichtig mit sterilem Verbandsmaterial abgedeckt. Es sollte darauf geachtet werden, dass die Verletzung nach außen gut abgedichtet ist.
Anfänglich ist ein mehrmaliger Verbandwechsel am Tag erforderlich, nach zwei bis drei Tagen mindestens einmal täglich.
In den ersten Tagen kommt es vermehrt zu einem Austritt von Gewebsflüssigkeit (Exsudat). Dieses feuchte Wundmi-

lieu, welches sich ständig selbst desinfiziert und die Wunde nach außen abschließt, ist elementar für den Heilungsprozess. Je nach Wunde kann der Verband über mehrere Tage belassen und ein Verbandwechsel kann dann auf zwei- bis dreimal wöchentlich reduziert werden.

Im Notfall kann Honig auch direkt aufgetragen werden und zunächst mit Verbandmaterial verbunden werden. Beim Verbandswechsel löst man einen Großteil der Verunreinigungen mit dem Honig ab.

Bei nässenden und eiternden Ekzemen wird Honig direkt aufgetragen und verbunden. Durch seine wasserentziehende Wirkung trocknet der desinfizierende Honig eine Wunde schnell aus, beschleunigt die Zellteilung und regt die Wundheilung an.

Um Abszesse zum Reifen und Abheilen zu bringen, gibt man Honig auf eine sterile Kompresse und dann auf die betroffene Hautstelle, befestigt sie mit einem Verband und lässt diesen über Nacht einwirken. Der Honig entzieht dem harten und schmerzhaften Abszess Flüssigkeit, der Eiter kann sich entleeren und abfließen und die Wundheilung beginnt.

Honigumschläge

Bei Arthritis, Prellungen und Gicht lindern warme Honigumschläge aufgrund der entzündungs- und schmerzhemmenden Eigenschaften. Sie besitzen ebenfalls eine erwärmende, entspannende und beruhigende Wirkung. Dazu werden 4 EL Honig sanft erhitzt (bis max. 40 °C, damit die wertvollen Inhaltsstoffe nicht verloren gehen). Zum dünnflüssigen Honig werden 8 EL warmes Wasser hinzugegeben. Den Sud auf ein Tuch geben, auf die betroffene Stelle legen oder um die schmerzende Stelle wickeln und anschließend mit Mullbinden fixieren. Ein warmer Umschlag sollte mindestens 30 Minuten, am besten über Nacht einwirken.

Schmerzloser Verbandwechsel bei Honigumschlägen

Anfängliche Bedenken, dass der Honig den Verband verklebt und ein Verbandwechsel daher schmerzhaft ist, sind vollkommen unbegründet. Da die Wunde nicht austrocknet, besitzt Honig zudem die wunderbare Eigenschaft, dass die Honigschicht ein Ankleben des Wundverbandes an der Wunde verhindert und einen schmerzlosen Verbandwechsel ohne zusätzliche Traumatisierung der Wunde möglich macht. Nur bereits abgestorbene Hautzellen werden beim Abnehmen des Verbandes entfernt, neues Gewebe jedoch bleibt unverletzt und der Heilungsprozess findet ohne unnötige Narbenbildung oder weitere Verletzungen statt.

Achtung!

Bei hochakuten Entzündungen oder einer heißen Schwellung dürfen keine warmen Wickel angewendet werden. Im Zweifelsfall testen, ob man eher Wärme oder Kälte verträgt.

Eine weitere Variante bei Gelenkentzündungen sind generell Honigumschläge. Man bestreicht das Gelenk oder die entzündete Stelle dick mit Honig, die dann mit einem Baumwoll- oder Leinentuch abgedeckt wird. Der Umschlag wird anschließend mit Mullbinden fixiert. Den Honigumschlag über mehrere Stunden, besser noch über Nacht einwirken lassen.

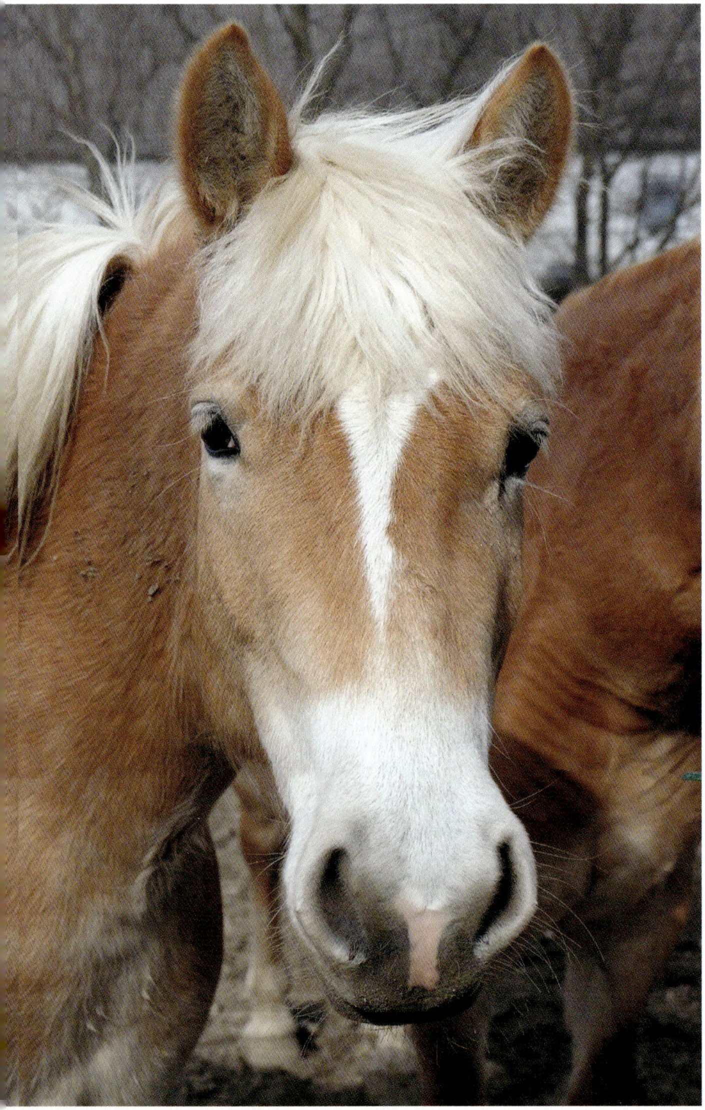

Honiganwendung beim Pferd

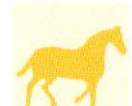

Innere Anwendung
(siehe auch Indikationen Seite 44)

Tagesdosis Manukahonig MGO™ 100+ (UMF 10)
2 bis 3 TL über den Tag verteilt

Die Indikation mit den verschiedenen Konzentrationen ist ähnlich wie beim Menschen (siehe Seite 55 ff.).
Ein hochdosierter Honig mit hoher MGO-Konzentration besitzt mehr Wirkkraft und kann je nach Verwendung, niedriger dosiert werden (siehe auch Herstellerangaben auf der Deklaration).

Um die Verträglichkeit zu überprüfen, sollte sicherheitshalber mit einer kleinen Honigmenge begonnen werden, danach wird die Dosis langsam gesteigert.

Bei Manukahonig ist keine Überdosierung möglich.

Tagesdosis Imkerhonig
1 bis 2 EL Honig täglich unters Futter mischen, dem Mash beimengen oder direkt vom Löffel abschlecken lassen.

Honig kann bei Bedarf oder als Kur über einen Zeitraum von vier bis sechs Wochen verabreicht werden. Honig eignet sich nicht als Dauermedikation und sollte gezielt und wohldosiert eingesetzt werden.
In der Regel wird Honig gern von Pferden gefressen und kann auch gelegentlich als „Leckerli“ verfüttert werden.

Zur Stärkung des Immunsystems und als Energiespender eignet sich eine regelmäßige kurmäßige Einnahme, besonders in den nasskalten Herbst- und Wintermonaten.

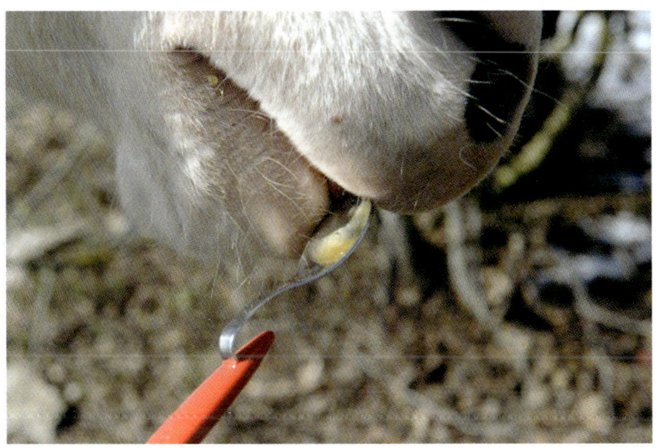

Beim Mash, der mit warmem oder heißem Wasser (50 °C) angerührt wird, sollte der hitzeempfindliche Honig erst direkt vor dem Verfüttern hinzugefügt werden, damit die wertvollen Enzyme und Inhaltsstoffe nicht wegen Überhitzung zerstört werden.
Im Sommer bitte nicht unbeaufsichtigt füttern, da auch die lästigen Wespen den süßen Honig lieben und sich dann gern im Futtertrog aufhalten, was für das Pferd fatale Folgen haben kann.

Naturbelassener Imkerhonig wirkt sich auch beim Pferd positiv auf die Darmflora und das Verdauungssystem aus, regt den Stoffwechsel an, stärkt das Immunsystem und ist ein wertvoller Energiespender.

Bei Erkaltung, Husten, Halsschmerzen und Rachenentzündungen beruhigt der antibakteriell und antiviral wirkende Honig die gereizten Atemwege und ist auch für das Pferd eine Wohltat.
Bei einem trockenen Reizhusten eignet sich ein Kaltauszug mit Eibischwurzel oder Malve mit Honig.

Um die Schleimstoffe zu lösen, werden jeweils als Tagesration 30 g in kaltem Wasser für etwa zwei Stunden angesetzt und anschließend mitsamt dem Sud verfüttert. Damit sich keine krankmachenden Keime bilden können, sollte der Schleim-Honig-Auszug innerhalb von zwei bis drei Stunden verbraucht werden.
Bei krampfartigem Husten hilft lauwarmer Fenchel-Kamillentee als Schleimlöser mit Honig als Reizmilderer, der ins Futter gemischt wird.

Bei Bronchitis lindern schleimlösende Kräutermischungen wie Königskerzenblüten, Bibernellwurzel, Salbei, Spitzwegerich, Süßholzwurzel, Lungenkraut, Thymian oder Fenchel als lauwarmer Kräuterteesud mit Honig (ca. 60 g täglich).
Man brüht den Tee (etwa eine Handvoll Kräuter auf einen Liter Wasser) auf und lässt ihn ca. 8 bis 10 Minuten ziehen. Danach filtert man den heißen Tee ab, lässt ihn etwas abkühlen und gießt den lauwarmen Tee mit der Honigzugabe über das Kraftfutter der Pferde. Die Kräuter können mitgefüttert werden.
Bei Atemwegserkrankungen und Husten hat sich besonders selbst gemachter Honig mit Fenchel bewährt (siehe Seite 74).

Falls sich das Pferd bei einer Medikamenteneinnahme partout verweigert, so wird die unangenehme Medizin mit dem süßen wohlschmeckenden Honig verpackt eher akzeptiert.

Gegenanzeigen
Honig sollte nicht an Pferde verfüttert werden, die an Pollenallergie oder unter Diabetes leiden.
Fälle von Säuglingsbotulismus beim Fohlen ausgelöst durch Honig sind nicht bekannt.

Äußere Anwendung

Wundbehandlung

Honig eignet sich zur Anwendung bei Hautentzündungen, Ekzemen, Hautpilzerkrankungen, Druck- und Scheuerstellen sowie Zeckenbissen. Er wird direkt auf die betroffenen Stellen aufgetragen.
Honig als natürliches Desinfektionsmittel und als Wundpflaster beugt Infektionen vor und sorgt zudem als Entzündungs- und Schmerzlinderer generell für eine schnellere Wundheilung, sowohl bei kleineren als auch bei größeren, tiefen, entzündeten und auch nekrotisierenden Wunden.

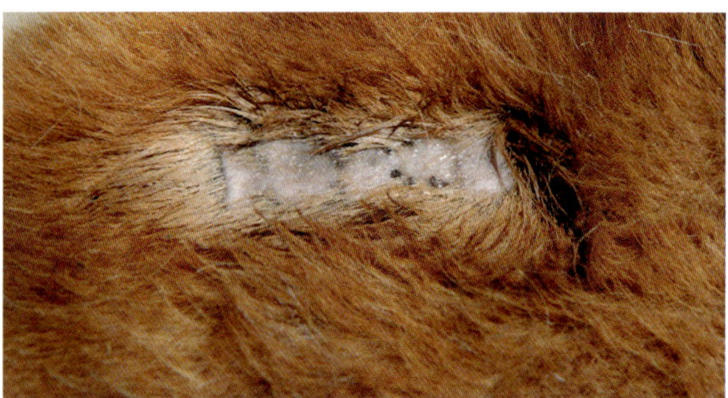

Bei dieser kleinen Wunde wirkt Honig wie ein desinfizierendes, transparentes „Wundpflaster".

Kleinere oberflächliche Schürf- oder Schnittwunden kann der Pferdebesitzer selbst behandeln.
Falls notwendig, werden die Haarpartien bei dickem Winterfell um die Wunde herum vorsichtig mit einer gebogenen Schere oder einem Einwegrasierer entfernt. Anschließend wird die Verletzung mit einer milden, desinfizierenden, seifenhaltigen Jodlösung oder mit verdünnter Calendulatinktur gereinigt.

Größere tiefe Wunden und Bisswunden sollten immer vom Tierarzt gereinigt und inspiziert werden. Viele Tierärzte arbeiten bereits zur Wundbehandlung mit Manukahonig.
Wie die Anwendung und der Wundheilprozess mit Honig bzw. mit Medihoney™ erfolgt, ist identisch wie beim Menschen (siehe Seite 60).
Falls das Pferd den Honig abschlecken sollte, so ist das vollkommen unbedenklich. Medizinischer Honig kann direkt auf die Wunde aufgetragen werden. Die bessere Option (falls an der erkrankten Hautstelle möglich) sind aufgelegte, mit Honig bestrichene Kompressen, die mit einem Verband fixiert werden.

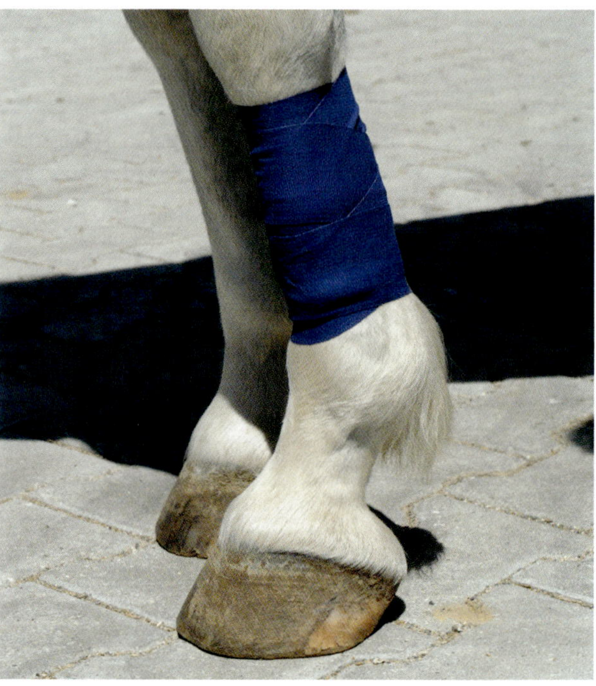

Um weitere Infektionen zu vermeiden und zum Schutz vor Fliegen und Schmutz eignen sich Honigwundverbände am Bein besonders gut.

Wundbehandlung bei Mauke

Bei Mauke handelt es sich um eine bakterielle Hautentzündung in der Fesselbeuge oder um eine Sekundärinfektion, bei der sich Bakterien, Viren, Milben oder Hautpilzsporen ungehemmt ausbreiten können.

Je nach Ausprägung entstehen Krusten/Borken, die sich bei Chronizität verdicken. Die befallenen Hautstellen riechen übel. Im fortgeschrittenem Stadium kann Mauke zum Lahmen führen.

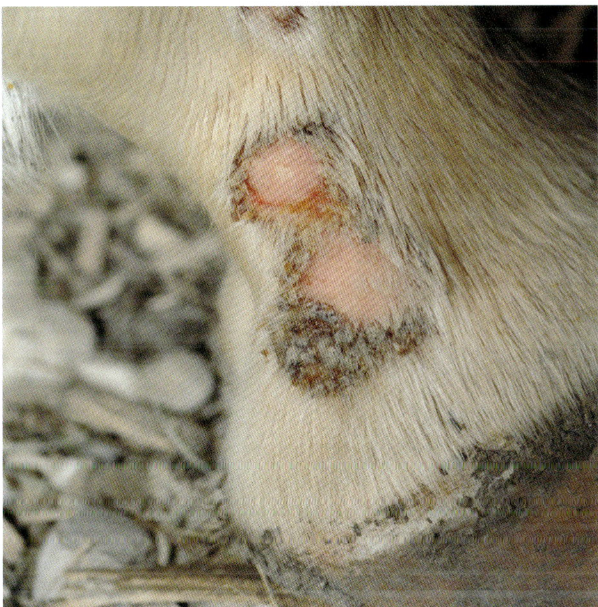

Mauke mit Krustenbildung und Haarausfall an den betroffenen Stellen. Hier helfen Anwendungen mit Medeyhoney ™.

Die Ursachen von Mauke sind vielfältig (wie Hygienemangel, permanente Feuchtigkeit, schlechte Ernährung, Allergien, Stress, Erschöpfung oder ein geschwächtes Immunsystem).

Neben der Ursachenbekämpfung hilft der antiseptisch wirkende Medihoney™ als Schmerz- und Entzündungslinderer wie auch bei tiefen, schlecht heilenden Wunden.

Anwendung

Der Fesselbehang sollte möglichst nicht geschoren werden. Ein langer Behang kann etwas gekürzt werden.

Bei zu kurzen Haaren, kommt es zu Hautreizungen, weil die Haarwurzeln irritiert werden.

Wenn sich bereits Krusten gebildet haben, sollte die Fesselbeuge mit milden Seifenprodukten wie Kern-, Schmier- oder Jodseife gündlich gewaschen und die Krusten auf-geweicht werden. Die Krusten müssen dann vorsichtig abgelöst werden.

Die rötlich braune Kruste, der gesunde Wundschorf, bleibt auf der Wunde. Dann werden die Fesseln dick mit Medihoney™ eingeschmiert und verbunden.

Für den Wundheilprozess kann der Verband vier bis sieben Tage auf der Wunde bleiben. Je nach Beschaffenheit des Wundbereichs erfolgt, falls notwendig, ein Verbandwechsel.

Tipp

Ein Verband in den Fesselbeugen schützt nicht nur die entzündete Haut, sondern auch vor pickendem Stroh. Für diesen Verband eignet sich ein Schlauchverband aus der Apotheke, der über die Fesselbeuge nach oben gezogen wird und am anderen Teil des Schauches unter dem Huf zu einem Knoten verbunden wird.

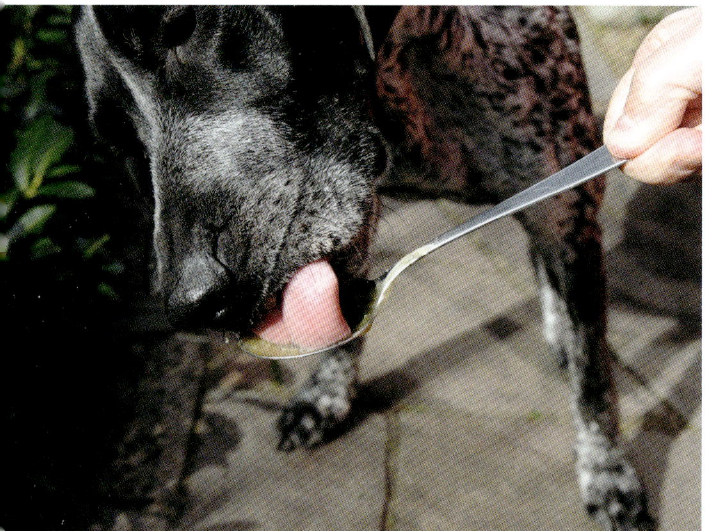

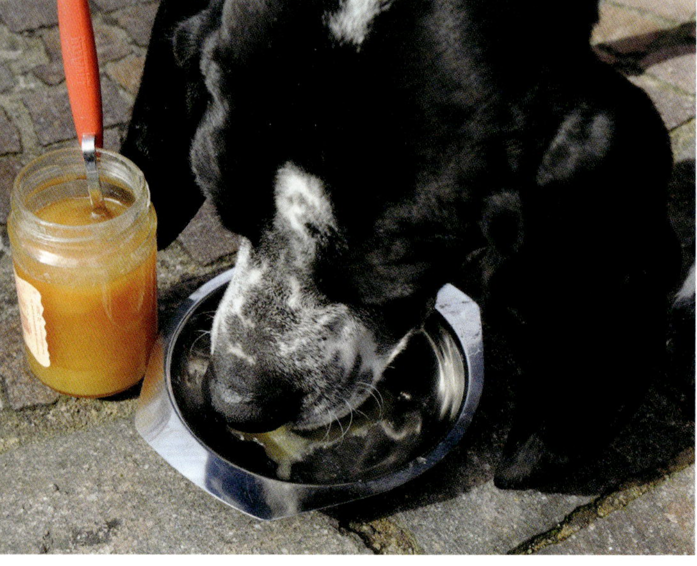

Honiganwendung beim Hund

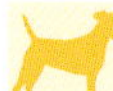

Innere Anwendung

(siehe auch Indikationen Seite 44)

Tagesdosis Manukahonig MGO™ 100+ (UMF 10)
1 bis 1½ TL pro Tag

Die Indikation mit den verschiedenen Konzentrationen ist ähnlich, wie beim Menschen (55 ff.).

Ein hochdosierter Honig mit hoher MGO-Konzentration besitzt mehr Wirkkraft und kann, je nach Verwendung, niedriger dosiert werden (siehe auch Herstellerangaben auf der Deklaration).

Um die Verträglichkeit zu überprüfen, sollte sicherheitshalber mit einer kleinen Manukamenge begonnen werden, danach wird die Dosis langsam gesteigert.
Bei Manukahonig ist keine Überdosierung möglich.

Tagesdosis Imkerhonig
1 bis 2 TL je nach Größe des Hundes

Der Honig kann entweder pur oder auch mit Joghurt oder Hüttenkäse unters Futter gemischt oder direkt vom Löffel abgeschleckt werden.
Der süße, energiespendende Honig ist aufgrund der vielen Vitamine, Aminosäuren und Mineralstoffe nicht nur immens gesund, sondern das „süße Leckerli" schmeckt Hunden ausgezeichnet. Bei Medikamenten, Heilkräutertees oder bitteren Heilpflanzen eignet sich Honig hervorragend zum

Süßen. Um die Heilwirkung zu intensivieren, sind lauwarme Kräutertees mit Honig (Honig nicht über 40 °C erwärmen) sehr empfehlenswert. Sie werden oral verabreicht oder unters Futter gemischt.
Daher ist es wichtig, je nach Krankheitsbild des Hundes, die richtige Kräuterwahl zu treffen und mit der dementsprechenden Honigsorte (siehe Seite 47 ff.) zu kombinieren (siehe auch im Literaturverzeichnis „Heilpflanzen für Tiere").

Honig stärkt das Immunsystem des Hundes, besonders beim alten schwachen Tier, und regt den Appetit an.
Vor allem zur kalten Jahreszeit spendet eine Honigkur dem Hund Energie und stärkt die körpereigene Abwehr.
Als Kur kann Honig regelmäßig über einen Zeitraum von vier bis sechs Wochen verabreicht werden, jedoch nicht als Dauermedikation.
Äußerst wirksam ist Honig auch bei Hals- und Rachenentzündungen, Husten und Schnupfen. Erfahrungsgemäß eignen sich in dem Fall hervorragend Heilkräutertees (wie Salbei, Spitzwegerich, Thymian oder Fenchel) mit Honig.
Unterstützend bei Magen- und Darminfektionen und bakteriell bedingtem Durchfall lindert der antimikrobielle Honig oder ein reizmildernder Heilkräutertee mit Kamille, Fenchel oder Kamille mit Honig.

Die Glucose im Honig erhöht in der Leber die Glykogenmenge, was zudem die Leberfunktion fördert und den Stoffwechsel anregt.

Gegenanzeigen
Honig sollte nicht an Hunde verfüttert werden, die unter Diabetes leiden.
Fälle von Säuglingsbotulismus beim Welpen ausgelöst durch Honig sind nicht bekannt.

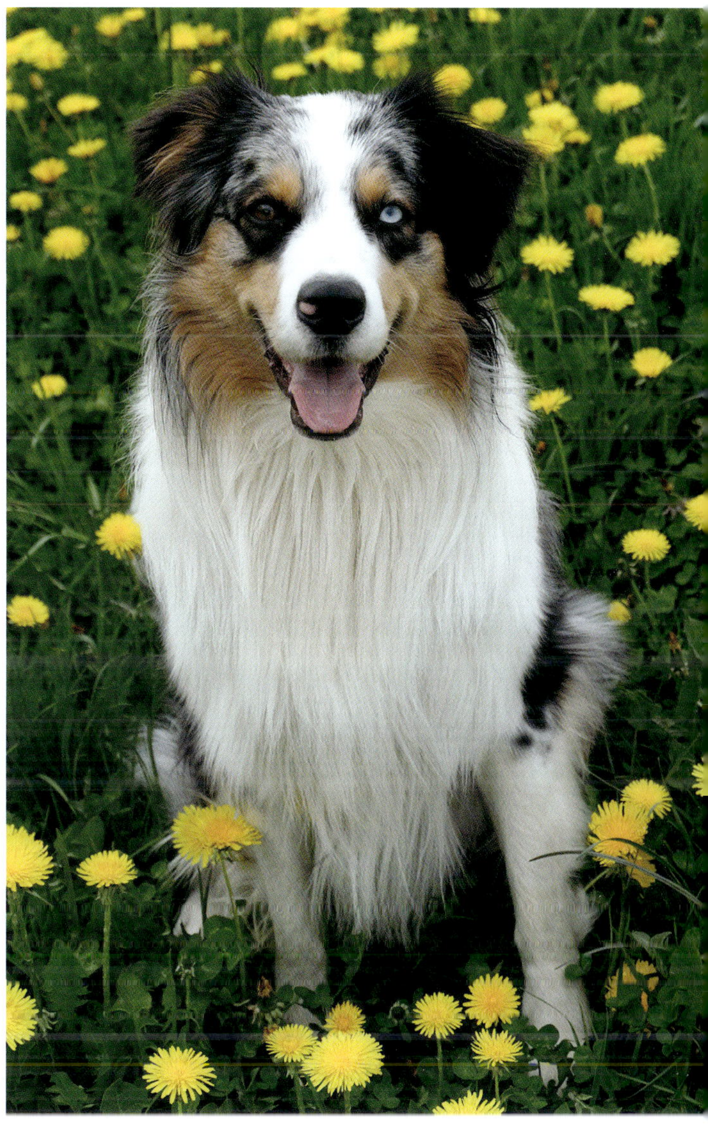

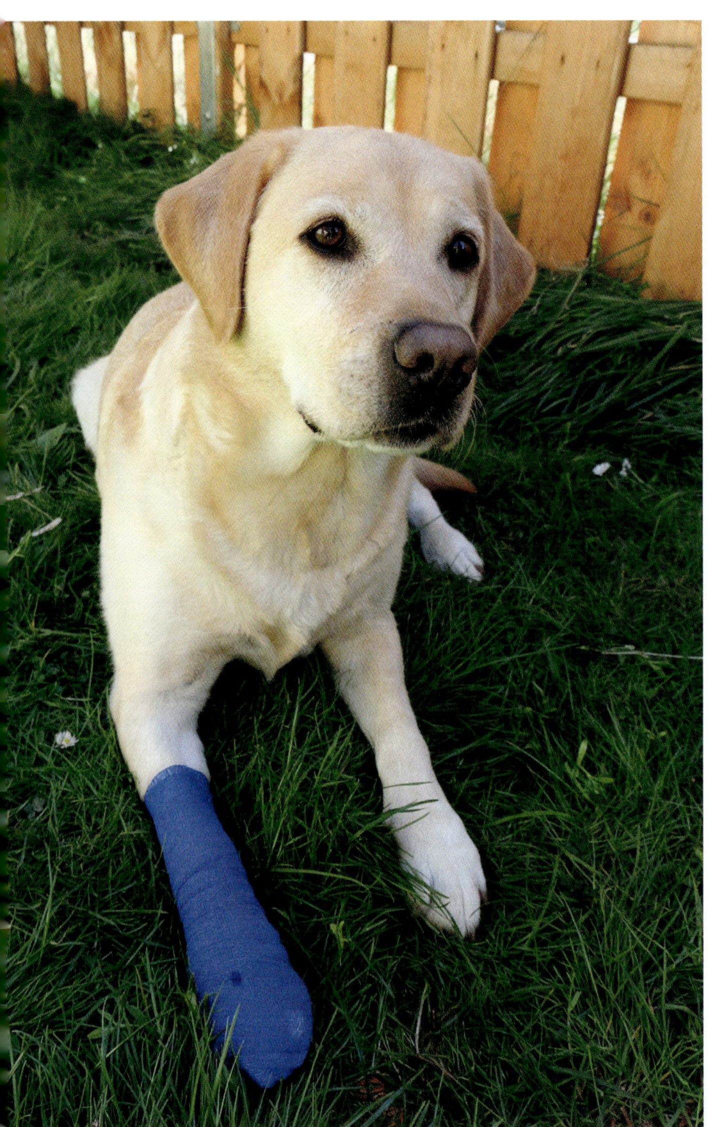

Äußere Anwendung

Kleinere Wunden, oberflächliche Schürfwunden oder leichte Pfotenverletzungen können mit Honig selbst behandelt werden. Er wird direkt auf die Wunde aufgetragen. Auch zum Desinfizieren von Zeckenbissen ist Honig ein guter Wundheiler, der auf die Bissstelle geschmiert wird.

Damit Honig einwirken kann und auch nicht sofort wieder abgeschleckt wird, ist ein Verband (falls an der erkrankten Hautstelle möglich) ratsam. Denn Hunde lassen ihre Blessuren oft nicht in Ruhe, sondern schubbern oder schlecken permanent daran, besonders, wenn ein leckerer Honig auf der Wunde ist. Zudem können beim Salbenverband keine zusätzlichen Bakterien und Keime in den entzündlichen Hautbereich eindringen.

Wundbehandlung mit Honig bzw. Medihoney™

Bei Bisswunden, blutenden Wunden, akuten oder chronischen, schlecht heilenden Wunden und tiefen Wunden eignet sich zum Applizieren Medihoney™.
Bei Bisswunden, tiefen, großflächigen oder stark verschmutzten Wunden sollte zuerst der Tierarzt konsultiert werden.

Bei Wunden sollte in einem Radius von ca. 1 cm um die Wundränder herum das Fell vorsichtig mit einer Schere kurz geschnitten werden. Es muss darauf geachtet werden, dass beim Fellkürzen kein abgeschnittenes Fell in die Wunde gerät. Anschließend wird die Verletzung mit verdünnter Calendulatinktur gereinigt.

Wie die Anwendung und der Wundheilprozess mit Honig bzw. mit Medihoney™ erfolgt, ist identisch wie beim Menschen (siehe Seite 60).

Honiganwendung bei der Katze

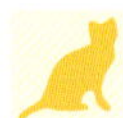

Innere Anwendung

(siehe auch Indikationen Seite 44)

Tagesdosis Manukahonig MGO™ 100+ (UMF 10)
½ TL pro Tag

Bei den Indikationen mit den verschiedenen Konzentrationen gelten ähnliche Empfehlungen wie beim Menschen (siehe Seite 55 ff.). Ein hochdosierter Honig mit hoher MGO-Konzentration besitzt mehr Wirkkraft und kann, je nach Verwendung, niedriger dosiert werden (siehe auch Herstellerangaben auf der Deklaration).
Um die Verträglichkeit zu überprüfen, sollte bei der Katze sicherheitshalber mit einer kleinen Menge begonnen werden, danach wird die Dosis langsam gesteigert.
Der Manukastrauch ist reich an bioaktiven Polyphenolen, die toxisch bei der Katze wirken. Manukahonig enthält aber keine Phenolverbindungen und kann für die Behandlung von Katzen eingesetzt werden.
Bei Manukahonig ist keine Überdosierung möglich.

Tagesdosis Imkerhonig
½ bis maximal 1 TL je nach Größe der Katze

Der Honig kann entweder pur oder auch mit etwas Joghurt oder Hüttenkäse unters Futter gemischt werden.
Honig sollte bei Bedarf oder als vierwöchige Kur bei der Katze angewendet, jedoch nicht als Dauermedikation verabreicht werden.

Katzen können Süßes nicht schmecken!
Der Geschmackssinn hat bei der Katze im Vergleich zu anderen Säugetieren eine Besonderheit: Sie kann Süßes gar nicht oder nur sehr eingeschränkt wahrnehmen.
Ihr fehlen Teile des dafür wichtigen Gens, was zur Folge hat, dass ein bestimmter Rezeptor in den Geschmacksknospen der Katzenzunge funktionsunfähig ist.
Man geht davon aus, dass die Katze als reiner Fleischfresser zum Überleben keinen Geschmackssinn für Süßes benötigt.
Daher ist die Gefahr des Ableckens von Honig bei äußerer Anwendung besonders gering, jedoch können auch keine Bitterstoffe oder Medikamente mit Honig versüßt werden, da die Akzeptanz fehlt.

Der energiespendende Honig ist aufgrund der vielen Vitamine, Aminosäuren und Mineralstoffe nicht nur gesund und stärkt das Immunsystem, sondern ist auch bei der Katze therapeutisch vielseitig anwendbar.

Um die Heilwirkung zu intensivieren sind Kräutertees mit Honig (Honig nicht über 40 °C erwärmen) empfehlenswert. Sie werden oral verabreicht oder unters Futter gemischt.

Daher ist es wichtig, je nach Krankheitsbild der Katze, die richtige Kräuterwahl. (besonders Heilkräuter mit geringem Gehalt an ätherischen Ölen) zu treffen und mit der dementsprechenden Honigsorte (siehe Seite 47 ff.) zu kombinieren (siehe auch im Literaturverzeichnis „Heilpflanzen für Tiere").

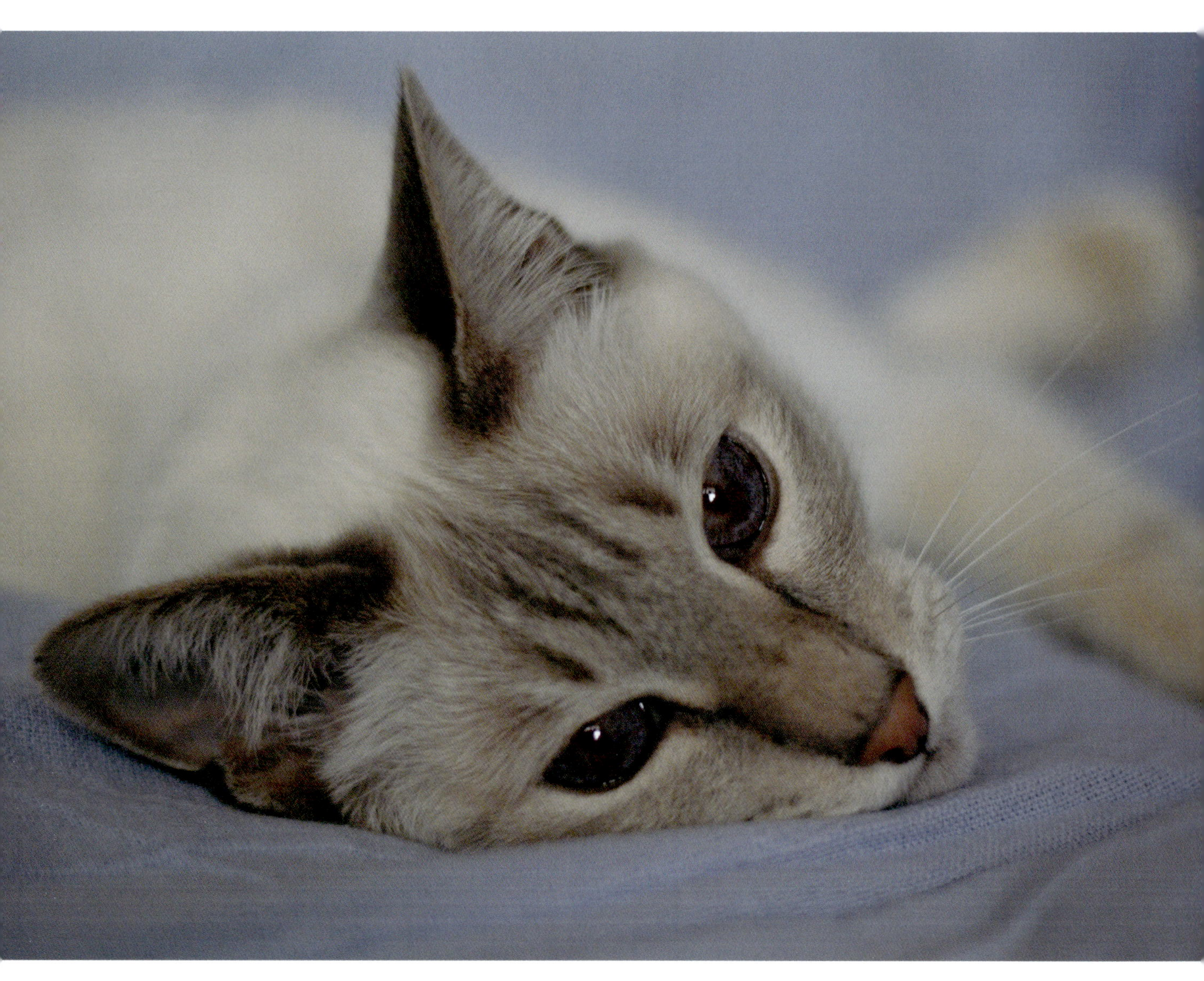

Keine ätherischen Öle für Katzen

Der Katze fehlen die notwendigen Enzyme, um ätherische Öle zu resorbieren (aufzunehmen) und die Giftstoffe über die Nieren auszuscheiden. Selbst die ätherischen Öle in Duftlampen können für die Katze toxisch sein und Vergiftungserscheinungen zur Folge haben. Deshalb ist von einer äußeren Anwendung und inneren Einnahme ätherischer Öle bei der Katze dringend abzuraten!

Werden getrocknete Heilkräuter für Teeanwendungen verdünnt, niedrig dosiert und kurzfristig angewendet, werden diese Heilpflanzen mit einem geringen Anteil an ätherischen Ölen von der Katze toleriert.

Honig stärkt mit seinem hohen Gehalt an Vitaminen und Mineralstoffen das Immunsystem der Katze, besonders beim alten schwachen Tier, und regt den Stoffwechsel an. Etwas zerriebener Apfel mit Honig kurbelt den Stoffwechsel der Samtpfoten besonders gut an.
Äußerst wirksam ist Honig auch bei Hals- und Rachenentzündungen, Husten und Schnupfen. Honig lindert bei den Stubentigern Heiserkeit mit Hals- und Schluckbeschwerden. Hier eignen sich Heilkräutertees (wie Eibisch oder Malve als Kaltauszug, Schwarze-Johannisbeeren-Blätter- oder Hagebuttentee) mit Honig.

Unterstützend bei Magen- und Darminfektionen und bakteriell bedingtem Durchfall bringt der antimikrobielle und entzündungshemmende Honig Linderung.
Die Glucose im Honig erhöht in der Leber die Glykogenmenge, was zudem die Leberfunktion fördert.

Gegenanzeigen
Honig sollte nicht an Katzen verfüttert werden, die unter Diabetes leiden. Fälle von Säuglingsbotulismus bei Kitten ausgelöst durch Honig sind nicht bekannt.

Äußere Anwendung

Kleinere Wunden, oberflächliche Schürfwunden, leichte Pfotenverletzungen, äußere Kampfspuren an den Ohren oder Zeckenbisse können mit Honig behandelt werden. Er wird direkt auf die Wunde aufgetragen.

Wundbehandlung mit Honig bzw. Medihoney™
Bei Bisswunden, blutenden Wunden, akuten oder chronischen, schlecht heilenden Wunden und tiefen Wunden eignet sich zum Applizieren Medihoney™.
Bei Bisswunden, tiefen, großflächigen oder stark verschmutzten Wunden sollte zuerst der Tierarzt konsultiert werden.

Bei Wunden sollte in einem Radius von ca. 1 cm um die Wundränder herum das Fell vorsichtig mit einer Schere kurz geschnitten werden. Es muss darauf geachtet werden, dass beim Fellkürzen kein abgeschnittenes Fell in die Wunde gerät. Anschließend wird die Verletzung mit verdünnter Calendulatinktur gereinigt.
Wie die Anwendung und der Wundheilprozess mit Honig bzw. mit Medihoney™ erfolgt, ist identisch wie beim Menschen (siehe Seite 60).

Damit Honig einwirken kann, ist ein Verband (falls an der erkrankten Hautstelle möglich) ratsam. Denn die reinlichen Katzen lassen ihre Blessuren oft nicht in Ruhe, sondern schubbern oder schlecken permanent daran. Zudem können beim Salbenverband keine zusätzlichen Bakterien und Keime in den entzündlichen Hautbereich eindringen.

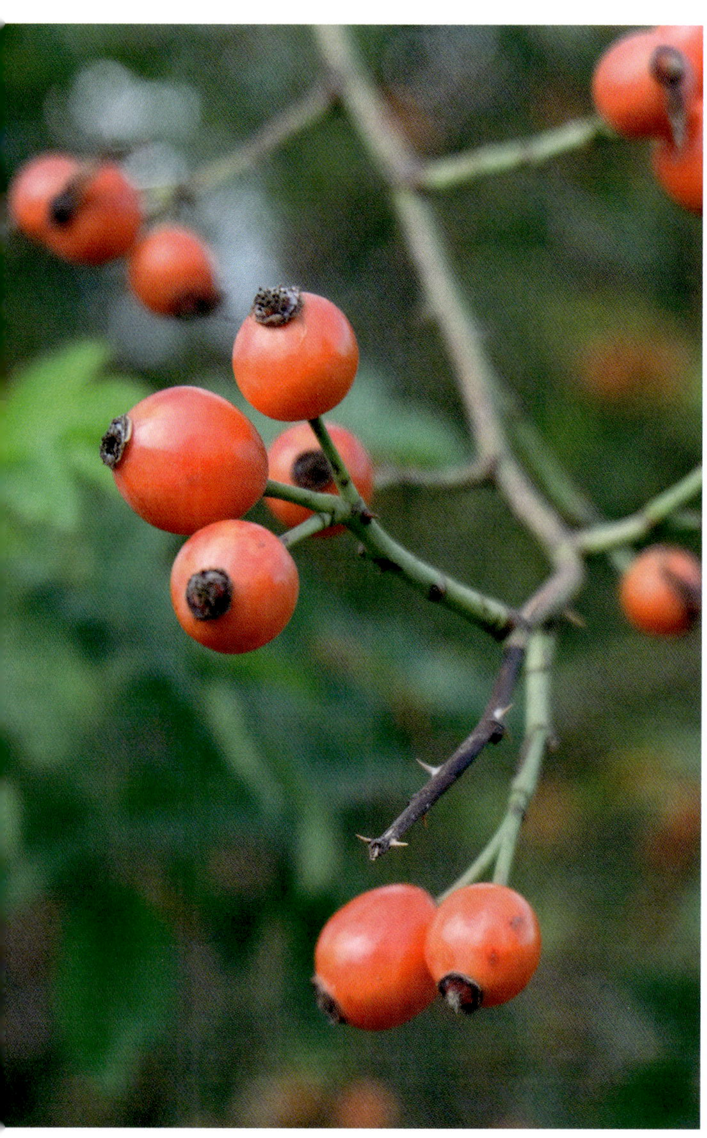

Einfache Honigrezepte für Mensch und Tier

In diesem Kapitel sind einfache Honigrezepte beschrieben, die man ohne Aufwand leicht selbst herstellen kann. Bei jedem Rezept ist bei den abgebildeten Icons ersichtlich, für welche Tierart das Rezept noch zusätzlich geeignet ist.

Hagebuttenmark mit Honig

Die Hagebutte ist bekannt als Vitamin-C-Bombe, liefert Kalzium und ist ein hoch wirksames Antioxidans. Zudem enthält sie Gerbstoffe, Fruchtsäuren, Pektine und die Vitamine A und B. Die Flavonoide sorgen dafür, dass der Körper das Vitamin C besser verwerten kann. Wenn ein erhöhter Vitamin-C-Bedarf besteht, ist die Hagebutte der perfekte Energielieferant.

Bei Immunschwäche, bei Infekten oder zur Rekonvaleszenz ist die Frucht eine wahre Bereicherung für die Gesunderhaltung von Mensch und Tier. Die kleinen roten Früchte sind reich an Omega-3- und Omega-6-Fettsäuren, die auch für gesunde Haut und Haare sorgen.
Gepaart mit Honig ist diese Mischung ein wohlschmeckender und perfekter Immunstärker, sowohl zur Prophylaxe, um die Abwehr zu stärken und Erkältungen und Infekten vorzubeugen, als auch während der Erkältungsphase, besonders in der kalten Jahreszeit. Für dieses Rezept können Sie sowohl selbst gemachtes als auch gekauftes Hagebuttenmark verwenden.

Um das Hagebuttenmark selbst herzustellen, werden 500 g reife Hagebuttenfrüchte gewaschen und in einen Topf mit ca. 400 ml Wasser gegeben. Die Hagebutten sollten mit Wasser bedeckt sein.

Sie werden so lange gekocht (etwa 45 bis 60 Minuten), bis sie weich sind. Dann wird die Masse durch ein Sieb passiert, um die Kerne abzutrennen.

Das Mus wird in abgekochte, saubere, verschließbare Gläser abgefüllt und ist im Kühlschrank mindestens vier Wochen haltbar.

Reines, ungesüßtes Hagebuttenmark (100%iger Fruchtanteil) kann man auch fertig kaufen.
In Reformhäusern oder übers Internet erhält man ebenfalls Hagebuttenmark mit einem Zuckeranteil.
Es sollte darauf geachtet werden, dass der Fruchtanteil möglichst hoch und der Zuckergehalt gering ist. Zucker ist im Vergleich zu Honig (besonders für Tiere) ungesund.

Zubereitung von Hagebuttenmark mit Honig
Zutaten
- 250 ml Hagebuttenmark
- 250 ml Imkerhonig
- 500-ml-Glas oder kleine Gläser, steril zum Abfüllen

Falls der Honig von der Konsistenz zu fest sein sollte, kann das Honigglas im Wasserbad vorsichtig erhitzt werden. Damit die wertvollen Heilstoffe nicht verloren gehen, darf nicht über 40 °C erhitzt werden.

Dann werden der Honig und das Hagebuttenmark 1:1 vermischt und so lange verrührt, bis eine homogene Masse entsteht.

In saubere, abgekochte Gläsern mit Drehverschluss abfüllen und im Kühlschrank aufbewahren. Die Haltbarkeit beträgt etwa vier bis sechs Wochen.

Tagesdosis

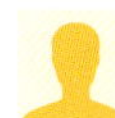
Je nach Größe und Gewicht
1 bis 2 TL morgens und abends

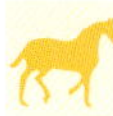
1 bis 2 EL je nach Größe täglich unters Futter mischen, dem Mash beimengen oder direkt vom Löffel abschlecken lassen.
Die Honig-Hagebutten-Mischung kann bei Bedarf oder als Kur über einen Zeitraum von etwa vier Wochen verabreicht werden.

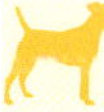
Je nach Größe 1 bis 2 TL täglich
Die Honig-Hagebutten-Mischung kann auch zur Stärkung des Immunsystems und der Abwehr sowie als Kur über einen Zeitraum von etwa vier Wochen verabreicht werden.

½ bis 1 TL je nach Größe unters Futter mengen
Die Honig-Hagebutten-Mischung kann auch als Kur über einen Zeitraum von etwa vier Wochen verabreicht werden.

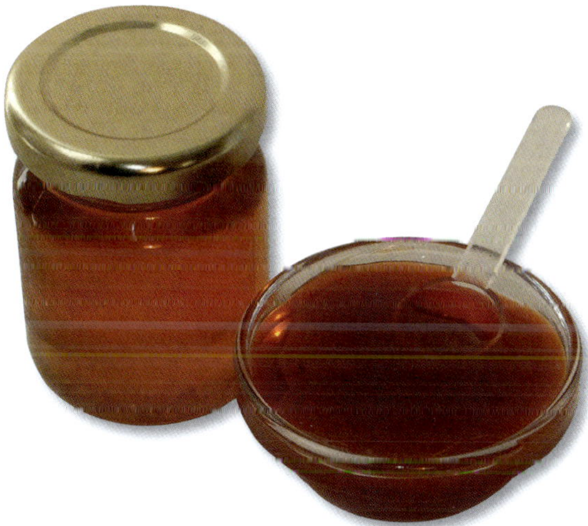

Fenchelhonig

Der appetitanregende und erwärmende Fenchelsamen fördert die Magen-Darm-Tätigkeit, mindert Blähungen und Krämpfe und bindet Giftstoffe im Darm. Er wirkt gleichermaßen anregend und beruhigend.
Die ätherischen Öle haben eine schleimlösende und auswurffördernde Wirkung, daher ist Fenchel der Klassiker als Hustenschleimlöser. Er regt die Tätigkeit der Flimmerhärchen in den Atemwegen an, wodurch der Schleim leichter abgehustet wird, und er wehrt Bakterien ab.

Zubereitung von Fenchelhonig

Sortenreiner Fenchelhonig ist eine Rarität, aber eine Fenchel-Honig-Mischung kann leicht selbst hergestellt werden.

Zutaten für 500 ml

- 50 g Fenchelfrüchte/Fenchelsamen
- 450 ml Bienenhonig
- 500-ml-Schraub- oder Bügelglas, steril

Damit die ätherischen Öle sich entfalten können, werden die Fenchelfrüchte mit dem Mörser zerstoßen oder mit der Gewürzmühle grob gemahlen. Dann werden die frisch zerkleinerten Fenchelfrüchte in das Schraubglas gefüllt, mit dem Honig übergossen und fest verschlossen. Die Fenchel-Honig-Mischung für 4 bis 7 Tage an einen dunklen, kühlen Ort (wie im Keller oder in der Speisekammer) stellen. Damit sich die ätherischen Fenchelöle auf den Honig übertragen können, das Glas täglich wenden, also auf den Kopf stellen und am nächsten Tag wieder zurück. Die aromatisch schmeckende Fenchel-Honig-Mischung durch ein Sieb in ein Schraub- oder Bügelglas abseihen und gut verschließen.

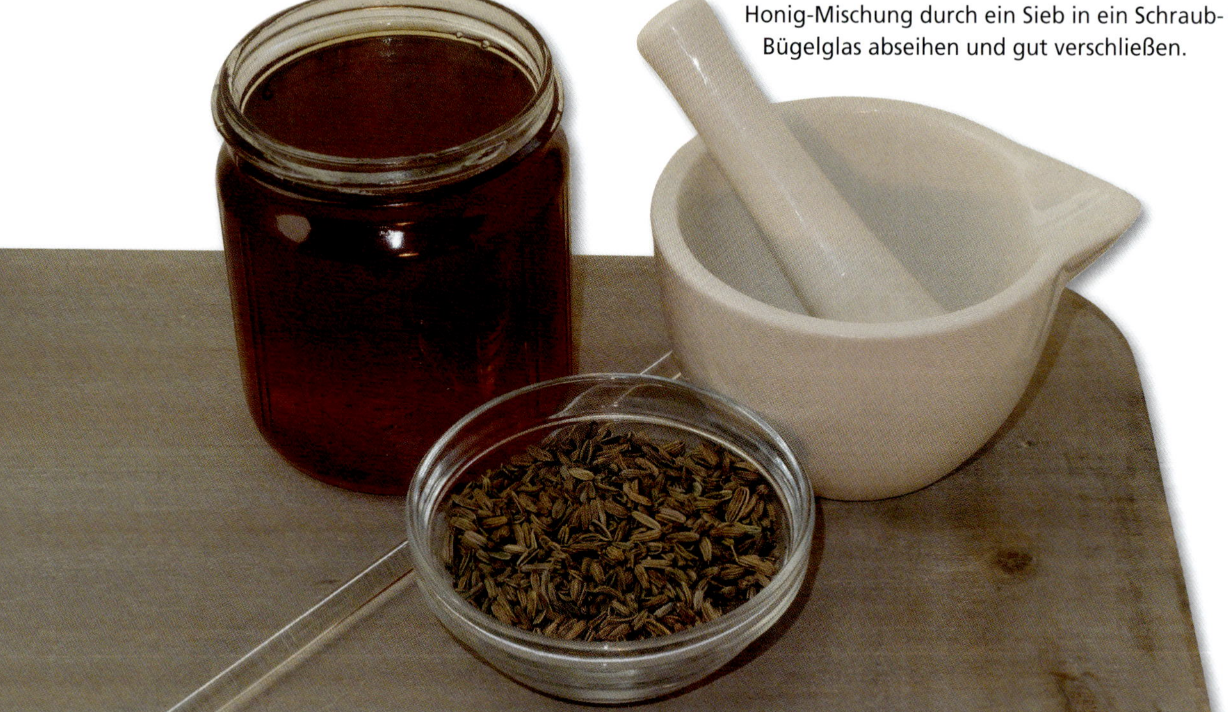

Tagesdosis

Ist ein Infekt der oberen Luftwege im Anzug, lässt man mehrmals täglich
1 TL des Fenchelhonigs im Mund zergehen.
Bei Magen- und Darmbeschwerden 1 EL Honig schlucken.

Um die Wirksamkeit zu steigern, ist ein Fencheltee mit der Fenchel-Honig-Mischung besonders bei Magen-Darm- und Atemwegserkrankungen sehr empfehlenswert.
In den lauwarmen Fencheltee die Honigmischung einrühren und sofort trinken.
Für eine Tasse Tee wird 1 TL Fenchelhonig eingerührt. Mehrmals täglich je nach Bedarf einnehmen.
Kindern schmeckt der Fencheltee gut und wird gern getrunken.

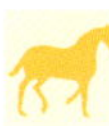

Auch beim Pferd hat sich die Fenchel-Honig-Mischung bei Husten bewährt, besonders um den fest sitzenden Schleim zu lösen. Pferde mögen Fenchel gern.
1 bis 2 EL Fenchelhonig täglich unters Futter mischen, dem Mash beimengen oder direkt vom Löffel abschlecken lassen.
Besonders gut eignen sich Fencheltee oder andere Hustenkräutertees mit der Fenchel-Honig-Mischung (siehe Seite 63).

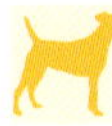

1 bis 2 TL je nach Größe des Hundes
Die Honigmischung kann entweder pur oder auch mit Joghurt oder Hüttenkäse vermischt unters Futter gegeben oder direkt vom Löffel abgeschleckt werden.
Optional kann auch lauwarmer Fenchelsamentee mit der Fenchel-Honig-Mischung unters Futter gemischt werden.

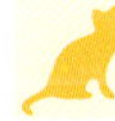

Da Fenchel einen hohen Gehalt an ätherischen Ölen aufweist, ist eine Anwendung bei der Katze abzuraten (siehe Kasten Seite 71).

Gegenanzeigen und Nebenwirkungen

Mit der Dosierung bitte nicht übertreiben, sonst kann es zu Nierenstörungen, Krämpfen und erhöhter Temperatur kommen.

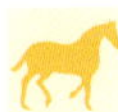

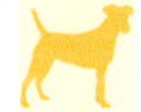

In hohen Dosierungen besitzt der Fenchel eine östrogene Wirkung und stimuliert die Gebärmutter. Bei Schwangeren und Stillenden ist Vorsicht geboten und Fenchelhonig sollte sicherheitshalber nicht eingenommen werden.

Bei trächtigen und säugenden Tieren sollte Fenchel nicht verabreicht werden.

Mensch und Tier können allergisch auf Fenchel reagieren. Das sollte zuvor abgeklärt werden

Spitzwegerichsirup

Schon im 11. Jahrhundert wurde der Spitzwegerich wegen seiner besonderen Wirkung bei Husten, Fieber und Insektenstichen als „Heilwegerich" gerühmt. Typisch sind bei der ausdauernden Heilpflanze die bis zu 30 cm langen, schmalen, lanzettlichen Blätter, die eine grundständige Rosette bilden.

Spitzwegerich enthält Schleim- und Bitterstoffe, Flavonoide, Kieselsäure, Vitamin C, Mineralstoffe, vor allem Zink, sowie das Glykosid Aucubin, das eine antibiotische Wirkung hat.

Von seinen Inhaltstoffen her kann er mit hautschützenden, schleimlösenden, auswurffördernden Schleimstoffen, entzündungshemmenden Pflanzenstoffen, wundheilfördernden Gerbstoffen, bindegewebsstärkender Kieselsäure und Vitamin C aufwarten. Zudem regt er den Stoffwechsel an, wirkt blutstillend und antibiotisch.

Der Spitzwegerich ist der perfekte Schleimlöser bei Husten oder Bronchitis und kann gleichzeitig Bakterien in den Bronchien unschädlich machen. Die bakteriellen Krankheitserreger werden durch den Inhaltsstoff Aucubin bekämpft.
Halsschmerzen werden dank der auswurffördernden Wirkung gelindert. Er löst und entkrampft den lästigen Hustenreiz, der durch einen trockenen Husten hervorgerufen wird.

Zubereiten von Spitzwegerichsirup

Ein selbst gemachter Spitzwegerich-Waldhonig-Sirup hilft bei Atemwegserkrankungen, wie schleimige Erkältungs- und Bronchialkatarrhe, Heiserkeit, trockenem Husten, Keuchhusten, Asthma und Bronchitis.

Die Virenabwehr wird gestärkt, die Glykoside lindern bei Hustenanfällen und helfen auch unterstützend bei einer Lungenentzündung.

Der ebenfalls antibiotisch wirkende und hustenlindernde Waldhonig ist eine wunderbare Ergänzung zur Heilwirkung des Spitzwegerichs.

Zutaten

- 25 g frische Spitzwegerichblätter und -blüten
- ½ l Wasser
- 500 ml Waldhonig
- sterile Flaschen zum Abfüllen

Blätter und Blüten in einen Topf geben und mit Wasser übergießen. Kurz aufkochen und mindestens eine halbe Stunde ziehen lassen.

Den Sud abseihen und aufkochen lassen, bis die Hälfte eingekocht ist. Dann den Sud abkühlen lassen, bis er gut handwarm ist. Langsam den Honig einträufeln und immer gut umrühren, bis sich der Honig gelöst hat.

Damit die wertvollen Inhaltsstoffe vom Honig nicht verloren gehen, darf der Sud nicht wärmer als 40 °C sein.

Die Mischung abkühlen lassen und anschließend mit einem Trichter in Flaschen füllen, gut verschließen, mit Datum und Inhalt beschriften und kühl lagern.

Der aromatische Spitzwegerichsirup eignet sich auch hervorragend als Ergänzung bei Heilkräutertees. Der Sirup wird erst in den warmen Tee eingerührt, wenn dieser auf 40 °C abgekühlt ist.

Tagesdosis

 3- bis 5-mal täglich nach Bedarf 1 TL einnehmen

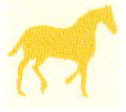 1 bis 2 EL ins Futter mischen

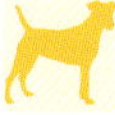 2- bis 3-mal täglich nach Bedarf 1 TL ins Futter geben

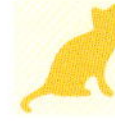 2- bis 3-mal täglich nach Bedarf ½ TL ins Futter geben
Spitzwegerichsirup bei der Katze nur im Bedarfsfall und nicht zu lange verabreichen.

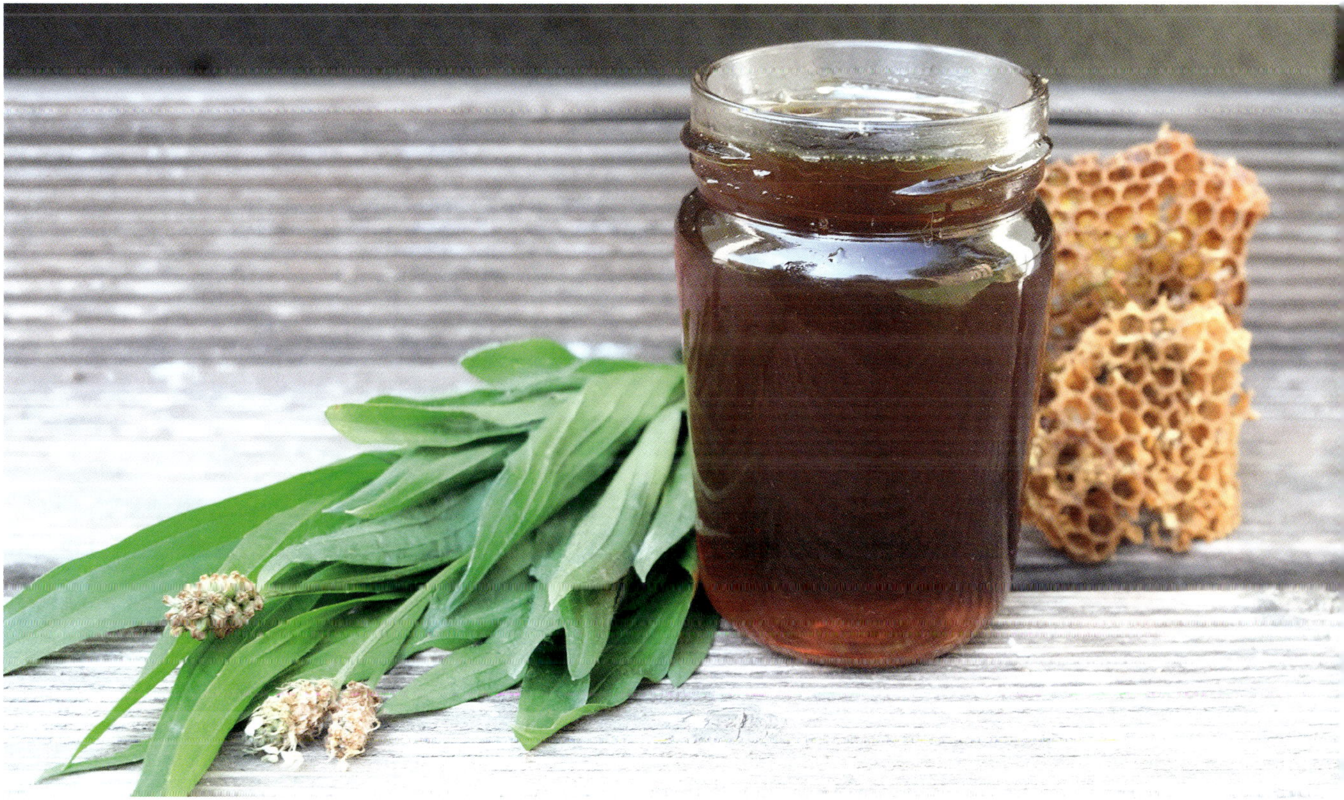

Honig und Zimt

Zimt wird aus der Rinde des Zimtbaumes gewonnen. Seit Jahrhunderten wird Zimt nicht nur als duftendes Gewürzmittel, sondern auch als Heilmittel eingesetzt, besonders als Tonikum bei Magen- und Darmbeschwerden wie auch bei Halsschmerzen, Entzündungen und bei Fußpilz.
Die im Zimt enthaltenden Antioxidantien schützen vor Auswirkungen von freien Radikalen. Zimt bekämpft außerdem aufgrund der Zimtaldehyde und der ätherischen Öle Entzündungen. Die Zimtaldehyde regen zudem die Bildung von Verdauungssäften und somit den Appetit und die Verdauung an, fördern die Speichel- und Magensaftproduktion und damit auch indirekt die Darmperistaltik.
Zimt besitzt eine antimikrobielle Wirkung und wirkt bakteriellen Infekten entgegen. Er wirkt tonisierend auf den Organismus, bei Husten und Bronchitis wirkt er schleim- und auswurfsfördernd und lindert Entzündungen der Nasennebenhöhlen.

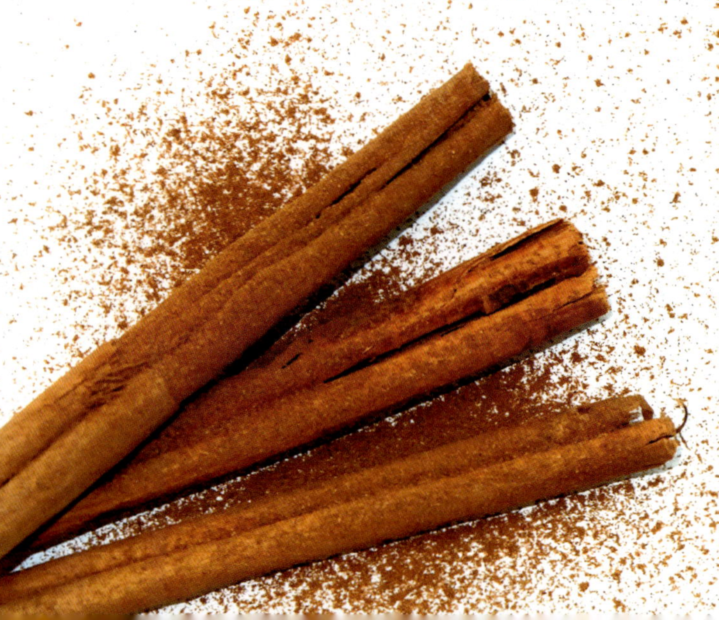

Wissenschaftliche Laborversuche haben gezeigt, dass der Inhaltsstoff MHCP eine insulinähnliche Wirkung hat, die Freisetzung des Hormons Insulin erhöht, den Blutzuckerspiegel senken kann und für Diabetiker (unter ärztlicher Beobachtung) eine Bereicherung sein kann. Zudem senkt Zimt auch die Blutfettwerte und reguliert den Blutdruck.

Was Sie beim Zimtkauf beachten sollten

Cassia-Zimt, auch als chinesischer Zimt bezeichnet, gilt als Verfälschung des echten Zimts. Cassia-Zimt ist als Zimtpulver im Handel erhältlich. Dieser kostengünstige Zimt wird oft in der Industrie verwendet.
Cassia-Zimt kann bis zu 0,3 Prozent Cumarin beinhalten, was in hohen Dosen leberschädigend wirkt und Krebs begünstigen kann.

Beim Menschen liegt der Grenzwert für Cumarin bei 0,1 Milligramm pro Kilogramm Körpergewicht pro Tag.

Daher sollte der etwas teurere, cumarinarme Ceylon-Zimt oder Madagaskar-Zimt, der in Bioläden, Reformhäusern und in Apotheken erhältlich ist, gekauft und angewendet werden.

Anwendung von Honig-Zimt-Mischungen

Die Kombination von Honig und Zimt wirkt als Duo stark antiseptisch und antibakteriell. Gemeinsam bekämpfen sie Bakterien und Parasiten, wehren entzündliche Prozesse ab, kurbeln den Stoffwechsel an und kurieren bei innerlicher Einnahme viele Erkrankungen sowie Immundefizite und Erschöpfung. Eine Honig-Zimt-Mischung stärkt das Immunsystem, schützt vor Bakterien und Viren und ist auch ein Energiespender. Zudem wirkt sich die Mischung positiv auf das Herz aus und senkt den Cholesterinspiegel.

Dosierung
Ein Glas warmes Wasser mit 1 EL Honig und 1 TL Zimtpulver verrühren und über den Tag verteilt einnehmen.
Die Mischung kann zur Immunstärkung als vierwöchige Kur verabreicht werden.

Zahnschmerzen
Zur Schmerzlinderung hilft eine Honig-Zimt-Paste.

Dosierung
5 TL Honig mit 1 TL Zimtpulver anrühren und die Paste mehrmals täglich auf den schmerzenden Zahn geben.

Erkaltung
Die antibiotischen und entzündungshemmenden Eigenschaften helfen bei Heiserkeit, Hals-, Rachen- und Mandelentzündung sowie Nasennebenhöhlenentzündung.

Dosierung
Morgens 1 EL Honig mit ¼ TL Zimt an drei hintereinander folgenden Tagen einnehmen oder 3-mal täglich ein Glas warmes Wasser mit 1 EL Honig und 1 TL Zimtpulver verrühren und schluckweise trinken oder damit gurgeln.

Magen- und Verdauungsprobleme
Honig mit Zimtpulver eingenommen lindert Magenschmerzen und hilft allgemein bei Verdauungsproblemen. Bei Magenübersäuerung setzt die Honig-Zimt-Mischung die Säurebildung herab, wodurch die Verdauung gefördert wird.

Dosierung
Vor der Mahlzeit 2 TL Honig mit Zimt bestreuen und einnehmen.

Blasenentzündung
Bei schmerzhaftem Wasserlassen mit häufigem Harndrang werden durch diese Mischung die Bakterien im Harnwegstrakt eliminiert und die Symptome verschwinden.

Dosierung
3-mal täglich ein Glas warmes Wasser mit 1 EL Honig und 1 TL Zimtpulver verrühren und trinken.

Arthritis
Bei schmerzhaften Gelenksentzündungen werden dank der Honig-Zimt-Mischung sowohl die Schmerzen als auch die Entzündung reduziert. Es empfiehlt sich sowohl eine innere als auch eine äußere Anwendung.

Dosierung
3-mal täglich ein Glas warmes Wasser mit 1 EL Honig und 1 TL Zimtpulver verrühren und einnehmen.

Äußere Anwendung

Honig-Zimt-Kompressen

Zimt hat eine entzündungshemmende Wirkung und lindert in Kombination mit Honig Arthritisschmerzen.

Lauwarme Zimtwasser-Honig-Kompressen helfen bei Gelenkbeschwerden und bei Arthritis.
Hierfür wird ein Glas warmes Wasser mit 1 EL Honig und 1 TL Zimtpulver verrührt, auf eine Kompresse gegeben und auf die schmerzende Stelle gelegt.

Honig-Zimt-Paste

Mit einer Paste aus Zimt und Honig lassen sich Pusteln, Ekzeme und Ausschläge lindern.

Hierfür 5 TL Honig mit 1 TL Zimtpulver anrühren. Die Paste auf die betroffene Hautstelle geben und am besten über Nacht einwirken lassen und falls notwendig mit einem Verband umwickeln.

Innere Einnahme

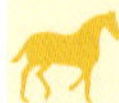

Die Einnahme einer Honig-Zimt-Mischung ist beim Pferd unüblich und wäre bei Diabetes oder zur Gewichtsreduktion kontraproduktiv.
Hier ist Zimt als Einzelheilmittel empfehlenswert.

Zimt beim Metabolischen Syndrom (EMS)

Da die Heilwirkung von Zimt im Veterinärbereich noch relativ unbekannt ist, möchte ich den Pferdebesitzern diese wertvollen Informationen nicht vorenthalten.
Beim Metabolisches Syndrom (EMS) handelt es sich um einen Symptomenkomplex, deren Ursachen oft eine Überversorgung mit Kohlenhydraten und Fetten sowie Bewegungsmangel sind.

Die daraus resultierenden Folgen sind Stoffwechselentgleisungen und es kommt zu Erkrankungen wie

- Fettleibigkeit mit
- Diabetes Typ 2 (ernährungsbedingte Insulinresistenz)
- Herz-Kreislauf-Problemen
- Infektionsanfälligkeit
- Hufgeschwüre, Huflederhautentzündungen
- chronische Hufrehe
- Equines Cushing-Syndrom

Hier kann unterstützend Ceylon- oder Madagaskarzimt eine große Hilfe sein. Zimt regt den Stoffwechsel und die Durchblutung an (besonders wichtig bei Hufrehe), hemmt Entzündungen und lindert Schmerzen.
Der enthaltene Wirkstoff Polyphenol MHCP (Methylhydroxy-Chalcone-Polymer) senkt nachweislich den Blutzucker, reguliert den Blutzuckerspiegel und den Blutdruck. Zudem fördert Zimt die Gewichtsreduktion.

Dosierung

Pferde pro 250 kg Körpergewicht 1 TL (5 g) Ceylon- oder Madagaskarzimtpulver täglich unters Futter mischen.

Innere Einnahme

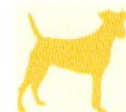

Die Einnahme einer Honig-Zimt-Mischung ist beim Hund unüblich und wäre bei Diabetes oder zur Gewichtsreduktion kontraproduktiv. Hier ist Zimt als Einzelheilmittel empfehlenswert.

Zimt bei Diabetes

Auch für Hunde werden Ceylon- oder Madagaskarzimtpulver in erster Linie seine blutzuckerregulierenden Eigenschaften zugeschrieben.
Zudem regt Zimt die Verdauung an und fördert die Durchblutung, daher ist eine Zimtzugabe beim Diabetikerhund und zur Gewichtsreduzierung eine sinnvolle unterstützende Alternative.

Dosierung

Beim Diabeteshund regelmäßig eine Prise Zimt (eine Messerspitze) unters Futter mischen.

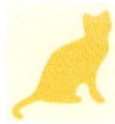

Zimt ist toxisch für die Katze. Aufgrund des ätherischen Ölgehaltes im Zimt ist die Anwendung bei der Katze nicht möglich.

Äußere Anwendung

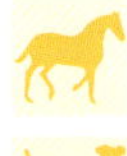

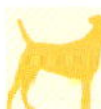

Honig kann dank seiner entzündungshemmenden Eigenschaften Arthritisschmerzen lindern. Der wärmende Zimt verstärkt die Wirkung zusätzlich und kurbelt die Durchblutung an.
Bei Gelenkbeschwerden und Arthritis lindern lauwarme Honig-Zimt-Kompressen oder Umschläge die Schmerzen und die Entzündung.
Bei Pusteln und Hautentzündungen hilft eine Honig-Zimt-Paste.

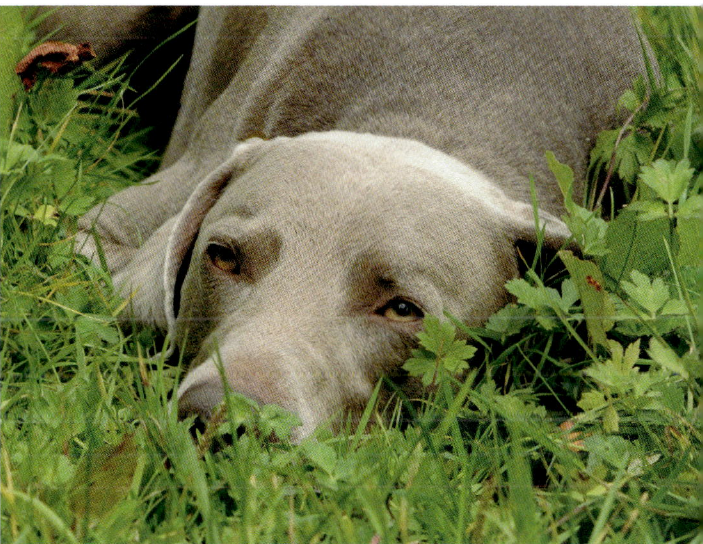

Wie man einen Honig-Zimt-Kompresse oder eine Honig-Zimt-Paste selbst herstellt und wie man sie anwendet, ist auf der Seite 80 beschrieben; die Anwendung ist beim Tier identisch.

Gegenanzeigen

Zimt in großen Mengen kann die Gebärmutter stimulieren. Während der Schwangerschaft sollte besser kein Zimt eingenommen oder verwendet werden. Auch Allergiker sollten vorsichtig im Umgang mit Zimt umgehen.

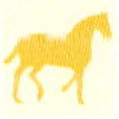

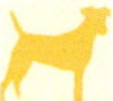

Sicherheitshalber keinem trächtigen Tier Zimt verabreichen.
Auch bei Allergikern sollte im Umgang mit Zimt Vorsicht geboten sein.

Honig und Apfelessig

Apfelessig ist reich an Mineralien wie Magnesium, Kalzium, Kalium, Eisen und essenziellen Vitaminen und kann als Naturheilmittel vielseitig bei Mensch und Tier eingesetzt werden, um die Gesundheit zu fördern.

Traditionell findet Apfelessig als stoffwechselförderndes und kreislaufanregendes Hausmittel Anwendung. Apfelessig stärkt das Immunsystem, die enthaltene Essigsäure wehrt Bakterien und Pilze ab und beugt Infektionen und Erkältungen vor. Die Essigsäure verhindert zudem, dass sich Bakterien, Schadstoffe oder Verfaultes im Darm ansammeln, hilft bei der Ausleitung von schädlichen Darmbakterien und reinigt den Darm. Aufgrund seiner antibakteriellen Eigenschaften stoppt Apfelessig ebenso die Bakterienvermehrung bei einer Blasenentzündung.

Der leicht basisch wirkende Apfelessig reguliert den pH- und den Blutzuckerwert, verhindert Verstopfungen, stärkt und fördert den Verdauungstrakt.

Bei Gelenkschmerzen und Entzündungen werden dank des Apfelessigs sowohl der Schmerz als auch die Entzündung gelindert.

Bei äußerlicher Anwendung eignet sich Apfelessig hervorragend für Haut und Haarpflege. Bei Insektenstichen wirkt Apfelessig kühlend und nimmt den Juckreiz.

Apfelessig-Honig-Wasser

Innere Anwendung

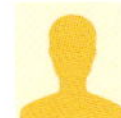

Diese einfache, jedoch geniale Mischung reguliert den Säure-Basen-Haushalt und unterstützt die Darmflora. Zudem wird das allgemeine Befinden der psychischen und physischen Verfassung verbessert.
Das energiespendende Apfelessig-Honig-Wasser hilft bei Müdigkeit und Abgespanntheit und generell bei Verdauungsbeschwerden. Die enthaltenen Säuren und Enzyme helfen bei der Fettemulgierung und fördern die Verdauung.
Apfelessig mit Honig hat eine antibakterielle, entzündungshemmende und schleimlösende Wirkung und lindert Halsschmerzen.
Bei Rheuma- und Gichterkrankungen hilft die Mischung, den Körper zu entschlacken und den gesamten Körper zu entsäuern.
Bei Zahnerkrankungen wie Zahnfleischbluten, Karies oder Parodontose/Parodontitis sollte das Apfelessig-Honig-Wasser getrunken und zusätzlich morgens und abends damit gespült werden, damit die Keime abgetötet werden.
Um die Wundheilung bei Schnittverletzungen und Schürfwunden anzuregen, empfiehlt es sich ebenfalls, den Apfelessig-Honigdrink einzunehmen.

Dosierung

Hierfür werden 3-mal täglich 2 EL biologischer naturtrüber Apfelessig und 1 EL Honig in einem Glas warmes Wasser aufgelöst und in kleinen Schlucken vor den Mahlzeiten eingenommen.
Zur Steigerung der Immunabwehr und zur Entgiftung ist eine 6- bis 8-wöchige Kur empfehlenswert.

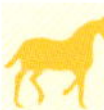

Das vitamin- und mineralreiche Getränk ist ein guter Immun- und Nervenstärker sowie auch ein wertvoller Schmerz- und Entzündungslinderer. Besonders bei Arthritis und Gelenkschmerzen ausgelöst durch Übersäuerung hilft das basische Apfelessig-Honig-Wasser ausgezeichnet.

Dosierung
Je nach Größe des Pferdes 1-mal täglich
1 bis 2 EL biologischer naturtrüber Apfelessig mit
1 bis 2 EL Honig in 200 ml lauwarmem Wasser
einrühren und dem Futter beimengen.

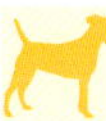

Die vitamin- und mineralstoffreiche Mischung stärkt die körpereigene Abwehr und sorgt rundum für einen gesunden Hund. Sie fördert die Verdauung, unterstützt die Darmflora und beugt Verstopfungen vor.
Bei Harnwegsentzündungen werden die schädlichen Bakterien eliminiert und ausgeleitet.
Die entzündungshemmende Apfelessig-Honig-Mischung ist ebenso bei Gelenkentzündungen empfehlenswert.

Dosierung
Je nach Größe des Hundes werden täglich
1 bis 2 TL biologischer naturtrüber Apfelessig
mit 1 bis 2 TL Honig in 200 ml lauwarmem Wasser
eingerührt und ins Trinkwasser gegeben oder über das Futter gemischt.

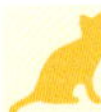

Die Wirkungsweise von Apfelessig-Honig und Indikation ist bei der Katze identisch wie beim Hund, jedoch mögen die äußerst geruchssensiblen Katzen den Geruch von Essig (wenn auch in verdünnter Form) nicht. Sie meiden ihn.

Es ist jedoch einen Versuch wert, die Mischung der Katze im Trinkwasser oder übers Futter anzubieten.

Dosierung
Je nach Größe der Katze werden täglich
½ bis 1 TL biologischer naturtrüber Apfelessig mit
½ bis 1 TL Honig in 100 ml lauwarmem Wasser
eingerührt und ins Trinkwasser gegeben oder über das Futter gemischt.

Äußere Anwendung

Bei Muskelzerrungen, Prellungen und Blutergüssen helfen abschwellende und schmerzlindernde Apfelessig-Honig-Umschläge.

Hierfür werden 2 EL Honig und 4 EL Apfelessig in 4 EL lauwarmes Wasser gerührt und ein sauberes Baumwolltuch damit getränkt.

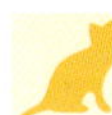

Das getränkte Tuch wird auf die betroffene Stelle gelegt, dann wird ein Handtuch darüber gewickelt und mit einer Binde fixiert.

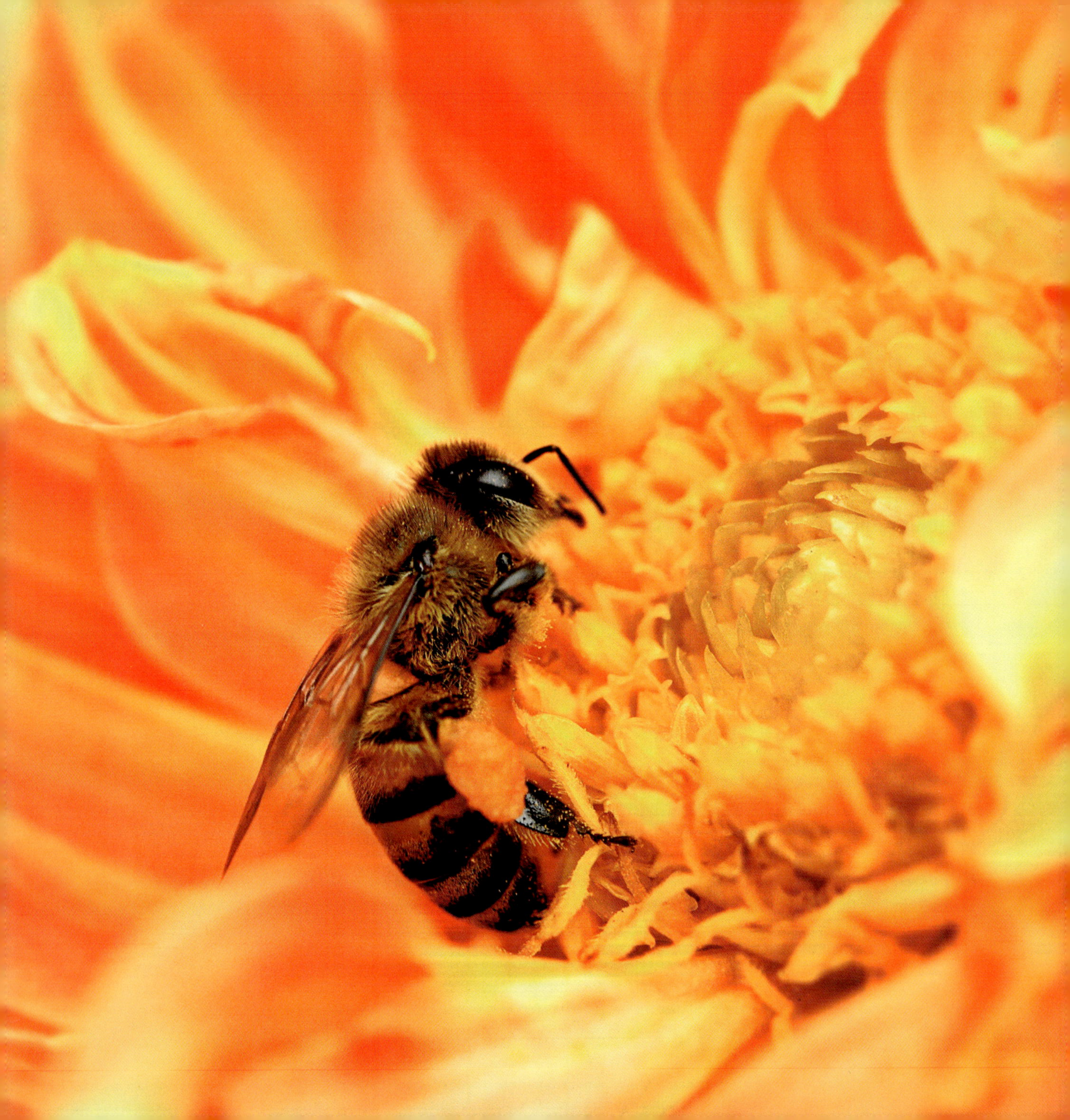

Pollen – geballte Kraft in jedem Körnchen

Der Begriff „Pollen" stammt aus dem Lateinischen und bedeutet „Staubmehl" oder in der Pflanzenwelt „Blütenstaub".
Während Wild- und Honigbienen sammelnd von einer Blüte zu Blüte fliegen, übertragen sie den Blütenstaub der männlichen Pflanzenkeimzellen einer Blüte auf die weiblichen Pflanzenblütenteile und befruchten durch die Bestäubung die Pflanzen.
Honigbienen sind überaus blütenstet: Sie fliegen bei weiteren Sammelflügen immer wieder die Blüten derselben Pflanzenart an und bleiben ihr treu, bis diese nicht mehr blüht. So gelangt der Pollen zur richtigen Pflanze, denn nur Pollen der eigenen Art kann eine Blüte befruchten.

Bestäubungsarbeit – elementar für unser Ökosystem

Die wunderbare Symbiose zwischen der Pflanzen- und der Bienenwelt ist fundamental für unser Ökosystem, denn Bienen brauchen den Pflanzennektar als Nahrung und die Pflanzen einen Bestäuber, um sich zu vermehren.
Bienen und andere Insekten tragen weltweit durch die Bestäubung bei 80 % aller Pflanzen dazu bei, dass deren Fortbestand gesichert ist.
Von diesen wiederum sind es etwa zu 85 % die Honigbienen, die diese Arbeit verrichten. Bei Obstbäumen sind es sogar 90 %.
Etwa 170 000 Arten der Blütenpflanzen werden von Bienen bestäubt, daher sind sie unersetzlich und lebensnotwendig für Mensch, Tier und Natur.

Pollengewinnung

Bei ihren Sammelflügen saugen die Bienen den Nektar aus den Blütenkelchen, wobei sich der Pollen, also der feine Blütenstaub, am Haarkleid der Biene verfängt.
Die Biene putzt mit ihren Beinen ihren Pelz und reicht dadurch den Pollen zum hinteren Beinpaar weiter.
Dazu dienen Bürstchen und Kamm an den Innenseiten der Hinterbeine, wo der Pollen mit dem Inhalt der Honigblase, also mit Nektar und Speichel, angereichert und der klebrige Teig zu kleinen Kugeln geformt wird.
An der Außenseite ihrer Hinterbeine transportieren die Bienen die Pollenklümpchen in den sogenannten „Pollenhöschen" zum Bienenstock, wo sie sie an die Ammen- und Arbeiterbienen übergeben. Im Stock wird der Pollen bis zum Verfüttern an die Brut in speziellen Wabenzellen gelagert.

Nahrungsgrundlage der Bienen

Pollen ist neben Honig ein wichtiger Nahrungslieferant und Hauptteiweißlieferant für die Bienen. Sie sind auf den proteinreichen Pollen angewiesen, der zudem Nährstoffe wie Fette, Vitamine und Spurenelemente liefert, die sie zum Überleben und zur Ernährung ihrer Brut benötigen.
Der in den Wabenzellen gelagerte Pollen wird als so genanntes Bienenbrot (siehe Seite 30) konserviert und von den Ammenbienen gefressen. Ausschließlich mit dieser Nahrung sind sie fähig, Futtersaft zu produzieren, um die Larven, die Königin und die Sammelbienen zu ernähren.

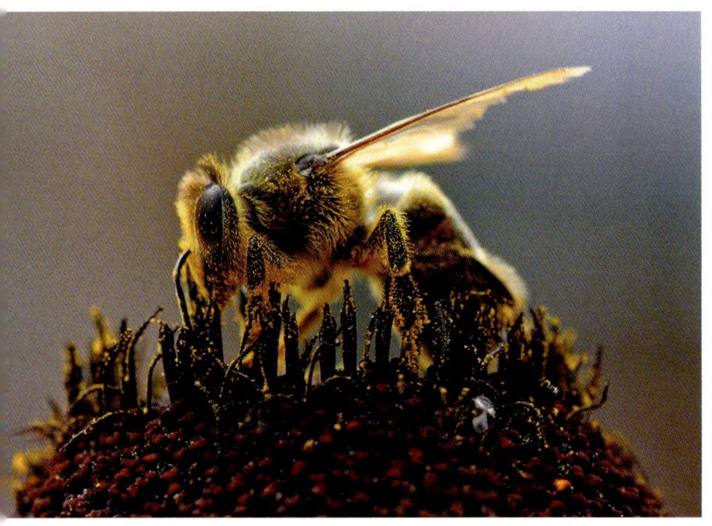

Pollen als Eiweißquelle ist insbesondere im Larvenstadium essenziell. Bei Pollenmangel fressen Ammenbienen junge Larven und hören auf, Futtersaft zu sekretieren, wodurch die Vermehrung und Erneuerung des Bienenvolkes stark beeinträchtigt ist.

Pollennahrung ist auch lebenswichtig zum Überwintern. Die Lebensdauer der Winterbienen verlängert sich durch die proteinreiche Nahrung bis zu einem halben Jahr (Frühjahrs- oder Sommerbienen hingegen werden nur vier bis sechs Wochen alt).

Nach der Winterpause braucht die Winterbiene Pollen, um die Futtersaftdrüsen zu aktivieren. Daher ist eine gute Pollenversorgung für die Aufzucht und den Fortbestand des Bienenvolkes sowie für das Immunsystem der Einzelbiene lebensnotwendig und unentbehrlich.

Mühevoller Pollenertrag

Ein Höschenpaar Pollen wiegt 10 bis 20 Milligramm, wofür die Biene etwa 100 Blüten besuchen muss.

Ein leistungsfähiges Bienenvolk sammelt je nach Witterung und dem Pollenangebot in der Region etwa 20 bis 30 kg Pollenstaub pro Jahr, wofür über 1.500.000 Sammelflüge benötigt werden.

Die Biene fügt dem gesammelten Pollen über ihren Speichel Enzyme und Milchsäurebakterien hinzu, wodurch er veredelt wird und antibiotische Eigenschaften bekommt.

Von dieser Menge kann ein geringer Teil über zwei bis drei Monate bei Massentracht (wenn eine Trachtquelle in großem Ausmaß vorliegt) vom Imker entnommen werden, ohne dass das Bienenvolk beeinträchtigt wird.

Pollenernte durch den Imker

Die Pollengewinnung erfolgt mit einer Auffangvorrichtung, der Pollenfalle, die vor den Fluglöchern montiert wird. Es gibt verschiedene Modelle, jedoch ist das Prinzip immer gleich: Die heimkehrenden Bienen müssen mit ihren Pollenhöschen durch eine Verengung wie ein Gitter oder durch eine Kunststoffplatte mit abgerundeten Löchern schlüpfen. Sie streifen beim Passieren einen Teil des Pollens ab, der in den darunter angebrachten Sammelbehälter fällt und dort geerntet werden kann.

Pollen als Futterquelle ist in Wabenzellen nahe der Brut eingelagert. Der farbenreiche Pollen stammt von verschiedenen Pflanzen. In einigen Brutzellen erkennt man Larven unterschiedlichen Alters. Die meisten Brutzellen sind bereits mit einem Wachsdeckel verschlossen. ▶

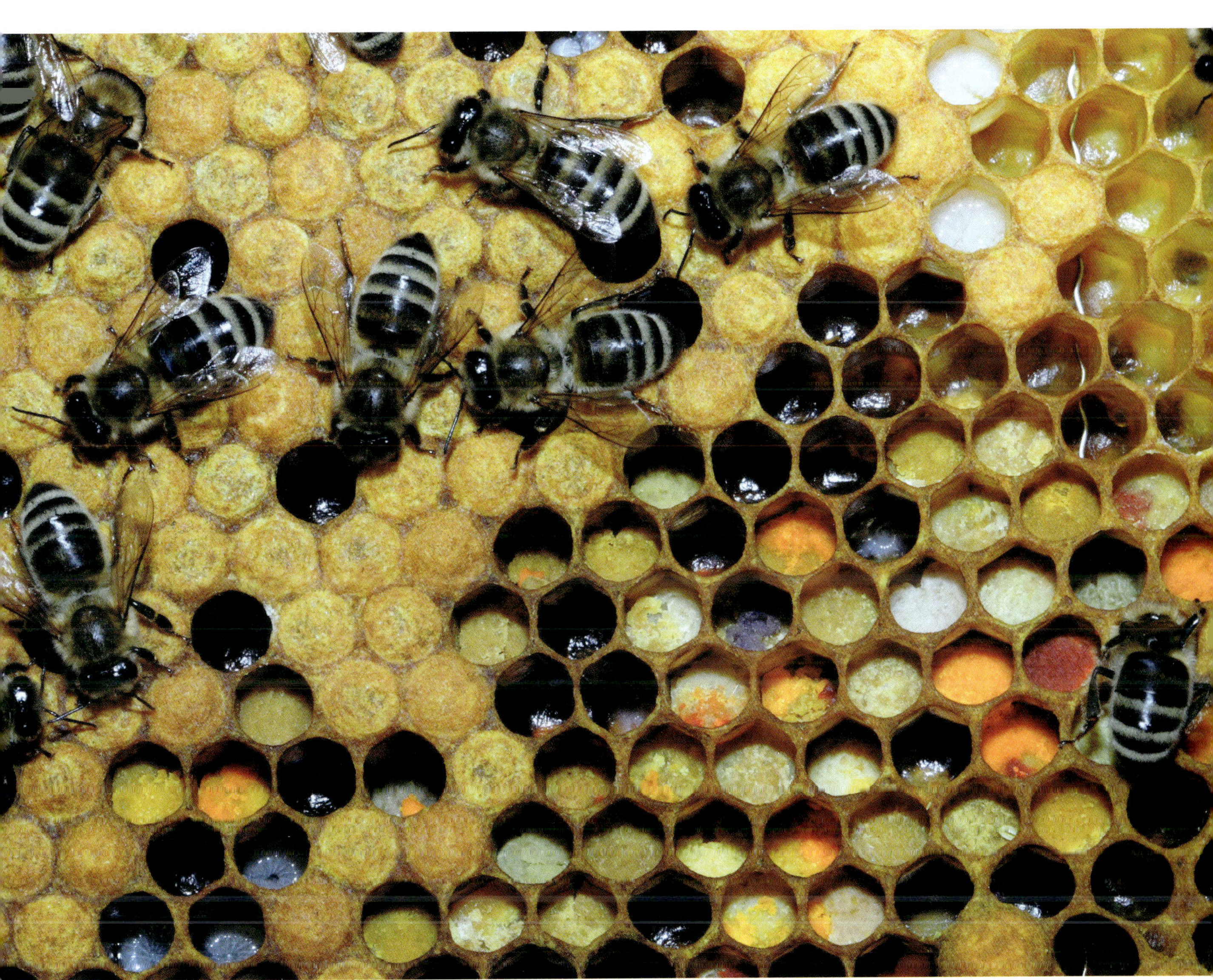

Verantwortungsbewusste Imker montieren ab April bis Juni wochenweise Pollenfallen. Einige Bienen schaffen es trotz Pollenfalle, Pollen in den Stock zu „mogeln".

Konservierung und Lagerung

Der frisch geerntete Pollen enthält ca. 30 % Wasser und ist idealer Nährboden für Mikroorganismen und Pilze und schimmelt schnell. Er muss daher sofort vorgereinigt und gesäubert werden und durch Trocknung oder Einfrieren konserviert werden.

Die schonende Trocknung erfolgt im Trockenschrank. Um die Qualität des Pollens zu erhalten, darf die Temperatur von 40 °C nicht überschritten werden.

Nach der Trocknung wird er nochmals gereinigt und lichtgeschützt und luftdicht verschlossen, auf Schadstoffe untersucht und im Kühllager aufbewahrt. Der Wassergehalt des Pollens wird durch die Trocknung von 30 % auf unter 6 % und das Gewicht um 15 % reduziert.

Nachteil von getrocknetem Pollen

Das ursprüngliche Aroma und einige Nährstoffe gehen durch die Trocknung verloren. Der Geschmack ist mehliger, trockener und kann je nach Pflanzenart von leicht süß bis etwas bitter variieren.

Im Reformhaus oder Naturkosthandel und im Internet wird Pollen in getrockneter Form angeboten.

Tiefgefrorener Pollen

Frischer Pollen kann ohne Qualitätsverlust tiefgefroren werden, wobei er seine physiologischen Eigenschaften, seinen Nährwert und sein blumiges Aroma beibehält.

Der Pollen kann nach dem Auftauen sofort verzehrt werden und der Rest ist drei bis vier Wochen im Kühlschrank haltbar. Tiefgefrorenen Pollen zu beziehen ist eine absolute Rarität; er wird oft von Imkern zum Eigenbedarf genutzt.

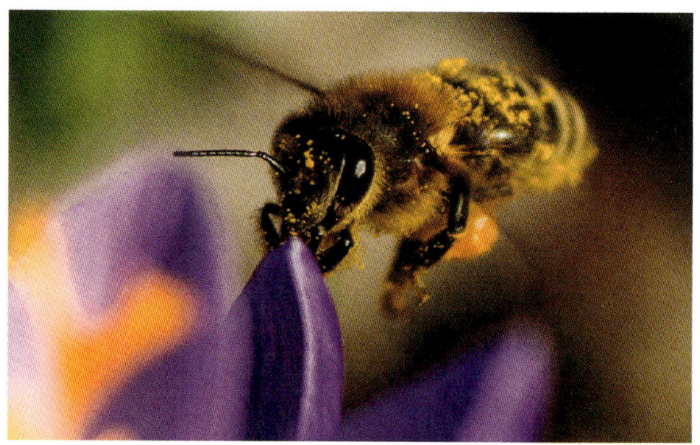

Pollenform- und Farbvielfalt

Die Pollenkörner sind zwischen 5 und 100 Mikrometer groß. Pollen verschiedener Pflanzenfamilien und -gattungen unterscheiden sich nach Größe, Form, Oberflächenstruktur und Farbe. Das breite Blüten- und Farbspektrum der Pollenkörnchen ist schön und sehr vielfältig von Gelb-, Orange-, Rot-, Violett- und Blaunuancen bis hin zu tiefem Schwarz.

Die Oberflächenstruktur kann rillig, porig oder gezackt sein. Interessant ist, dass miteinander verwandte Pflanzen ähnliche Pollenformen aufweisen. Das Bienenpollenhöschen gibt dem erfahrenen Imker also Auskunft über die Herkunft der Pflanze, denn die Pollenform und die Farbe weisen auf eine bestimmte Pflanze hin.

Pollenanalyse

Durch eine mikroskopische Pollenanalyse im Labor ist nachweisbar, was für ein Pollen im Honig ist oder ob ein Honig sortenrein ist, und gibt Auskunft über die Herkunft des Honigs. Dies lässt Rückschlüsse zu auf die Trachtpflanzen, die von den Bienen angeflogen wurden, was alles wichtige Kriterien für die Honiganalyse sind.

Was man beim Pollenkauf beachten sollte

Da das regionale Pollenangebot relativ gering ist und die Nachfrage stetig steigt, wird im Handel vorwiegend importierter Pollen angeboten. Pollen aus dem Ausland kann aber mit zu hohem Pyrrolizidinalkaloidgehalt belastet sein. Dabei handelt es sich um sekundäre Pflanzenstoffe, die in bestimmten Pflanzen wie Borretsch, Natternkopf, Wasserdost und Jakobskreuzkraut vorkommen und gesundheitsschädigend sind. Da in Deutschland bisher nur Senecio-Arten (darunter auch das Jakobskreuzkraut) wachsen, welche die Bienen als Nahrung kaum annehmen, ist das Risiko einer Belastung mit Pyrrolizidinen wesentlich geringer als bei Importware. Kritisch sind insbesondere Pollen aus Australien, Neuseeland und Südamerika, wo großflächig Natternkopfbestände auftreten können.
Über den Pollen gelangen diese Stoffe auch in den Honig. Hauptexporteure in Europa sind Spanien und Ungarn.

Beim Einkauf hinsichtlich Reinheit und Qualität sollte Folgendes beachtet werden:

- Der Pollen wurde auf Pyrrolizidinalkaloide hin überprüft und vollständig analysiert.
- Der Pollen wurde auf Antibiotika, Pestizide oder gentechnisch veränderten Pollen hin überprüft.
- Der Pollen stammt aus naturbelassenen Regionen.
- Der Pollen ist biozertifiziert.
- Der Pollen wurde schonend getrocknet.

Aufbewahrung

Blütenpollen sollten in einem Glas kühl (nicht über 25 °C) und trocken gelagert werden. Direkte Sonneneinstrahlung sollte vermieden werden. Verändert sich der Geschmack von süß zu säuerlich, kann der vergorene Pollen nicht mehr verzehrt werden.

Inhaltsstoffe

Blütenpollen sind wahre Kraftspender mit einem hohen Nährwert. Je nach Herkunft, Erntezeitpunkt und Lage variieren die Zusammensetzungen der Inhaltsstoffe.

Folgende Durchschnittswerte geben Auskunft über die wertvollen Polleninhaltsstoffe:

- 30 % Wasser bei frischen Blütenpollen oder 4 bis 6 % Wasser bei getrockneten Blütenpollen
- 30 bis 42 % Proteine/pflanzliches Eiweiß
- Etwa die Hälfte davon sind essenzielle Aminosäuren. Diese können vom Körper nicht selbst synthetisiert werden und müssen zugeführt werden. Die lebenswichtigen Vitalstoffe steuern den Zell- und Knochenaufbau und spielen eine elementare Rolle für den Gehirnstoffwechsel und für ein intaktes Immunsystem. Blütenpollen enthalten mehr Proteine als jede andere tierische Quelle. Die Proteine können sofort vom Körper aufgenommen und verwertet werden.
- 20 bis 35 % Kohlenhydrate. Der Zuckeranteil besteht überwiegend aus Fructose, Glucose und Saccharose.
- 2 bis 3 % Vitamine mit einem breitem Vitaminspektrum (gesamter Vitamin B-Komplex, Vitamin A, C, D, E und K)
- 2 bis 3 % Mineralstoffe und Spurenelemente
- 2 bis 4 % ungesättigte und gesättigte Fettsäuren
- 1 bis 3 % nicht identifizierten Inhaltsstoffe
- Weiterhin liefert frischer Pollen über 1000 aktive Enzyme.
- Außerdem enthält Pollen seltene und komplexe fettähnliche cholesterinsenkende Lecithine, Polyphenole, Antioxidantien wie Carotinoide und Rutin
- sowie hormonähnliche und antibiotisch wirkende Stoffe.
- Zudem enthält Pollen charakteristische Farbstoffe, die es je nach Pollenart in 500 Farbnuancen gibt.

Heilwirkung von Pollen

Pollen enthält Vitalstoffe und Vitamine, die lebenswichtig für den Organismus sind, und sorgt für ein gesundes Immunsystem.
Im Alter verliert der Organismus die Fähigkeit zur Aufnahme von Vitalstoffen, hierbei wirken Pollen bei regelmäßiger Einnahme als wahrer Jungbrunnen.
Die kleinen Körnchen stärken die Körperabwehr und liefern viel Energie.

Insbesondere die im Pollen essenziellen Aminosäuren, die der Körper nicht selbst herstellen kann, fördern die Durchblutung und den gesamten Stoffwechselorganismus.
Rubin, eines der zahlreichen Antioxidantien, verbessert die antioxidative Fähigkeit, stärkt Blutgefäße in Herz und Hirn und erleichtert geistige Arbeit.
Pollen macht Appetit und liefert pure Sonnenenergie, besonders bei längerer Erkrankung, zur Rekonvaleszenz und zur Verbesserung des gesundheitlichen Allgemeinbefindens.
Pollen reguliert die Tätigkeiten des Magen-Darm-Traktes und regt die Verdauungsvorgänge an.
Er wirkt sich äußerst positiv auf die Darmtätigkeit und Durchblutung der Darmschleimhaut aus, reguliert die Darmtätigkeit und hilft zuverlässig sowohl bei Durchfall als auch bei Verstopfung. Gleichzeitig schützen die Pollenkörnchen vor einer Zerstörung der Mikroflora und fördern die Aufnahme von Probiotika. Bei Gärungs- und Fäulnisvorgängen werden schädliche Darmbakterien abgewehrt und die Darmflora normalisiert.
Pollen wirken als natürliches Antibiotikum gegen verschiedene Bakteriengruppen wie Streptokokken.
Die kleinen Kraftkörnchen fördern die Glucosespeicherung und die Entgiftungsfunktionen der Leber.

Dank der Carotinoide und enthaltenen Riboflavine stärkt Pollen die Sehkraft und schützt den Körper vor Schäden der freien Radikale und Muskelschwund.

Zusammengefasst wirken Pollen

- antibakteriell, antiviral
- antioxidativ
- tonisierend
- entzündungslindernd
- immunsystem-, körperabwehrstärkend
- stoffwechselanregend
- kapillarfestigend
- appetitregulierend
- verdauungsfördernd, -anregend
- darmregulierend
- durchblutungsfördernd
- kapillar- und herzstärkend
- cholesterinsenkend
- leberentgiftend
- nervenstärkend
- geschlechtsdrüsenstimulierend
- sehkraftfördernd

Pollen wirkt langsam und nachhaltig.

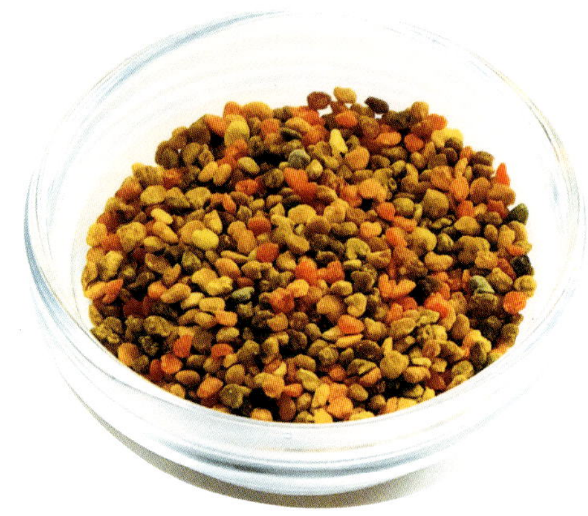

Indikationen

Innere Anwendung

Pollen findet als Heilmittel und Lebenselixier folgende Anwendungen:

- zur Stärkung des Immunsystems
- zur Widerstandsfähigkeit gegen Infektionen und um vorzeitigem Altern entgegenzuwirken
- zur Rekonvaleszenz nach langer Krankheit, zur Stärkung des körperlichen und psychischen Allgemeinzustandes
- als Energie- und Kraftspender bei Müdigkeit, körperlicher Belastung, Schwächezuständen, Erschöpfung
- bei Konzentrationsschwäche wie zur Prüfungsvorbereitung (Die Aminosäuren stimulieren das Gedächtnis und verbessern die Konzentration und Aufmerksamkeit.)
- bei Alterskrankheiten generell, chronischer Müdigkeit, Gedächtnisstörungen
- zur Nervenstärkung (Das Lecithin steigert die Gehirnaktivität und stärkt das Nervensystem.)
- zur Verbesserung der Sehkraft
- bei Appetitlosigkeit und Untergewichtigkeit besonders bei Kindern, älteren Menschen und chronisch Kranken
- um die Darmtätigkeit und die Darmflora zu verbessern, um den Darm aufzubauen, nach Antibiotikagaben
- bei akuten und chronischen Dünndarmentzündungen
- bei Blähungen, Durchfall, Verstopfung
- bei Magen- und Darmentzündungen, bakterieller Gastritis
- bei Lebererkrankungen und um die Entgiftungsfunktionen der Leber zu unterstützen
- bei erhöhten Cholesterinwerten
- zur Vorbeugung von Herzerkrankungen
- bei Durchblutungsstörungen allgemein, Zerebralsklerosen, Durchblutungsstörungen der Beine
- bei Unfruchtbarkeit, männlicher Sterilität, Prostataerkrankungen wie Prostatitis, Prostataadenom, Prostatavergrößerungen, hormonellen Fehlregulationen
- zur Krebsprävention und um die Nebenwirkungen einer Chemotherapie zu reduzieren (Pollen verbessert die Zellatmung und reguliert den Zellstoffwechsel bei Entgleisungen.)
- für eine gesunde Haut, zum Hautschutz vor Austrocknen, bei Ekzemen und Hautirritationen wie Schuppenflechte
- bei Haarausfall, um das Haarwachstum zu fördern und zur Verbesserung der Kopfhautdurchblutung
- bei Knochenbruch, zur Förderung der Kallusbildung
- zum Schutz vor Allergien und Asthma (Blütenpollen verringern den Histaminspiegel im Blut und verhindern Allergien. Vor allem zur Desensibilisierung bei Heuschnupfen haben sich Blütenpollen als äußerst wirkungsvoll erwiesen.)
- bei schwächlichen Kindern, zur Förderung der Bildung von roten Blutkörperchen
- ausgleichend und belebend für die Psyche (Hilft bei Angstzuständen, erhöhter Reizbarkeit, Schlaflosigkeit, Kopfschmerzen, Schwindel und Nervenschwäche und hebt das physische und geistige Leistungsvermögen an.)

Pollen als Superfood

Blütenpollen wären die ideale Astronautennahrung schlechthin, denn wenn man sich über Monate ausschließlich von Pollen ernähren würde, käme es zu keinen Mangelerscheinungen. Lediglich das Defizit an Ballaststoffen könnte zu Darmträgheit und Stuhlverstopfung führen.

Als Vollwertnahrung enthalten Pollen alle lebensnotwendigen Vitamine, Nährstoffe, Spurenelemente, Enzyme, Mineralien, Fettsäuren und sie sind extrem reich an Proteinen. Blütenpollen enthalten mehr Proteine als jede andere tierische Quelle und eignen sich hervorragend als wertvoller Proteinspender für Athleten, Bodybuilder, Vegetarier und Veganer.

30 g Blütenpollen pro Tag decken den Eiweißbedarf des erwachsenen Menschen.

Pollenanwendung beim Menschen

Traditionell kauen Imker den Pollen gründlich, damit er sich langsam im Gaumen auflöst. Um Verwertbarkeit jedes einzelnen Pollenkörnchens zu verstehen, sollte man wissen, wie ein Pollenkorn aufgebaut ist.

Der Aufbau eines Pollenkorns

Jedes Pollenkörnchen besteht im Innenbereich aus einer kleinen generativen Zelle und einer großen vegetativen Zelle.

Die äußere Pollenwand besteht aus zwei Schichten: der inneren feinen, dünnen zellulosehaltigen Schicht (Intine) und der äußeren, wasserundurchlässigen widerstandsfähigen Schicht (Exine).

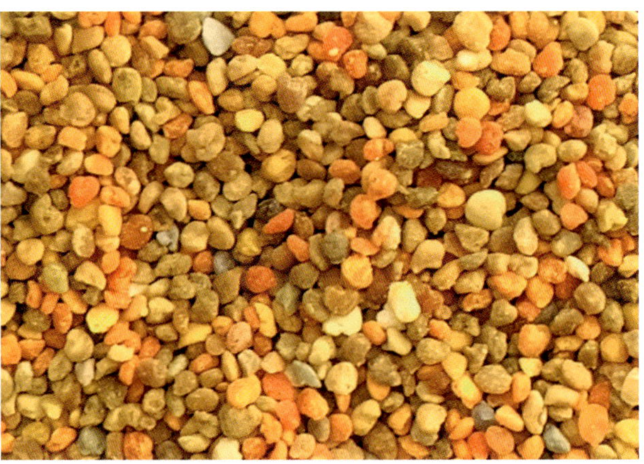

Diese dicke, stabile Außenwand, das sogenannte Sporoderm, schützt vor äußeren Einflüssen wie Temperatur, Umweltgiften oder Strahlung.

Um die Pollenkörner richtig aufzuschließen und für die Verdauung besser verwertbar zu machen, müssen die harten, sehr widerstandsfähigen Wände aufgebrochen bzw. aufgelöst werden, damit die Pollenkörner ihre heilkräftigende Wirkung voll entfalten können.

Pollen pur zu schlucken wäre erstens nicht sehr wirkungsvoll und zweitens verursacht purer grobkörniger Pollen Verstopfung.

Bei purer Polleneinnahme sollten die Körnchen intensiv und gut gekaut werden, um sie dann langsam auf der Zunge zergehen zu lassen, damit die Wirkstoffe von den Schleimhäuten aufgenommen werden können.

Milchsäure- oder fruchtsäurevergorener Pollen ist leichter verdaulich. Der Magen benötigt weniger Arbeit, um die wertvollen Proteine aufzuspalten, und der Körper verstoffwechselt sie besser.

Zur Aufschließung des Pollens haben sich folgende Zubereitungen bewährt:

- Die Tagesration Pollen wird in ein Glas Orangensaft gegeben oder mit säurehaltigem Fruchtsaft oder Sauerkrautsaft vermischt, dann wird 1 EL Honig hinzugefügt. Die Mischung über Nacht stehen lassen. Die Fruchtsäure fördert das Aufschließen der Pollen und die Inhaltsstoffe werden besser vom Verdauungstrakt aufgenommen.
- Die Tagesration Pollen wird mit milchsäurehaltigen Lebensmitteln wie Joghurt, Buttermilch, Hüttenkäse oder Quark vermischt.
  Zusätzlich kann 1 EL Honig hinzugefügt werden. Diese Mischung sollte man mindestens eine Stunde, besser noch 12 Stunden vor Verzehr aufquellen lassen.
- Man kann Pollen auch direkt mit Honig mischen (siehe Seite 97 ff. Pollenhonig).

Pollen sollte nicht in heißen Getränken aufgelöst werden, da er bei Erhitzung seine Wirksamkeit verliert.

Pollentest auf Überempfindlichkeit

Um eine Unverträglichkeit auszuschließen, sollte ein Blütenpollenkorn unter die Zunge gelegt werden, bis es von der Schleimhaut absorbiert wird, wodurch die Inhaltsstoffe direkt in den Blutkreislauf gelangen. Treten am ersten Tag keine Symptome auf, sollte der Test sicherheitshalber am nächsten Tag noch einmal wiederholt werden. Wenn keine Nebenwirkungen aufgetreten sind, kann mit der Polleneinnahme begonnen werden.

Innere Anwendung

Für Gesunderhaltung, Vitalität und Energie kann Pollen regelmäßig eingenommen werden.

Tagesdosis Kind

Morgens und abends jeweils
¼ TL Blütenpollengranulat
Bei Kinder sollte man langsam mit 3 Blütenpollenkörnern starten und alle paar Tage die Dosis um 2 Körner erhöhen, bis eine Dosierung von ½ TL erreicht ist.

Tagesdosis Erwachsener

Morgens und abends jeweils
1 gestrichener TL Blütenpollengranulat
Mit der empfohlenen täglichen Verzehrmenge von 2 TL werden ca. 10 g Blütenpollen aufgenommen.

Man beginnt beim Erwachsenen mit 1 TL.
Die Blütenpollen sollten am besten auf nüchternen Magen etwa 30 Minuten vor dem Frühstück eingenommen werden.
So können die Nährstoffe sehr gut im Körper aufgenommen werden und sich entfalten.

Pollen können mit Saft, Smoothie, Joghurt, Apfelmus oder Müsli vermischt werden (siehe auch Zubereitungen links oben).

Pollenkur
Für therapeutische Zwecke empfiehlt es sich, eine vierwöchige Pollenkur durchzuführen. Eine Pollenkur kann bis zu dreimal im Jahr gemacht werden.

Tagesdosis
1 bis 3 TL Blütenpollengranulat
Mit 1 TL beginnen und die Dosis langsam auf 3 TL steigern. Bei Kindern wird die Dosis halbiert.

Prophylaxe durch Desensibilisierung bei Pollenallergikern
Um die körpereigene Immunaktivität gegenüber Pollenallergenen wie bei Heuschnupfen zu stärken, empfiehlt es sich, in einer Nichtallergiesaison wie im Winter langsam und in kleinen Mengen täglich Pollen einzunehmen. Wichtig ist, dass heimischer Pollen aus der Region zur Desensibilisierung, am besten unter therapeutischer Aufsicht, eingenommen wird. Die natürliche Immunstimulation ist ein guter Schutz für die kommende Pollensaison.

Nebenwirkungen und Gegenanzeigen
In einzelnen Fällen können Darm- und Magenbeschwerden auftreten. Bei Auftreten von Nebenwirkungen entweder die Dosierung verringern oder einen naturheilkundlichen Arzt oder Heilpraktiker aufsuchen.

Personen mit Nierenerkrankungen sollten sich vor der Polleneinnahme bei ihrem Arzt beraten lassen.

Um sicher zu gehen, ob Sie Pollenallergiker sind, suchen Sie einen Allergologen auf, der mit einem Hauttest feststellt, ob Sie Pollenallergiker sind. Bei allergischen Reaktionen sollte Pollen sofort abgesetzt werden. Diabetiker müssen berücksichtigen, dass Blütenpollen den Blutzuckerspiegel erhöhen.

Pollenanwendung beim Tier

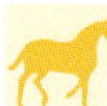

Eine pure Polleneinnahme ist beim Pferd eher unüblich. Zudem müssten größere Pollenmengen verfüttert werden, was über einen Zeitraum von mehreren Wochen sehr kostenintensiv wäre.
Da Pferde die wertvollen Inhaltsstoffe des Pollens ohnehin nicht richtig aufschließen können, kann eine Pollenhonigmischung unters Futter zu gemischt werden (siehe Seite 97 ff.).

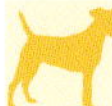

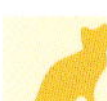

Blütenpollen sind für die Haustiere eine vitalstoffreiche Nahrungsergänzung, da Pollen sehr nährstoff- und vitaminreich ist, die körpereigene Immunabwehr stärkt und für Energie, Vitalität und Gesundheit sorgt.
Pollen eignet sich besonders zur Kräftigung für ältere oder geschwächte Tiere, Welpen und Kitten, da er zudem den Zellstoffwechsel und die Durchblutung anregt und belebend und vitalisierend wirkt.

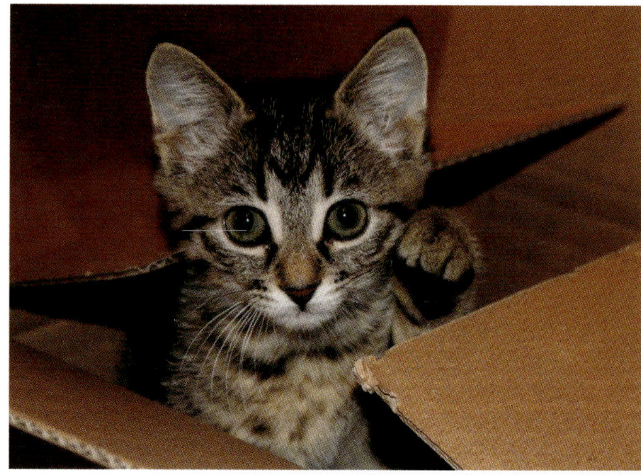

Hunde und Katzen brauchen tierisches Eiweiß!

Beim Menschen decken 30 g Pollen den täglichen Eiweißbedarf. Im Vergleich zum Menschen sind Hund und Katze primär Fleischfresser (Karnivoren).
Daher hat tierisches Eiweiß eine höhere Wertigkeit als pflanzliches Eiweiß, tierische Aminosäuren entsprechen eher dem Körpereiweiß von Hund und Katze und die tierischen Proteine sind wesentlich verdaulicher. Für Hund und Katze ist tierisches Eiweiß essenziell.
Pollen kann (bei Zufütterung von ausschließlich rein pflanzlichem Eiweiß) auf keinen Fall den Eiweißbedarf bei Hund und Katze decken, was momentaner Trend bei Tierbesitzern ist, die ihre Haustiere rein vegetarisch oder gar vegan ernähren.
Hund und vor allem Katzen sind und bleiben Fleischfresser.

Blütenpollen werden innerlich bei Hund und Katze bei folgenden Indikationen angewendet:

- zur Stärkung des Immunsystems
- zur Steigerung der körpereigenen Abwehr
- bei allgemeiner Schwäche, als Energiespender besonders beim älteren Tier
- zur Rekonvaleszenz und Kräftigung während und nach langer Erkrankung und Operation
- zur Verbesserung des Allgemeinbefindens
- unterstützend zur Krebstherapie
- bei allergischen Atemwegsbeschwerden
- bei Appetitlosigkeit, als Appetitregulierer beim untergewichtigen Tier
- zur Förderung der Darmtätigkeit und der Darmflora
- bei akuten und chronischen Dünndarmentzündungen
- bei Blähungen, sowohl bei Durchfall als auch bei Verstopfung
- bei Magen- und Darmentzündungen (Bei Gärungs- und Fäulnisvorgängen werden schädliche Darmbakterien abgewehrt und die Darmflora normalisiert.)
- nach Antibiotikagaben (Pollen fördern die Aufnahme von Probiotika und helfen die Darmflora wieder aufzubauen.)
- unterstützend zur Stärkung der Leber und der Entgiftungsfunktionen
- bei erhöhten Cholesterinwerten
- bei Fell- und Hautproblemen

Für die Gesunderhaltung und zur Stärkung des Immunsystems kann Pollen bei Hund und Katze regelmäßig oder kurmäßig über vier Wochen verabreicht werden. Pollen eignet sich nicht als Dauermedikation.

Blütenpollen-Allergietest

Auch Tiere können allergisch auf Pollen reagieren, was aber äußerst selten vorkommt. Sicherheitshalber sollte getestet werden, ob die Vierbeiner überempfindlich auf Pollen reagieren.
Zu Beginn werden zwei Pollenkörnchen (bei der Katze ein Pollenkörnchen) in einem Klecks Joghurt, Hüttenkäse oder Honig eingeweicht und dem Tier direkt gegeben oder unters Futter gemischt.
Treten am ersten Tag keine allergischen Symptome auf, so kann die Dosis am zweiten Tag auf vier Pollenkörnchen (bei der Katze auf zwei Pollenkörnchen) erhöht und über mehrere Tage um jeweils zwei Pollenkörnchen (bei der Katze um ein Pollenkörnchen) gesteigert werden.
Damit die wertvollen Inhalts- und Vitalstoffe des Pollenkorns vom Organismus aufgenommen werden, sollte das Pollengranulat in Joghurt, Hüttenkäse oder mit

Honig vermischt vor der Fütterung eingeweicht werden. Eine weitere Option ist der leckere Pollenhonig (siehe Seite 97 ff.), der entweder pur oder übers Futter gegeben wird.

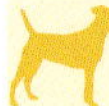

Tagesdosis/Fütterungsempfehlung

Kleine Hunde	¼ TL
Mittelgroße Hunde	½ TL
Große Hunde	1 TL

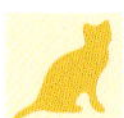

Tagesdosis/Fütterungsempfehlung

Kleine Katzen	1 Messerspitze
Große Katzen	¼ TL bis zu ½ TL

Natürliche Desensibilisierung bei vierbeinigen Pollenallergikern

Pollengeplagte Tiere leiden besonders von Februar bis September unter den typischen Allergiesymptomen wie Augenentzündungen mit tränenden und geröteten Augen, juckende Hautausschläge, Anschwellen der Atemwege bis hin zum Asthma. Hier eignet sich eine pflanzliche Desensibilisierung mit heimischen Pollen vom Imker aus Ihrer Nähe.

Am besten unter der Aufsicht des Tierarztes oder des Tierheilpraktikers wird im November eine kleine Dosis Pollen verabreicht, welche bis zum Winterende langsam aber stetig gesteigert wird. Diese Immunstimulation ist dann im Frühjahr ein guter Schutz gegenüber Überempfindlichkeitsreaktion bei Pollenflug.

Nebenwirkungen und Gegenanzeigen

Selten können Magen- und Darmbeschwerden auftreten. Bei Tieren mit Nierenerkrankungen und Diabetes sicherheitshalber keinen Pollen verabreichen. Bei allergischen Reaktionen sollte Pollen sofort abgesetzt werden.

Wunderbrei für Hunde nach Aldington

Dieses altbewährte Rezept enthält jede Menge Vitalstoffe und wird von Hunden liebend gern gefressen! Als „Fitmacher-Kur" eignet sich der Wunderbrei besonders für ältere und geschwächte Hunde zur Immunstärkung, bei Appetitmangel, während des Fellwechsels und zur Rekonvaleszenz nach langer Krankheit oder Operation.

Zudem ist der nährstoff- und vitaminreiche „Wunderbrei" eine kulinarische Bereicherung für Hunde, die ausschließlich von Fertigfutter ernährt werden.

Zutaten für einen mittelgroßen Hund

- 1 TL Blütenpollen (Imker, Reformhaus, Bioladen)
- 1 TL geschrotete Eierschalen (Eierschalenmehl)
- 1 TL Meeresalgenpulver (*oder Spirulina)
- 1 TL Honig
- 1 TL Sahne
- 1 TL Sonnenblumenöl
  (*oder kalt gepresstes Rapsöl, Leinöl)
- 1 TL Hefepulver (*oder Hefeflocken)
- 1 TL Apfelessig

* Bei dem angegebenen Rezept handelt es sich um das Originalrezept, welches durch Zutaten in den Klammern abgeändert werden kann.

Zubereitung

Die Zutaten miteinander verrühren und so lange stehen lassen, bis sich die Pollen aufgelöst haben.

Am besten wäre ist es, die Mischung über Nacht einwirken zu lassen.

Man kann den immer frisch zubereiteten Wunderbrei einmal pro Woche verabreichen oder als Kur über drei Wochen. Entweder unter das Futter mischen oder auflecken lassen. Auch Hühner und Enten lieben den Wunderbrei!

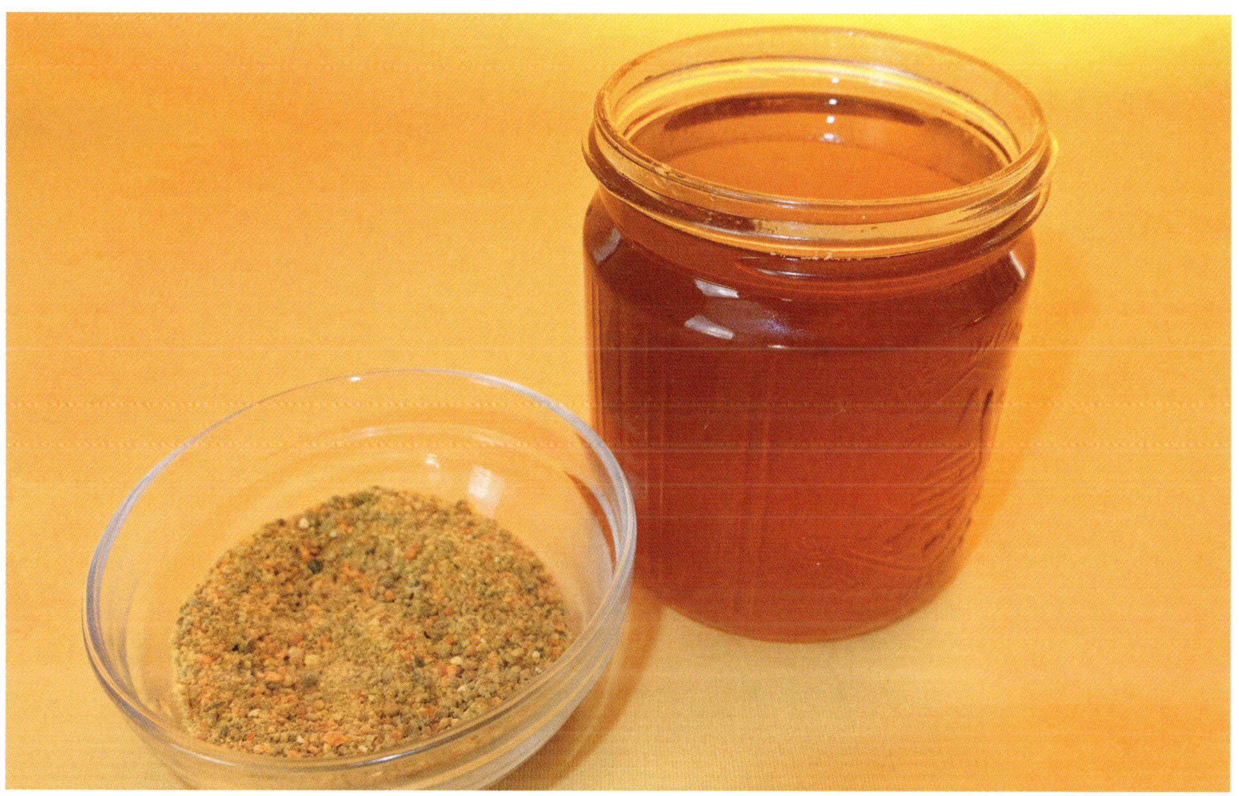

Pollenhonig selbst gemacht

Bienen schließen in einem wochenlangen Fermentationsprozess Honig mit Pollen auf, um ihn zu Bienenbrot umzuarbeiten und länger haltbar zu machen.
Ganz nach dem Vorbild der Bienen ermöglicht die Pollenhonigmischung das Aufschließen des Pollens und ist ein ideales natürliches Koservierungsmittel. Diese Kombination ist ein hervorragender Transporterstoff, der vom Organismus besonders gut aufgenommen wird und für den Darm verträglich ist. Diese kraftspendende Mischung ist nahezu unschlagbar und hat in der Therapie sehr gute Erfolge gezeigt.

Zutaten für 500 g Pollenhonig

- 330 g Wald- oder Akazienhonig
- 170 g getrockneter oder gefrorener Blütenpollen
- 10 ml Propolis-Tinktur zum Veredeln (optional)
- 1 steriles 500-ml-Glas zum Einfüllen

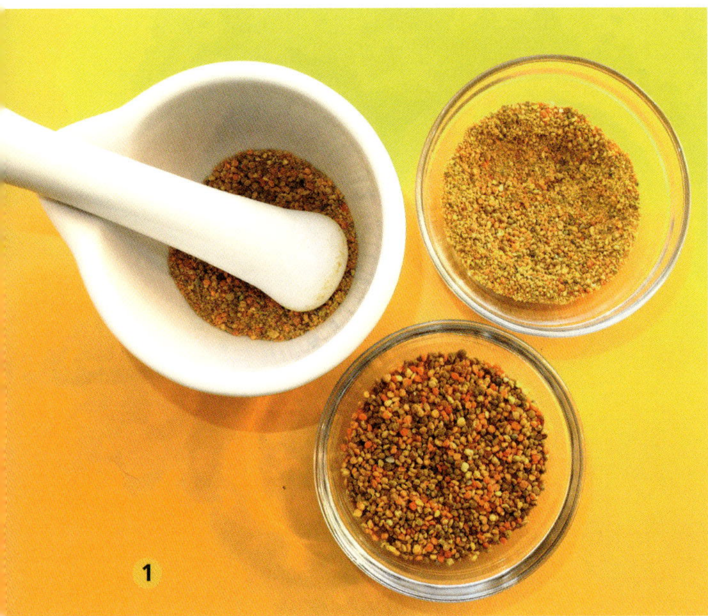

1

Zubereitung

Damit sich der Pollen besser im Honig auflöst, sollte dieser mit einer Kaffeemühle gemahlen oder mit einem Mörser fein zerkleinert werden (Abb. 1).
Den zermahlenen Pollen in den Honig geben und so lange verrühren, bis eine cremige Konsistenz entsteht (Abb. 2). Um festen Honig flüssiger zu machen, kann dieser im Wasserbad vorsichtig bis 40 °C erhitzt werden.
Um die Wirksamkeit zu intensivieren, können noch 10 ml Tropfen Propolis-Tinktur eingerührt werden (Abb. 3).

Den Pollenhonig mindestens 14 Tage reifen lassen, damit die Schale der Pollenkörner aufgebrochen wird.
Die Pollenkörner bewirken eine rasche Kristallisation und der Honig wird schnell feincremig.

Lagerung

Der Pollenhonig mit getrockneten Pollen kann bei Zimmertemperatur aufbewahrt werden. Wird er mit frischen Pollen angesetzt, sollte er im Kühlschrank aufbewahrt werden.

Die Pollenhonigmischung ist therapeutisch vielfältig anwendbar, wie auf der Seite 91 (Indikationen) beschrieben. Zudem lässt sich der Pollenhonig wunderbar mit Heilkräutertees mischen. Er wird in den lauwarmen Tee oder alternativ in lauwarmes Wasser eingerührt und schluckweise getrunken. Bei purer Einnahme lässt man die wertvolle Mischung langsam auf der Zunge zergehen.

Pollenhonig aus der Region eignet sich besonders gut zur Desensibilisierung bei Pollenallergie und Heuschnupfen (siehe Seite 94).

Pollenhonigkur

Hier können Sie Ihrem Körper viel Gutes tun. Ob bei Magen- und Darmbeschwerden, zur Darmsanierung, unterstützend bei Lebererkrankungen, ernährungsbedingten Erkrankungen, bei Mangelerscheinungen, geistiger und körperlicher Erschöpfung – die Pollenhonigkur ist zur Stärkung des Gesamtorganismus eine wahre Bereicherung und schenkt Vitalität, Gesundheit und neue Lebensenergie.
Hier wird die Tagesration über sechs bis acht Wochen regelmäßig eingenommen. Dann sollte ein Monat pausiert werden.

Empfohlene Tagesdosis

15 bis 30 Minuten vor jeder Mahlzeit 1 bis 2 TL Pollenhonig einnehmen. Beim Kind wird die Dosis halbiert.

Der Pollenhonig ist eine gute Nahrungsergänzung bei physischen und psychischen Erschöpfungszuständen, bei erhöhter Anspannung, zur Stärkung beim schwachen und kranken Pferd, zur Rekonvaleszenz bei chronischen Erkrankungen und nach Operationen. Pollenhonig steckt voller Vitalstoffe und wirkt als Immunstärker und vitalisierender Jungbrunnen besonders beim älteren Pferd.

Tagesdosis/Fütterungsempfehlung

2 bis 3 TL Pollenhonig unters Futter mischen oder dem lauwarmen Mash beimengen.
Besonders in den tristen Wintermonaten eignet sich die Einnahme von Pollenhonig. Beim Pferd mit kleinen Mengen beginnen, um die Verträglichkeit zu testen.

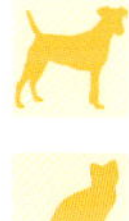

Der Pollenhonig ist auch für Hunde und Katzen ein wahrer Gesundbrunnen. Die Indikationen sind identisch wie auf der Seite 91 beschrieben. Pollenhonig besitzt besonders heilsame Kräfte und ist für die Gesunderhaltung absolut empfehlenswert!

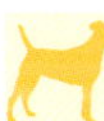

Tagesdosis/Fütterungsempfehlung

Kleine Hunde	¼ TL
Mittelgroße Hunde	½ TL
Große Hunde	1 TL

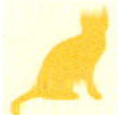

Tagesdosis/Fütterungsempfehlung

Kleine Katzen	¼ TL
Große Katzen	bis zu ½ TL

Wie auch beim Pollen sollte wegen der besseren Verträglichkeit mit kleinen Mengen begonnen werden.

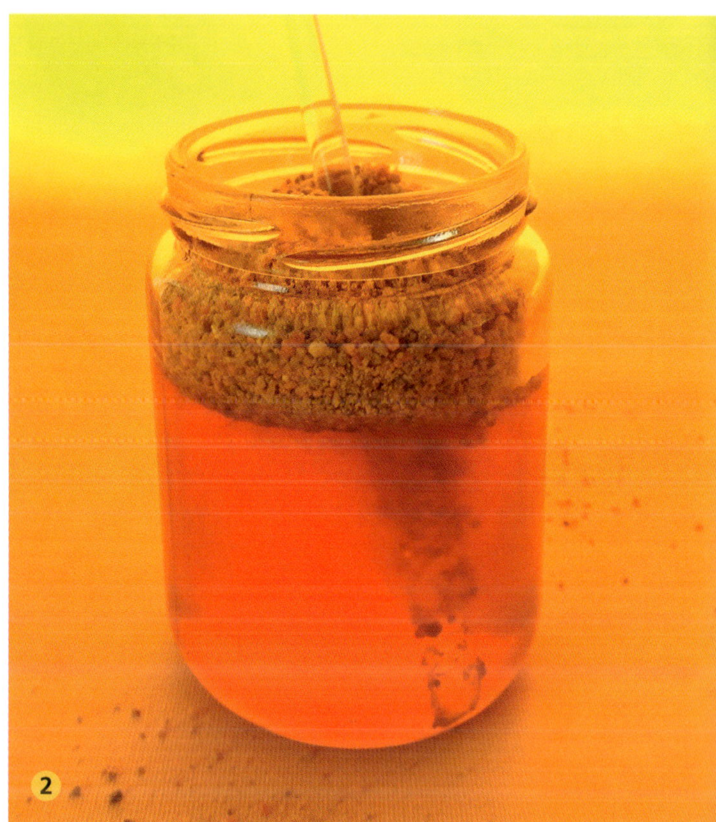

2

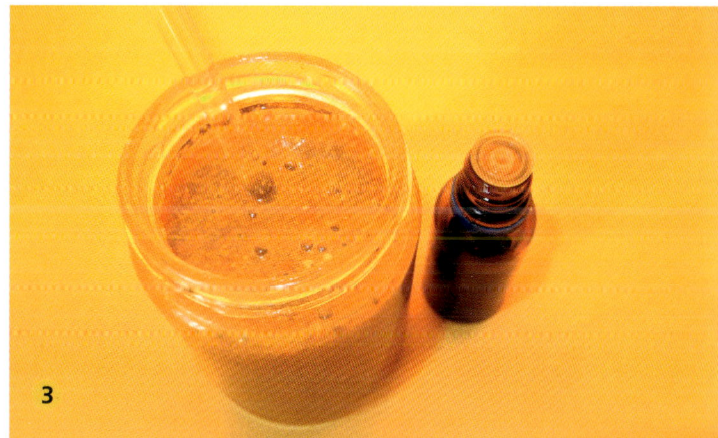

3

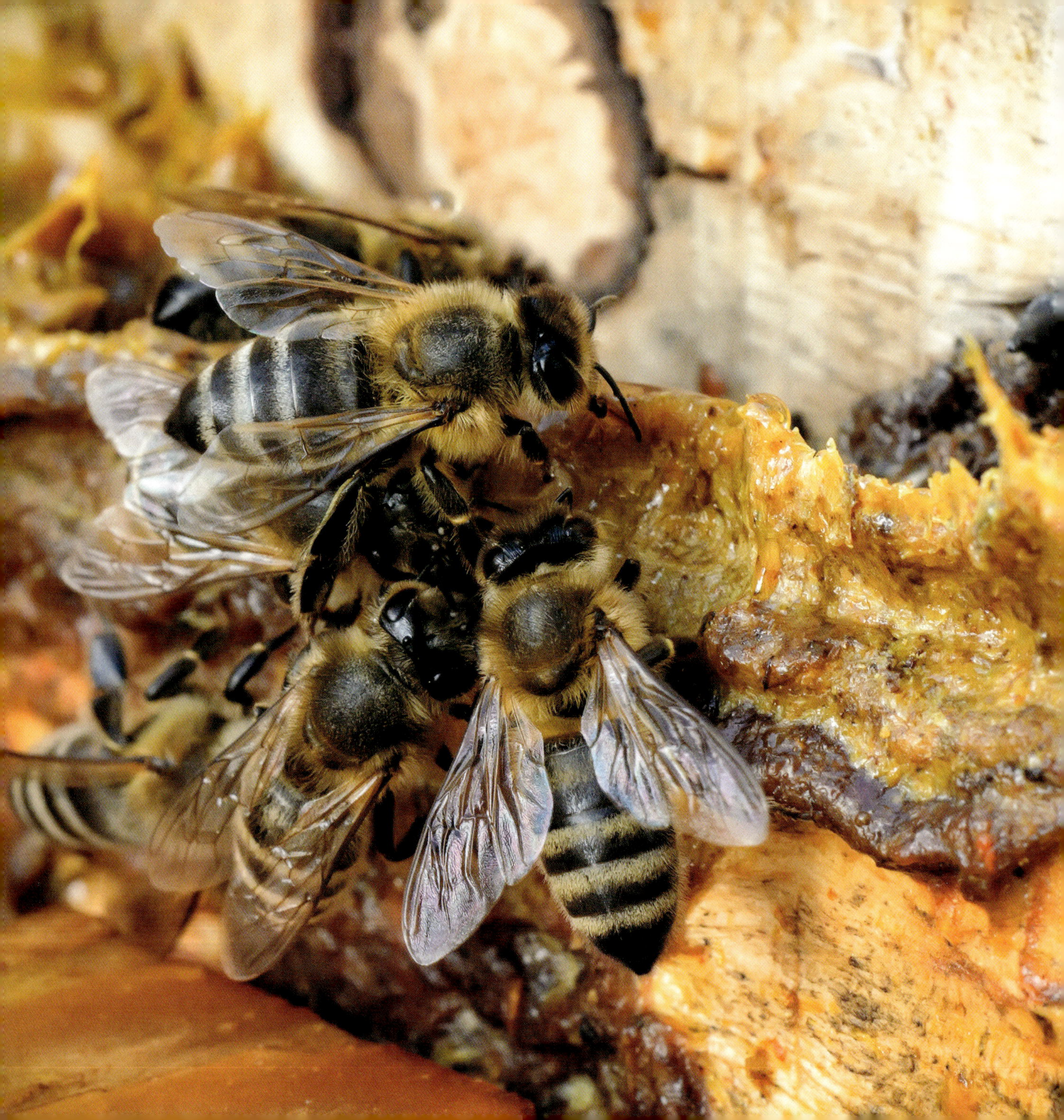

Propolis – Kittharz der Bienen und natürliches Antibiotikum

Der Name Propolis stammt aus dem Griechischen und leitet sich aus den griechischen Wörtern „Pro" = vor und „Polis" = Stadt ab und bedeutet so viel wie „Verteidigung der Stadt". Symbolisch meinte man damit die Wächter an den Stadtmauern, die rechtzeitig davor warnen, wenn ungebetene Gäste oder Feinde in die Stadt eindringen wollen.
So verhält es sich auch vor den Fluglöchern, Ritzen und Spalten im Bienenstock, welche die Bienen zur Gesunderhaltung des Volkes mit Propolis verkitten.
Besonders das Flugloch wird mit Propolis zum Schutz vor Kälte, Wind und vor allem Zugluft abgedichtet und eingeengt.

Dieses Kittharz der Bienen schützt vor Eindringlingen wie eingeschleppte Pilze, Bakterien und Viren, die im Stock bei warmen und feuchten Temperaturen (ca. 35 °C) optimale Wachstumsbedingungen vorfinden würden und eine existenzbedrohliche Gefahr für das Volk wären.
Der Bienenkitt verhindert, dass Krankheiten in den Bienenstock eindringen.
Auch größere Fremdkörper und getötete Eindringlinge wie eine Maus, die aus dem Bienenstock nicht heraustransportiert werden können, werden geschickt mit einer dünnen Propolisschicht überzogen und somit mumifiziert, damit sie nicht verschimmeln und keine Infektionsgefahr besteht.

Propolis ist das wichtigste Hygienemittel im Bienenstock. Forschungen ergaben, dass es im sauberen Bienenstock steriler ist als in einem Operationssaal.

Der Name „Propolis" veranschaulicht ebenso eine Hauptwirkung dieses von den Bienen produzierten Kittharzes: Es wirkt als natürliches Antibiotikum und verhindert, dass Krankheitserreger in den Bienenstock eindringen können.

Rohpropolis-Gewinnung durch die Biene

Bienen sammeln Propolis von harzspendenden Knospen und Baumrinden von Rosskastanie, Pappel, Nadelbäumen, Birke, Ulme, Erle, Weide, Buche und anderen regional unterschiedlichen Bäumen. Bäume sondern Harz ab, um sich vor Verletzungen zu schützen.
Für die Bienen ist es eine mühevolle, äußerst kräftezehrende und anstrengende Arbeit, den klebrigen, harzigen Stoff aufzunehmen, an den Hinterbeinen zu befestigen und zum Stock zu transportieren.
Noch während des Fluges wird das klebrige Harz mit körpereigenen Drüsensekreten vermischt.
Die Honigbienen verarbeiten die Substanz zusammen mit Wachs, Pollen und Speichel zu einem wirksamen harzigen Gemisch, das mehr als dreihundert verschiedene heilsame Komponenten in sich vereint.

Am Flugloch wird ihnen die Last von den Stockbienen abgenommen bzw. abgebissen, wo zur antimikrobiellen Prophylaxe alle Zellen mit Propolis überzogen werden, in welche die Bienenkönigin ihre Eier legt. Zudem werden im Stock Risse gekittet und zum Wetterschutz und zur Thermoisolation das Flugloch verkleinert. Überflüssiges Propolis wird für Notfälle gelagert.

Bienen brauchen Propolis zum Eigenschutz
Die Propolis-Erzeugung pro Bienenvolk schwankt zwischen 150 bis 300 g.
Einen Teil benötigen Bienen als Lebensgrundlage und zum Schutz vor Zugluft, denn Zugluft im Bienenstock verursacht enormen Stress.
Bei einem gänzlich vom Kittharz befreiten Bienenstock wäre das Volk schutzlos den Umwelteinflüssen ausgesetzt und könnte nicht überleben.
Daher entnimmt ein Imker aus Rücksichtnahme auf das Volk ausschließlich das Reservedepot der Bienen.

Rohpropolis-Gewinnung durch den Imker

Der Imker gewinnt das dunkle Kittharz durch vorsichtiges Abschaben an den verschiedenen Kittstellen oder durch das Auflegen eines feinmaschigen Kunststoffgitters, dessen störende Zwischenräume schnell von den Bienen verkittet werden.

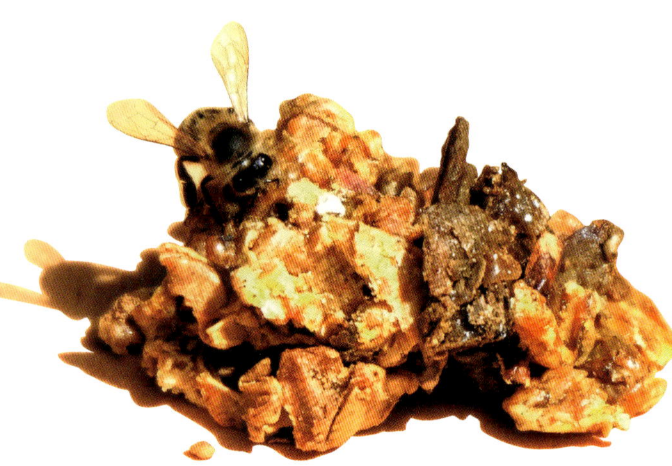

Wenn die Bienen instinktiv die Löcher vollständig mit Propolis abgedichtet haben, werden die Gitter entfernt und im Gefrierschrank gekühlt. Das nicht mehr klebrige Propolis wird durch die Kälte brüchig und kann dann leicht von den Gittern entfernt werden.

Das gewonnene Rohpropolis ist eine braungelbe, harzige und aromatisch riechende Masse, welche noch Verunreinigungen und kleine Holzteilchen aufweist. Für die weitere Verarbeitung ist das Rohpropolis zu reinigen.

Was man beim Propoliskauf beachten sollte

Ein Imker darf keine Auskunft über die heilsame Wirkungsweise von Propolis geben oder Propolis für Heilzwecke vermarkten. Propolis-Zubereitungen gelten grundsätzlich als Arzneimittel, die entsprechend dem Arzneimittelgesetz einer Zulassung bedürfen, und sind daher beim Apotheker als Arzneimittel zu beziehen.

Einige deutsche Herstellerfirmen beziehen das Propolis vom Imker, verarbeiten es fachgerecht und verkaufen die heilsamen Propolistinkturen, Propolis auf Wasserbasis und Propolispulver offiziell laut Kosmetikverordnung als Produkt zur Mundhygiene.

Der Imker darf jedoch Rohpropolis als Naturprodukt verkaufen.
Wie das Rohpropolis zur Propolistinktur und -pulver für den Eigenbedarf selbst hergestellt werden kann, erfahren Sie auf den Seiten 116 ff.

Durch zunehmende Umweltverschmutzung kommt es zu starken Verunreinigungen beim Propolis.
Zum Beispiel wird auf dem Markt schwarzes Propolis angeboten, welches dort entsteht, wo auch geteert

wird, und absolut wirkungslos ist. Zudem kann Propolis Pyrethroide (Insektizide) und Rückstände von Varroaziden (Mittel zur Bekämpfung von Milben) enthalten; besonders in Asien ist die Rückstandssituation unklar.
Bei der Qualität sollte darauf geachtet werden, dass das Propolis aus heimischen Gefilden möglichst vom Imker Ihres Vertrauens stammt oder biozertifiziert ist.

Wie erkenne ich ein hochwertiges Propolis?
Ein qualitativ hochwertiges Propolis kann an der Farbe erkannt werden, die von Gelbbraun, Rotbraun, Rostbraun bis Dunkelbraun variieren kann, jedoch ist reines Propolis niemals schwarz. Hierüber gibt beim Propoliskauf im Geschäft oder in der Apotheke ein Lichttest Aufschluss.

Lichttest

Das Braunglas-Fläschchen mit der Tinktur wird vor dem Kauf gegen eine Lichtquelle (Sonne oder Lampe) gehalten. Wenn Sie hindurchsehen können und eine bräunliche Färbung erkennen, so können Sie von einer guten Qualität ausgehen.
Kann man jedoch durch die Tinktur nicht hindurchsehen und erscheint die Flüssigkeit schwarz, so handelt es sich um minderwertiges Propolis und wahrscheinlich um verunreinigte Billig-Massenware aus Fernost, welche zunehmend den Markt überschwemmt.

Zudem ist es für die therapeutische Anwendung wichtig zu wissen, wie viel Propolis im Produkt enthalten ist, denn nur so kann die passende Dosierung gewählt werden. Bei seriösen Herstellern findet man diese Angabe auf der Verpackung.

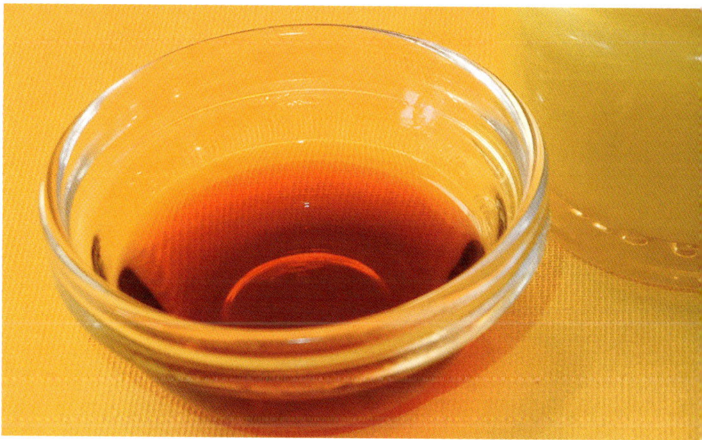

Propolistinktur.

Lagerung und Haltbarkeit

Wenn man Propolis kühl, luftdicht, trocken und lichtgeschützt lagert, behält es mindestens bis zu fünf Jahre lang seine Heilkraft. Bei Produkten aus Propolis hängt die Haltbarkeit vor allem vom jeweiligen Produkt ab, daher erweist es sich als schwierig, ein Mindesthaltbarkeitsdatum festzulegen. Frisch ist Propolis jedoch am wirksamsten. Der intensive aromatische Duft zu Beginn verringert sich bereits nach wenigen Wochen.

Inhaltsstoffe

Propolis ist ein Naturprodukt und besteht sowohl aus tierischem als auch aus pflanzlichem Gewebe. Eine vollständige Analyse der Bestandteile ist bis heute noch nicht entschlüsselt. Die Zusammensetzung von Propolis ist äußerst komplex und variabel und hängt von verschiedenen Faktoren wie Pflanzenquelle, Sammelort und Sammelzeit ab.

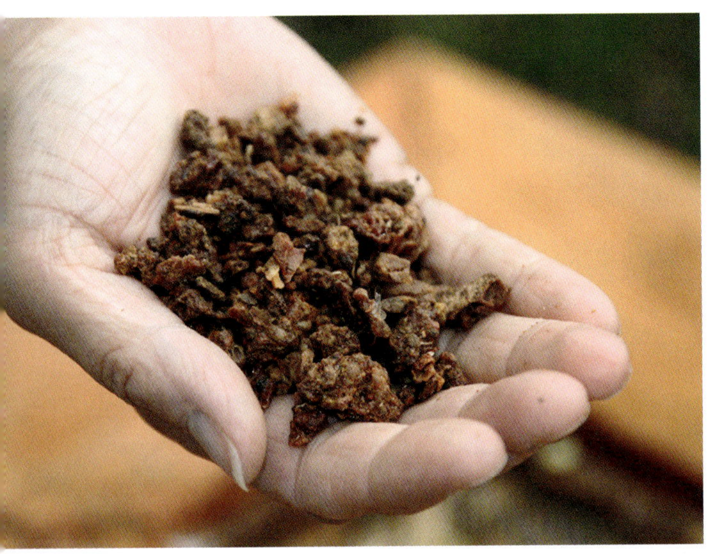

Aus diesem Grund kann Propolis nicht standardisiert werden; es können keine eindeutigen Beschreibungen dieses Stoffes gemacht werden. Bei den hier aufgelisteten Angaben handelt es sich um ungefähre Durchschnittswerte.

Propolis besteht aus über 200 verschiedenen Inhaltsstoffen, unter anderem aus:

- 50 bis 60 % Harz- und Balsamstoffe von Bäumen/Knospen
- 30 bis 55 % Bienenwachs
- 5 bis 10 % ätherische Öle
- 2 bis 5 % Blütenpollen
- 2 bis 5 % Mineralstoffe, Spurenelemente, Bienenenzyme und Zucker
- 3 % organische Stoffe
- 3 bis 25 % unlösliche Bestandteile (wie Wachs, Schlamm, Schwebeteilchen)

Die organischen und mineralischen Substanzen enthalten Vitamine (B-Gruppe, C und E), Fettsäuren (hauptsächlich Myristinsäure), Terpene, sekundäre Pflanzenwirkstoffe wie vierzig unterschiedliche Phlenolkomponenten, Flavonoide, Flavone, Koffeinsäure, Benzylkumurat, Gerbsäuren, Rutin, Salizylsäure, eine Menge an Mineralstoffen und Spurenelemente wie Chrom, Eisen, Kalzium, Kupfer, Magnesium, Mangan, Selen, Silizium und Zink.
Zudem enthält Propolis wertvolle Aminosäuren (Eiweißbausteine), die meist aus dem Pollenanteil stammen.
Glucoside, ätherische Öle, Farbstoffe und Enzyme ergänzen das reichhaltige Angebot.
Die stark antibiotische Wirkung beruht auf dem hohen Gehalt an Flavonoiden.

Heilwirkungen

Propolis kann man als das große Allheilmittel bezeichnen. Es weist ein immens breites Wirkungsspektrum auf, wovon Mensch und Tier zur prophylaktischen Gesunderhaltung und bei akuten und chronischen Erkrankungen profitieren.

Propolis gewinnt immer mehr an Popularität und wird zu Recht wegen seiner nebenwirkungsfreien Bekämpfung von Viren, Pilzen und besonders Bakterien als stärkstes natürliches Antibiotikum in der Naturheilkunde gerühmt.

Die im Propolis enthaltenen Zimtsäurederivate und Flavonoide wirken stark bakteriostatisch und bakterizid gegen verschiedene Bakterienstämme wie Escherichia coli, Mycobacterium tuberculosis, Staphylokokken, Streptokokken und Salmonellen. Propolis hilft auch, Helicobacter pylori (Bakterien, die Magengeschwüre hervorrufen) zu beseitigen. Zudem werden die Bakterien daran gehindert, sich an gesunde Körperzellen zu heften.

Propolis bekämpft nicht nur schädliche bakterielle Krankheitserreger, sondern besitzt auch stark antivirale Eigenschaften gegen Grippe- und Herpesviren, die ihn zu einem perfekten Allround-Begleiter in der Erkältungszeit machen.

Dank der enthaltenen Harze und seiner desinfizierenden Heilwirkung ist Propolis ein idealer Linderer bei Hals- und Rachenbeschwerden. Zudem besitzt das Kittharz antimykotische Eigenschaften und hilft gegen Haut-, Vaginal- und Fußpilz.
Auch verschiedene Parasiten wie die einzelligen Trichomonaden, welche die Geschlechtskrankheit Trichomoniasis verursachen, wehrt Propolis wirksam ab.

Als Immunstärker stimuliert Propolis den Organismus, was zu einer Steigerung der resistenten Kräfte des Organismus führt. Propolis stabilisiert das Immunsystem und regt die körpereigenen Abwehr- und Selbstheilungskräfte an.

Die Antioxidantien im Propolis neutralisieren freie Radikale, die für Zellverfall und Gewebeschäden verantwortlich sind. Des Weiteren werden der Stoffwechsel angeregt und die Durchblutung und die Verdauung gefördert.

Neueste Forschungen zeigen, dass Propolis die Acetylsalizylsäure (Bestandteil von Aspirin) in seiner entzündungshemmenden Wirkung um das Doppelte übertrifft.
Bekannt ist auch die stark schmerzstillende Wirkung, besonders bei rheumatischen Erkrankungen.

Als großer Wundheiler mit seinen entzündungshemmenden, zusammenziehenden, desinfizierenden, geweberegenerierenden und granulationsfördernden Eigenschaften wehrt Propolis als Infektionsschutz äußerlich ebenfalls Krankheitserreger wie Bakterien, Viren und Pilze ab, die über Wunden in die Haut eindringen könnten.

Zudem regt Propolis das Zellwachstum an, was ebenfalls dem Genesungsprozess zugute kommt, und fördert die Zellregeneration und Zellerneuerung von Haut und Schleimhäuten.

Hierbei handelt es sich in komprimierter Form um wichtige Anwendungen, jedoch kann Propolis mit über siebzig verschiedenen Heilwirkungen aufwarten und besitzt noch mehr Heilpotenzial und Heilkräfte, die es zu erforschen gilt.

Zusammengefasst wirkt Propolis
- antibiotisch
- antiviral
- antimykotisch
- antiparasitär
- antioxidativ
- entzündungshemmend
- schmerzlindernd
- antimutagen und antikarzinogen
- verdauungs- und galleflussfördernd
- entkrampfend
- immunstimulierend, immunmodulierend
- regenerierend und durchblutungsfördernd
- stoffwechselanregend
- zellerneuernd
- desinfizierend
- wundheilungsfördernd

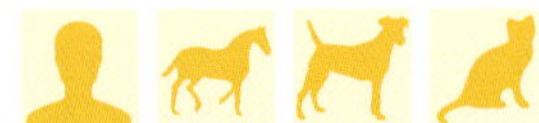

Indikationen

Innere Anwendung

Propolis hilft, heilt und schützt Mensch und Tier und wird angewendet

- als Immunstärker der körpereigenen Abwehrkräfte
- zur Kräftigung, Stärkung und Steigerung des Leistungsfähigkeit
- zum Schutz vor grippalen Infekten
- bei Infektionen der oberen Atemwege, Rachen- und Kehlkopfentzündungen
- bei Bronchitis, Nebenhöhlenentzündung
- bei Bronchialasthma, gegen Heuschnupfen
- bei Gingivitis (Zahnfleischentzündung), Parodontitis, Zahnfäule, Mundgeruch
- bei Mandelentzündung
- zur Anregung des Kreislaufs
- zur Senkung der Blutfettwerte
- bei Bluthochdruck
- zur Herz- und Leberstärkung
- bei Herzmuskelschwäche, Herzrhythmusstörungen
- bei Gastritis
- unterstützend bei Magengeschwür
- bei Darminfektionen, unterstützend bei Darmkrebs
- zur Darmsanierung, auch zur Nachbehandlung nach Antibiotikaeinnahme
- als nebenwirkungsfreie Alternative zu Antibiotika, da die Darmflora nicht angegriffen wird
- bei Antibiotikaresistenz (Im Gegensatz zu Antibiotika werden im Körper keine resistenten Bakterienstämme gegen Propolis gebildet!)
- zum Schutz vor bösartigen Tumoren und zum Schutz der inneren Organe gegen Chemotherapeutika
- bei Nieren und Harnwegserkrankungen, Blasenentzündung
- bei Gelenkentzündungen (innerlich und äußerlich)
- bei Durchblutungsstörungen (innerlich und äußerlich)
- bei Nervenleiden

Äußere Anwendung

Äußerlich wird Propolis angewendet

- bei schlecht heilenden Wunden, Brandwunden, Geschwüren
- bei Ekzemen, Hautentzündungen, Akne
- bei Urtikaria (Nesselsucht)
- bei Zahnfleischentzündungen, Parodontitis
- bei empfindlichen Zähnen, zur Verbesserung des Zahnschmelzes
- gegen Herpesbläschen
- bei Hautpilz, Fußpilz
- bei Nagelbettentzündung (Mensch)
- bei Prostatitis mit Blasenschmerzen, Vaginalmykosen
- zur Schmerzlinderung bei Gürtelrose (Mensch)
- bei Hämorrhoiden (Mensch)
- generell bei rheumatischen Erkrankungen
- bei schmerzhaften Entzündungen von Muskeln, Sehnen
- bei Tennisarm (Mensch)
- unterstützend bei Spondylose, Bandscheibenschaden, HWS-Syndrom, BWS-Syndrom
- bei akuter und chronischer Arthritis, Arthrose
- bei Verspannungen im Muskel- und Sehnenbereich
- bei Hexenschuss, Ischias
- bei Sehnenscheidenentzündung
- bei Durchblutungsstörungen von Haut und Beinen
- bei Arteriosklerose

Darreichungsformen

Rohpropolis dient als Ausgangssubstanz für alle weiteren Darreichungsformen und ist in verschiedenen Arten im Handel erhältlich.

Für die Hausapotheke eignen sich zur inneren Einnahme je nach Indikation Propolistinktur, Propolislösung ohne Alkohol, Propolispulver oder Propoliskapseln.
Für äußere Anwendungen empfehlen sich Propolistinktur, Propolissalbe und Propoliscreme.

Propolisanwendung beim Menschen

Standardisierte Dosierempfehlungen gibt es nicht

Bei der Einnahme von Propolis gibt es keine standardisierten Dosierungsempfehlungen, da es bei diesem Naturprodukt variable Konzentrationsunterschiede der Inhaltsstoffe gibt.
Am besten Sie probieren aus, wie Sie auf die Dosierempfehlung reagieren und erhöhen oder reduzieren gegebenenfalls die Dosis.
Geringste Propoliskonzentrationen sind bereits wirksam.
Propolis hinterlässt keine Resistenzen und kann für therapeutische Zwecke über vier bis sechs Wochen oral eingenommen werden, dann sollte eine Woche pausiert werden. Die Einnahmedauer ist individuell unterschiedlich.

Innere Anwendung

Propolistinktur
Tinkturen, die 60 % Ethanol enthalten, sind besser wirksam als Propolistinkturen mit einem hohen Alkoholgehalt von 96 %.
Bei Ersteinnahme sollte vorsichtig mit 2 bis 3 Tropfen Propolistinktur begonnen werden, um die Verträglichkeit auf Allergien zu testen.

Einnahmeempfehlung Tagesdosis Kind
Für Kinder sollte alkoholfreie Propolislösung innerlich erst ab drei Jahren verabreicht werden.

Kinder 3 bis 6 Jahre	3 bis 4 Tropfen
Kinder 6 bis 11 Jahre	5 bis 6 Tropfen
Kinder 11 bis 15 Jahre	7 bis 9 Tropfen

Einnahmeempfehlung Tagesdosis Erwachsener
Beim Erwachsenen gilt folgende Faustregel:
Körpergewicht in kg : 3 = Anzahl der Tropfen
3-bis 4-mal am Tag verteilt einnehmen

Vorbeugend/zur Prophylaxe (Abwehrstärkung)
1-bis 3-mal täglich 5 bis 10 Tropfen Propolistinktur

Täglich sollten maximal nicht mehr als 60 Tropfen eingenommen werden (1,8 ml).

Im Akutfall
4-bis 5-mal täglich 10 Tropfen oder 3-mal täglich 15 bis 20 Tropfen

Die Tinktur sollte bevorzugt eine viertel bis eine halbe Stunde vor den Mahlzeiten eingenommen werden.

Einnahme
Am effektivsten ist es, wenn man die Tinktur auf einem Stück Brot oder mit Honig einnimmt und langsam im Mund gut einspeicheln lässt, damit der Kontakt zur Mundschleimhaut gewährleistet ist.

Wem die Tinktur zu konzentriert ist, der kann die Propolistropfen notfalls in einem Glas warmem Wasser oder Kräutertee verdünnen, wobei aber nur ein geringer Anteil vom Propolis seine Wirksamkeit entfalten kann. Da sich Propolis nicht in Wasser löst, wird das Wasser oder der Tee trübe und ein großer Teil der wertvollen und wirksamen Harzteile bleiben an der Glaswand kleben.

Tipp
Zur Prophylaxe in der Erkältungszeit werden 3-mal täglich 10 Tropfen Propolistinktur pur oder besser noch in Honig eingerührt eingenommen. Die Tropfen langsam im Mund zergehen lassen.

Propolispulver
Propolis kann auch in Pulverform eingenommen werden. Bei erstmaliger Anwendung sollte vorsichtig nur eine Messerspitze Propolispulver eingenommen werden, um die Verträglichkeit zu testen, damit Überempfindlichkeiten und allergische Reaktionen ausgeschlossen werden können.

Einnahmeempfehlung Tagesdosis Kind

Kinder 3 bis 6 Jahre	2- bis 3-mal täglich 1 Messerspitze
Kinder 6 bis 11 Jahre	2- bis 3-mal täglich 1½ Messerspitzen
Kinder 11 bis 15 Jahre	2- bis 3-mal täglich 2 Messerspitzen

Einnahmeempfehlung Tagesdosis Erwachsener
bis zu 3 g pro Tag, also 3-mal täglich 1 g
Die Tagesration entspricht ca. 1 TL.

Nach dem Verträglichkeitstest beginnt man dann am besten mit 1 g pro Tag und steigert in den nächsten beiden Tagen die Dosis um jeweils 1 g.

Man kann das Pulver mit 1 TL Honig mischen und lässt bei oraler Einnahme die Mischung gut einspeicheln, bevor sie geschluckt wird.
Propolis sollte am besten vor den Mahlzeiten eingenommen werden.

Propoliskapseln
Im Handel sind Propoliskapseln erhältlich, wobei die Propoliskonzentration und -dosierung je nach Hersteller variieren kann.

Zusätzliche Anwendungsmöglichkeiten
Bei Rachenerkrankungen wie Kehlkopf-, Rachen-, Mandel-, Nasennebenhöhlenentzündung und Heiserkeit empfiehlt es sich, lauwarmes Wasser mit einigen Tropfen Propolislösung ohne Alkohol ca. 10 Minuten zu gurgeln. Die Emulsion kann danach auch geschluckt werden.

Als Mundspülung verwendet man 15 bis 25 Tropfen Propolislösung auf Wasserbasis ohne Alkohol. Bei Zahnfleischentzündungen, Zahnfleischschwund und Zahnschmerzen wird auf den schmerzenden Stellen Propolislösung punktuell aufgetragen.

Im Fall von Asthma, Bronchitis und Atemwegsbeschwerden gibt es spezielle Propolisverdampfer, in denen Propoliskapseln vernebelt werden. Der sanfte Propolisdampf ist eine Wohltat für Bronchien und Lunge und das Propolis entfaltet im Hals-Nasen-Rachenraum seine heilenden Kräfte.
Die Dosierung ist von der Raumgröße abhängig.
Zusätzlich lindern Honig mit Propolis und Kräuterheiltees, wovon drei bis fünf Tassen über den Tag verteilt getrunken werden, die Beschwerden.

Gegenzeichen und Nebenwirkungen
Propolis soll nicht bei einer Überempfindlichkeit angewandt werden.
Bei möglichen allergischen Reaktionen und einer allergischen Kontaktdermatitis sollte auf die Einnahme von Propolis verzichtet werden.

Äußere Anwendung

Propolis hat starke regenerative, wundverschließende und desinfizierende Eigenschaften und findet generell bei Wunden, besonders bei Brandwunden Verwendung. Gute Heilerfolge erzielt man bei kleineren geschlossenen Schürf- und Schnittwunden, auf die drei- bis viermal täglich Propolistinktur aufgetragen wird. Bei schlecht heilenden und alten Wunden eignen sich ebenfalls Umschläge mit Propolistinktur.
Wenn sich Wundgranulat gebildet hat, kommt die wunderbare Propolissalbe (siehe Seite 134 ff.) zum Einsatz, die mehrmals täglich auf den Wundbereich aufgetragen wird.
Sie hemmt entzündliche Prozesse und sorgt für eine gute Narbenbildung.

Entzündungs- und schmerzlindernde Salbenumschläge mit Propolissalbe, die man am besten über Nacht einwirken lässt, sorgen ebenfalls für eine schnelle Wundheilung.
Bei Herpesbläschen betupft man mehrmals täglich vorsichtig die entstandenen Lippenbläschen mit einem Wattestäbchen, welches zuvor in 30%ige Propolistinktur getaucht wurde.

Bei Beschwerden des Bewegungsapparates und schmerzhaften Entzündungen von Gelenken, Sehnen und Muskeln wird mehrmals täglich Propolissalbe auf die betreffende Stelle aufgetragen.
Hier lassen sich die Entzündung und vor allem die Schmerzen deutlich beheben.

Zusätzlich sollte Propolistinktur oder -pulver (siehe Seite 107 ff.) innerlich eingenommen werden.

Bei Durchblutungsstörungen fördert die Salbe die Durchblutung, wenn sie an den betroffenen Bereichen eingerieben wird.
Auch hier ist neben der äußeren Anwendung eine regelmäßige innere Einnahme von Propolis empfehlenswert, um Thrombose vorzubeugen.

Bei Hauterkrankungen wie Ekzemen, Schuppenflechte, Gürtelrose, Akne oder Hautpilz wird zur Desinfektion Propolistinktur verwendet. Hierfür auf offenen Hautstellen Propolistinktur auftragen und danach mit Propolissalbe weiterbehandeln.

Propolisanwendung beim Pferd

Allergietest beim Pferd

Auch Pferde können auf Propolis allergisch reagieren. Bei erstmaliger Einnahme sollte sicherheitshalber mit einer Prise Pulver (eine Messerspitze) oder optional mit 2 bis 3 Tropfen Propolislösung ohne Alkohol begonnen werden, die unter Beobachtung täglich um ca. 10 % gesteigert wird.
Bei eventuellen allergischen Reaktionen sollte Propolis umgehend abgesetzt werden.
Bei äußerer Anwendung sollte an einer gesunden haarfreien bzw. rasierten Stelle die Tinktur oder Salbe aufgetragen und am nächsten Tag kontrolliert werden. Wenn keine Hautreaktionen auftreten, kann mit der Propolisbehandlung begonnen werden.
Propolis soll nicht bei einer Überempfindlichkeit angewandt werden. Bei möglichen allergischen Reaktionen und einer allergischen Kontaktdermatitis sollte auf die Einnahme von Propolis verzichtete werden.

Innere Anwendung

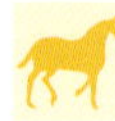

Propolis als vielseitig anwendbares Naturheilmittel und Antibiotikaersatz sollte Bestandteil in jeder Stallapotheke sein.
Da das Naturprodukt Propolis variable Konzentrationsunterschiede aufweist, sind keine standardisierten Dosierempfehlungen beim Pferd möglich. Am besten probieren Sie aus, wie das Pferd auf die Dosierempfehlung reagiert, und erhöhen oder reduzieren gegebenenfalls die Dosis.
Geringste Propoliskonzentrationen sind bereits wirksam.

Propolislösung ohne Alkohol

Einnahmeempfehlung Tagesdosis Pferd

Fohlen bis 250 kg	2-mal täglich 20 Tropfen
Pferde bis 500 kg	2-mal täglich 26 Tropfen
Pferde über 500 kg	2-mal täglich 30 Tropfen

Über einen Zeitraum von vier bis sechs Wochen am besten angefeuchtet ins Kraftfutter oder in Heucobs unters Futter mischen. Pferde mögen es auch gern, wenn Propolis mit Honig unters Futter gemischt wird.

Propolis wird gern kurmäßig über sechs bis acht Wochen verabreicht. Die Kur kann zwei- bis viermal pro Jahr wiederholt werden kann.

Optional kann auch Propolispulver beim Pferd gegeben werden.

Propolispulver

Einnahmeempfehlung Tagesdosis Pferd

Fohlen bis 250 kg	2-mal täglich ½ TL
Pferd bis 500 kg	2-mal täglich 1 TL
Pferde über 500 kg	2-mal täglich 1½ TL

Ob zur Prophylaxe, bei akuter oder bei chronischer Erkrankung stärkt Propolis als Immunstimulans die körpereigene Abwehr des Pferdes. Es wirkt vorbeugend wurmwidrig, was besonders bei immunschwachen Pferden wichtig ist.

Beim älteren geschwächten Pferd fördert Propolis die Durchblutung und die Elastizität der Gefäße, regt den Kreislauf an und stärkt das Herz.

Bei akuten Infekten, Entzündungen der Schleimhäute, Magenschleimhautentzündung, Nebenhöhlenentzündung, Atemwegserkrankungen, Halsschmerzen, Rachenentzündungen und Husten wehrt Propolis Bakterien, Viren und Pilze ab und lindert die Entzündung sowie die bakteriellen, oft schmerzhaften Begleiterscheinungen und sorgt für eine starke Abwehr.
Auch bei Pferden mit chronischer Infektanfälligkeit sollte kurmäßig zur Abwehr Propolis gegeben werden.

Zur Schmerz- und Entzündungslinderung bei rheumatischen Erkrankungen wie Arthrose, Arthritis oder Spat sollte Propolislösung/Propolispulver innerlich gegeben und außerlich mit Propolissalbe behandelt werden.

Äußere Anwendung

Zur Haut-, Huf- oder Strahlpflege und bei aufgescheuerten Satteldruckstellen hilft Propolistinktur, die dünn aufgetragen oder mit einem Sprayaufsatz aufgesprüht wird.

Bei Maulschleimhaut- und bakteriellen Zahnfleischentzündungen und zur Zahnhygiene helfen Spülungen oder ein mehrmaliges tägliches Auftupfen mit alkoholfreier Propolislösung. Dies bringt die Entzündung zum Abheilen.

Als Lösung oder Salbe kann Propolis die tierärztliche Behandlung von Equinen Sarkoiden beim Pferd unterstützen.

Auch Strahlfäule kann mit Bienenkittharz effektiv behandelt werden. Wenn der Hufstrahl von Fäulnisbakterien befallen ist, werden diese effektiv mit der antibakteriell wirkenden Propolistinktur behandelt, was zudem den Wundbereich desinfiziert. Sie sollten den Huf vorher (mit Wasser) gründlich säubern und danach die Propolistinktur auftragen. Von Vorteil ist, dass die harzige Tinktur wie ein natürlicher Verband am Huf „kleben" bleibt.
Zur Behandlung und Vorbeugung von Mauke (siehe Seite 65) hilft Propolis in Form einer Salbe oder einer Tinktur sehr gut. Sie wird auf die gereinigten Stellen großflächig und dünn aufgetragen. Bereits nach wenigen Tagen ist der Wundheilprozess deutlich sichtbar.

Manche Pferde reagieren heftig mit Schwellung und Juckreiz auf Insektenstiche und Zeckenbisse. Als Soforthilfe hilft die Propolistinktur oder die Propolissalbe zuverlässig. Der heftige Juckreiz, die Entzündung und die Schwellung gehen zurück und es kommt zu keiner bakteriellen Infektion.
Dies gilt auch bei Hauterkrankungen wie Ekzemen, bakteriellen eitrigen Hautinfektionen, Abszessen oder Hautpilz, wobei die Propolissalbe die Haut schützt und regeneriert und Eindringlinge wie Bakterien, Viren oder Pilze abwehrt.

Bei der Behandlung von schmerzhaften rheumatischen Entzündungen sowie Arthritis, Spat, Sprunggelenkerkrankungen oder Sehnenentzündungen hat sich der Einsatz von Propolissalbe bewährt, die möglichst mehrmals täglich sanft auf den schmerzenden Bereich einmassiert wird.
Optional können bei entzündeten Gelenken Verbände mit Propolissalbe Linderung verschaffen.

Propolis beschleunigt nachweislich die Wundheilung bei Verletzungen. Die Anwendung beim Pferd erfolgt wie beim Menschen wie auf der Seite 109 beschreiben.
Bei offenen kleinen Wunden sollte zur Desinfektion die alkoholische Propolistinktur angewendet werden. Große Wunden immer vom Tierarzt reinigen lassen

Propolisanwendung bei Hund und Katze

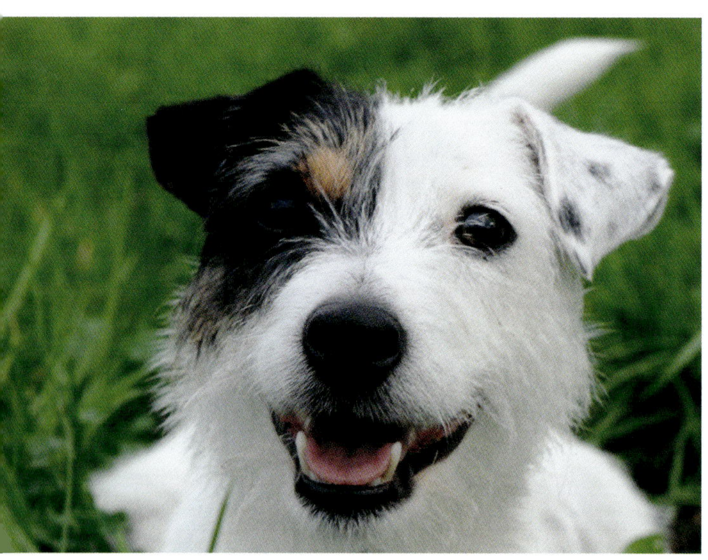

Allergietest bei Hund und Katze

Hunde und Katzen können allergisch auf Propolis reagieren. Hier muss ebenfalls mit einer Prise oder einem Tropfen Propolis begonnen und das Tier genau auf allergische Reaktionen hin beobachtet werden. Wenn das Tier am nächsten Tag reaktionsfrei ist, kann die Propolisdosierung langsam gesteigert werden. Um die Verträglichkeit bei äußerer Anwendung zu testen, wird die Propolissalbe oder Tinktur an einer kleinen gesunden Hautstelle am Abend aufgetragen. Am besten über Nacht einwirken lassen und morgens überprüfen. Bei keinerlei Rötungen oder Ausschlag ist Propolis hautverträglich.

Innere Anwendung

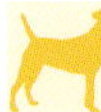
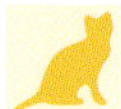

Bei Hund und Katze wendet man Propolis in Pulver- oder in Tropfenform an. Propolispulver und alkoholfreie Propolislösung auf Wasserbasis sind im Handel in verschiedenen Konzentrationen erhältlich.
Bei der Einnahme von Propolis gibt es keine standardisierten Dosierungsempfehlungen, da es bei diesem Naturprodukt variable Konzentrationsunterschiede gibt. Üblich sind Konzentrationen liegen zwischen 10 und 30 %.

Bei Ersteinnahme sollte zu Beginn mit einer kleinen Prise begonnen werden. Bei den angegebenen empfohlenen Dosierungen handelt es sich lediglich um Richtwerte.
Geringste Propoliskonzentrationen sind bereits wirksam. Daher reichen oft kleinste Dosierungen, ganz nach dem Motto: „Weniger ist mehr."
Am besten probieren Sie aus, wie Ihr Tier auf die Dosierempfehlung reagiert und erhöhen oder reduzieren gegebenenfalls die Dosis.

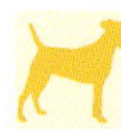

Propolispulver

Einnahmeempfehlung Tagesdosis

Kleiner Hund bis 7 kg	2-mal täglich ½ Messerspitze
Mittelgroßer Hund bis 30 kg	2-mal täglich 1 Messerspitze
Großer Hund über 30 kg	2-mal täglich 1½ bis 2 Messerspitzen

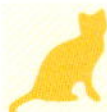

Einnahmeempfehlung Tagesdosis

Ausgewachsen Katze	2-mal täglich ½ Messerspitze

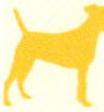

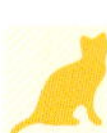

Das Pulver kann mit Honig vermischt verabreicht oder unters Futter gegeben werden.
Bei mäkeligen Katzen erweist es sich oft als schwierig, was die Akzeptanz von Propolis betrifft. Man sollte auf jeden Fall versuchen, dass sich die Katze an den Propolisgeschmack im Futter gewöhnt. Propolis kann bei Bedarf regelmäßig über einen Zeitraum von sechs bis acht Wochen verabreicht werden. Dann sollte eine Woche pausiert werden.

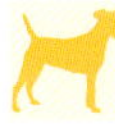

Propolislösung ohne Alkohol
Bei Hund und Katze findet bei innerer Einnahme Propolislösung ohne Alkohol Anwendung.

Einnahmeempfehlung Tagesdosis

Kleiner Hund bis 7 kg	2-mal täglich 1 bis 2 Tropfen
Mittelgroßer Hund bis 30 kg	2-mal täglich 3 bis 5 Tropfen
Großer Hund über 30 kg	2-mal täglich 6 bis 10 Tropfen

Hunden schmeckt das süße enthaltene Glycerin, welches oft gern geschleckt wird.

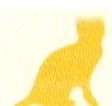

Einnahmeempfehlung Tagesdosis

Kleine Katze	2-mal täglich 1 Tropfen
Ausgewachsene Katze	2-mal täglich 1 bis 2 Tropfen

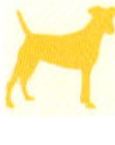

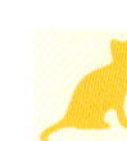

Am wirksamsten ist es, wenn die Tropfen mit einer Pipette direkt auf die Maulschleimhaut geträufelt werden. Ideal ist die Anwendung mit einer Flasche mit Sprühkopf, womit direkt auf die Maulschleimhaut gesprüht wird. Der Sprühkopf muss jedoch öfter ausgewechselt werden, da Propolis die Sprühvorrichtung verklebt.
Optional können die Tropfen auf einem Leckerli oder mit dem Futter verabreicht werden.
Falls die Katze Propolis oral vehement verweigert, so werden die Propolistropfen auf die Pfötchen geträufelt, wo die Katze instinktiv die Tropfen abschleckt.

Anwendungen
Propolis wird gern kurmäßig, besonders beim geschwächten Welpen oder Kätzchen, beim älteren Tier oder bei langer Erkrankung zur Rekonvaleszenz und zur Stärkung des Immunsystems verabreicht.

Viele Magen- und Darmpatienten basieren auf Immunschwäche. Bei einem funktionierenden Immunsystem spielt die Darmflora eine zentrale Rolle, denn dort befinden sich hauptsächlich die Immunzellen, die den Körper vor Krankheitserregern schützen. Hier sorgt Propolis für eine gesunde Darmflora.
Es eignet sich aufgrund seiner entzündungshemmenden, antioxidativen und schleimhautheilenden Wirkung begleitend als Darmsanierer, vor allem nach Antibiotikaeinnahme und bei Darmentzündungen. Außerdem wirkt das Kittharz wurmwidrig, besonders gegen Darmwürmer, und besitzt eine fungizide Wirkung gegen Darmpilze

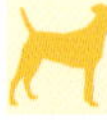
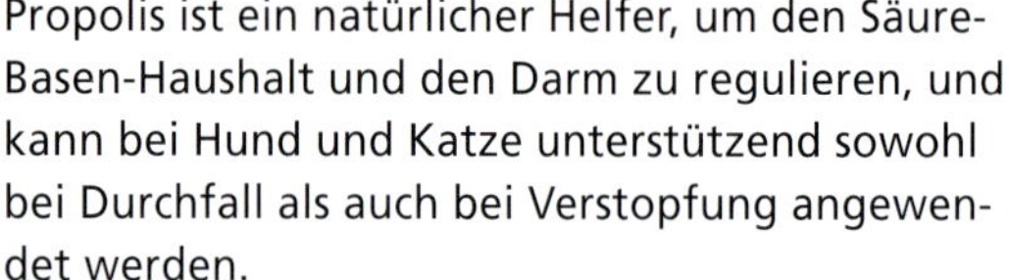

Propolis ist ein natürlicher Helfer, um den Säure-Basen-Haushalt und den Darm zu regulieren, und kann bei Hund und Katze unterstützend sowohl bei Durchfall als auch bei Verstopfung angewendet werden.
Ebenso können Gastritiden und Magenschleimhautreizungen gelindert werden, wobei man das Propolis besser vor dem Füttern verabreicht.

Propolis wird zurecht als natürliches Antibiotikum gegen Entzündungen und Infekte gerühmt, ohne dass wichtige Darmkeime dabei angegriffen oder gar zerstört werden.

Bei Maulschleimhaut- und bakteriellen Zahnfleischentzündungen und zur Zahnhygiene helfen Spülungen oder ein mehrmaliges tägliches Auftupfen mit alkoholfreier Propolislösung. Dies bringt die Entzündung zum Abheilen.

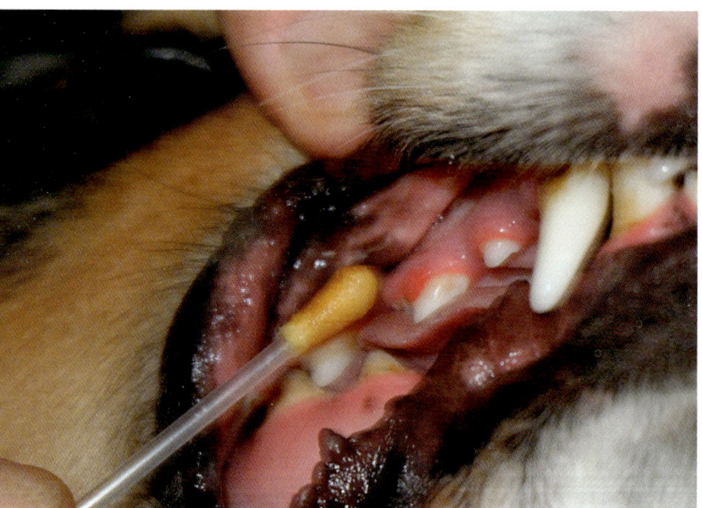

Bei Zahnfleischentzündung helfen regelmäßige punktuelle Bepinselungen mit in Propolis getränkten Wattestäbchen.

Auch bei infektiösen und entzündlichen Atemwegserkrankungen wie Husten, Bronchitis, Mandelentzündung und Nebenhöhlenentzündung werden dank Propolis die Krankheitserreger bekämpft und die schmerzhafte Entzündung klingt ab.

Bei Tieren, die zu chronischer Infektanfälligkeit neigen, empfiehlt sich zur Prophylaxe eine mehrwöchige Propoliskur.

Bei Zwingerhusten und Parvovirose beim Hund kann Propolis unterstützend den Heilungsprozess beschleunigen.

Das Kittharz wird auch gern beim älteren Tier mit Durchblutungsstörungen eingesetzt. Es kräftigt außerdem die Herzfunktionen und verbessert die Herzzellatmung, was beim Altersherz generell empfehlenswert ist.

Bei rheumatischen Erkrankungen wie Arthritis, Arthrose, Hüftgelenk- und Ellenbogengelenkdysplasie und Spondylose sollte neben der innerlichen Einnahme auch äußerlich Propolis angewendet werden, wie auch zur Symptomenlinderung bei Borreliose.

Bei Hunden und Katzen, die unter Krebs leiden, erhöht Propolis als Ergänzungsmittel die Lebensqualität des Patienten und reduziert die Nebenwirkungen einer Chemotherapie.

Äußere Anwendung

Propolistinktur mit Alkohol

Zur Desinfektion von Wunden verwendet man ausschließlich Propolistinktur mit Alkohol.
Hunde und Katzen schlecken ständig an ihren Wunden und Blessuren, wovon einige Speichelsubstanzen heilend wirken. Wenn jedoch viele Bakterien in die Wunde eindringen, können diese Entzündungen hervorrufen und die Wunde weiter infizieren.

Alkoholfreies Propolis besteht aus Glyzerinauszügen, wodurch es süß schmeckt und Hunde noch mehr motiviert, daran zu schlecken, sodass die Wunde nicht sofort verschließt.

Bei der alkoholhaltigen Propolistinktur verflüchtigt sich Alkohol beim Auftragen und die versiegelnde und harzige Propolisschicht haftet wie ein „Wundpflaster" und verschließt die Wunde sofort.
Den Geschmack mögen die Tiere nicht und sie lassen von der Wunde ab.

Für die Wundheilung, wenn sich bereits Granulat gebildet hat, kommt die Propolissalbe (siehe Seite 134 ff.) zum Einsatz. Falls die zu behandelnde Stelle noch mit einem Verband abgedeckt werden muss, eignen sich Kompressen mit Propolistinktur.

Bei kleineren Schürf- und Schnittwunden, Hautentzündungen, bakteriellen eitrigen Hautinfektionen, Hautpilz, Pfotenverletzungen, Verbrennungen, zur Nachbehandlung von Operationswunden und bei Insektenstichen wirkt Propolis desinfizierend, entzündungs- und schmerzlindernd und wundheilend, starke Schwellungen gehen zurück oder werden vermieden.

Bei Zeckenbissen werden nach der Zeckenentfernung die betroffenen Stellen mit Propolistinktur desinfiziert.

Auch bei Flohspeichelallergie, wofür Katzen prädestiniert sind, oder bei Leckekzem lindert Propolis den Juck- und Brennreiz und verhindert, dass das gestresste Tier weiter an der Wundstelle ständig leckt oder daran knabbert. Infektionen werden so verhindert oder, wenn bereits vorhanden, bekampft.

Bei Erkrankungen des Genitalapparates wie Vaginitis und Präputialkatarrh werden die Schleimhautbereiche 2-mal täglich mit alkoholfreier Propolistinktur behandelt.

Bei Gelenkentzündungen und rheumatischen Beschwerden wird der schmerzhafte Bereich mehrmals täglich mit Propolissalbe sanft einmassiert. Besonders intensiv und heilsam sind Verbände mit Propolissalbe.

Damit sich die Salbe besser auftragen und einmassieren lässt, kann man bei langhaarigen Tieren die Unterwolle an der zu behandelnden Stelle ausdünnen und gegebenenfalls das Fell vorsichtig mit einer Schere etwas stutzen.

Propolistinktur aus Rohpropolis selbst herstellen

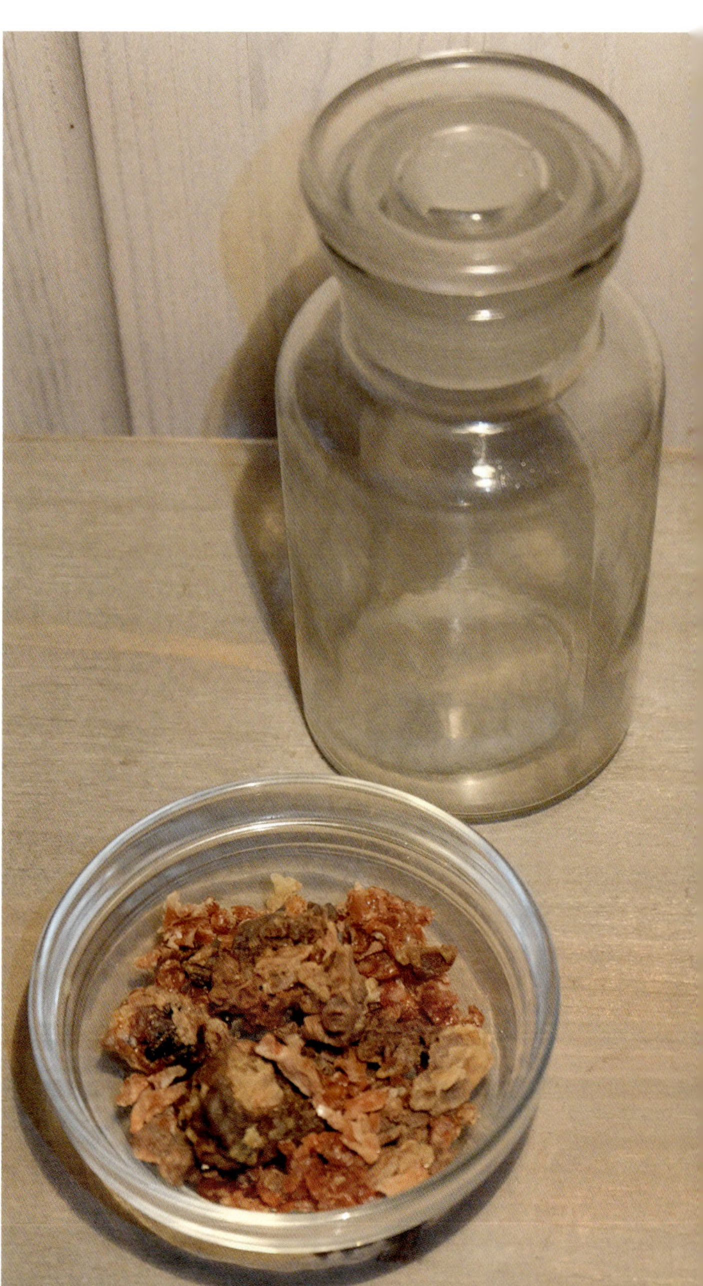

Für die Propolistinktur wird Rohpropolis in Alkohol angesetzt. Am wirkungsvollsten und am besten eignet sich eine Ansetzung mit einem 80%igen Alkohol, weil sowohl wasser- als auch alkohollösliche Propolisbestandteile extrahiert werden.

Zutaten für 100 ml 30%ige Propolistinktur

- 30 g vorgereinigtes Rohpropolis, am besten vom Imker
- 70 ml 80%iger medizinischer Trinkalkohol
- 1 Schraubdeckelglas
- 2 kleine dunkle Tropffläschchen oder dunkle Braungläser
- 1 Spritze (10 ml)
- Kaffeefilter

Tipp

Alternativ kann auch der günstigere 96%ige Weingeist (auch als unvergällter Trinkalkohol bezeichnet) verwendet werden.

Für eine 80%ige Lösung benötigt man eine Mischung aus 58 ml Weingeist und 12 ml abgekochtem, abgekühltem Wasser.

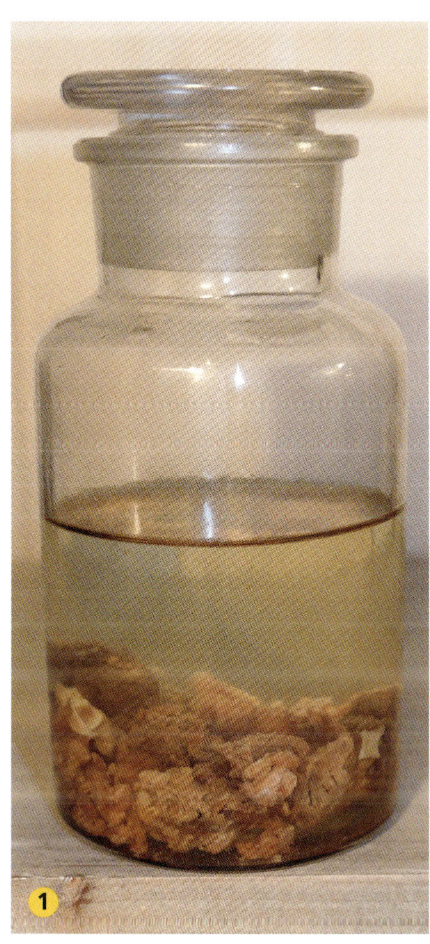

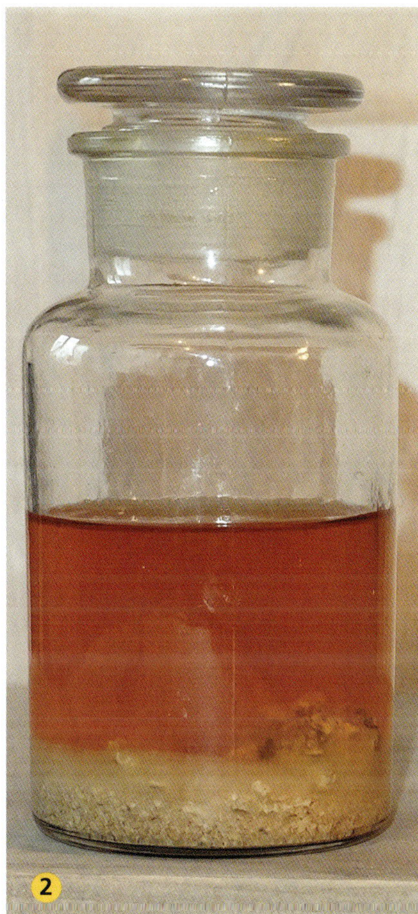

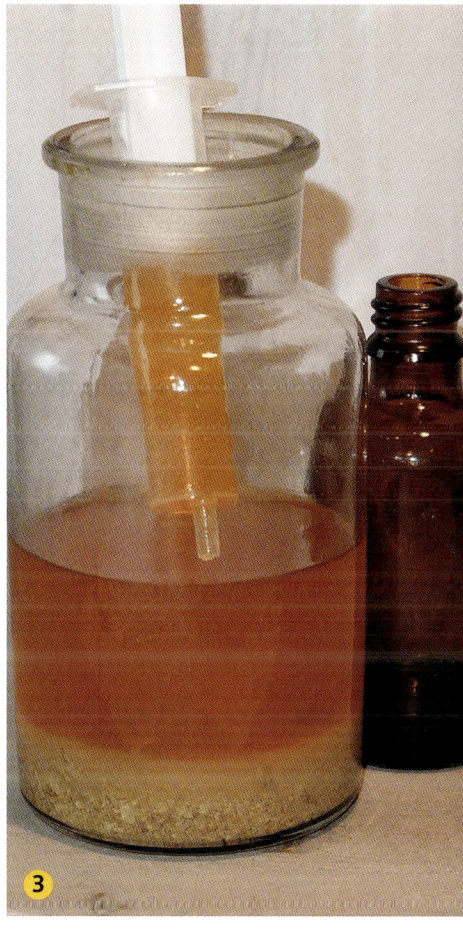

Zubereitung
Das Rohpropolis wird in das Glas gegeben, der Alkohol wird hinzugefügt und alles gut vermischt (Abb. 1).

Das geschlossene Glas wird an einen kühlen dunklen Ort gestellt. Damit sich die Inhaltsstoffe besser lösen, sollte die Tinktur täglich kräftig geschüttelt werden (Abb. 2).

Nach mindestens vier Wochen kann die klare Flüssigkeit im oberen Bereich vorsichtig mit einer Spritze abgezogen werden (Abb. 3).

Die abgesetzten Teile bzw. der Absatz der unlöslichen Stoffe wie Schwebeteilchen, Wachs oder Schlamm am Glasboden wird nicht verwendet. Gegebenenfalls kann die Tinktur nochmals durch einen Kaffeefilter gegossen werden.

Die fertige, konzentrierte Tinktur wird in dunkle Flaschen, am besten in Tropffläschchen abgefüllt, etikettiert und dann für therapeutische Zwecke genutzt.

Viele Imker, die für den Eigenverbrauch Propolistinkturen herstellen, lassen die Tinktur bis zu einem halben Jahr ziehen.

Achtung, Propolisflecken!

Das dunkle, klebrige, extrem harzige Propolis hinterlässt überall meist nicht entfernbare Spuren und bleibt auch an Kleidungsstücken haften.
Auch an den Fingern verursacht Propolis braune Flecken, die lange sichtbar sind.
Deshalb sollte in Ruhe und mit Vorsicht gefiltert und darauf geachtet werden, dass möglichst keine Flecken entstehen können.
Ebenso sollte auch bei der Verwendung Vorsicht geboten sein.
Propolis haftet bei Wunden wie ein Wundpflaster, was eines seiner positiven Eigenschaften ist, jedoch haftet es auch an Händen und Bekleidung und überall dort, wo es mit etwas in Kontakt kommt.

Propolistinktur aus Propolispulver selbst herstellen

Hierfür wird tiefgefrorenes vorgereinigtes Propolis verwendet.

Zutaten für 100 ml 30%ige Propolistinktur

- 1 Schraubglas
- 2 kleine dunkle Tropffläschchen oder dunkle Gläschen
- 1 Spritze 10 ml
- 1 Kaffeemühle (diese kann dann nach der ersten Anwendung aufgrund der Fleckenrückstände ausschließlich nur noch für die Verarbeitung von Propolis genutzt werden)
- 30 g vorgereinigte, tiefgekühlte Rohpropolisklümpchen, am besten vom Imker
- 70 ml 80%iger medizinischer Trinkalkohol

Alternativ kann auch ein 96%iger Weingeist wie auf Seite 116 beschrieben verwendet werden.

Zubereitung

Das Rohpropolis wird tiefgefroren mit der Kaffeemühle gemahlen. Die Kaffeemühle muss vor der Verarbeitung gekühlt werden.
Das Propolis sollte möglichst schnell verarbeitet werden, da es im warmen Zustand zu kleben beginnt.

Das gemahlen, mittelbraune bis rotbraune Pulver riecht aromatisch würzig und harzig. Es wird in ein dicht schließendes Schraubdeckelglas gegeben, mit dem Alkohol übergossen und unter Rühren aufgelöst.

Damit sich die Stoffe besser lösen, sollte das Glas über einen Zeitraum von vier bis sechs Wochen täglich 1- bis 2-mal kräftig geschüttelt werden.

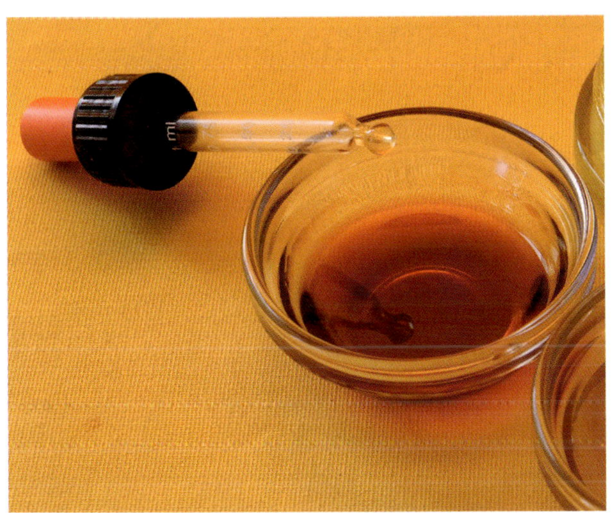

Propolistinktur lässt sich gut mit einer Pipette dosieren.

Hat sich das Propolispulver vollständig gelöst, ist die Tinktur fertig. Danach filtert man die Flüssigkeit durch ein Tuch oder einen Kaffeefilter.
Die fertige Tinktur wird in Braunglasfläschchen abgefüllt und beschriftet.
Die Propolistinktur kühl und dunkel aufbewahren.

Beide Arten von Propolistinktur lassen sich gut in Heilsalben einarbeiten (siehe Seite 134 ff.).

Propolispflaster selbst herstellen

Bei dieser wasserdichten Paste handelt es sich um ein „Wundheilpflaster," welches sich als Pflastergrundlage für Umschläge bei Geschwüren, Abszessen, Verbrennungen und Wunden hervorragend eignet.

Bei Rheumaschmerzen bewirkt ein erwärmtes Propolispflaster mit einem warmen Wickel auf der schmerzenden Stelle, den man am besten über Nacht einwirken lässt, wahre Wunder.

Auch bei erkältungsbedingten Schmerzen lindern warme Propolispflaster. Hierbei wird die Propolis-Bienenwachs-Honigmasse leicht erwärmt und auf die Schmerzstelle aufgetragen.
Die entzündungshemmende und antibiotische Paste kann auch bei Parodontose/Parodontitis und Zahnfleischentzündungen gekaut werden.

Zutaten

- 100 g Bienenwachs
- 20 bis 30 g Propolistinktur oder 20 bis 30 g Propolispulver
- 20 bis 30 g Imkerhonig
- 1 Schraubglas

Zubereitung

Das Bienenwachs wird in das Glas gegeben und bei niedriger Temperatur (ca. 65 bis 68 °C) im Wasserbad erwärmt, bis es geschmolzen ist.

Das flüssige Bienenwachs von der Kochstelle nehmen und unter Rühren abkühlen lassen (unter 40 °C).

Mit der warmen Masse werden die Propolistinktur oder das Propolispulver und der Honig unter Rühren vermischt. Die Paste wird dann kalt gerührt, im Schraubglas verschlossen und aufbewahrt.

Für therapeutische Zwecke wird die Propolis-Honigmasse erwärmt und auf der Hautstelle wie ein Pflaster aufgetragen.

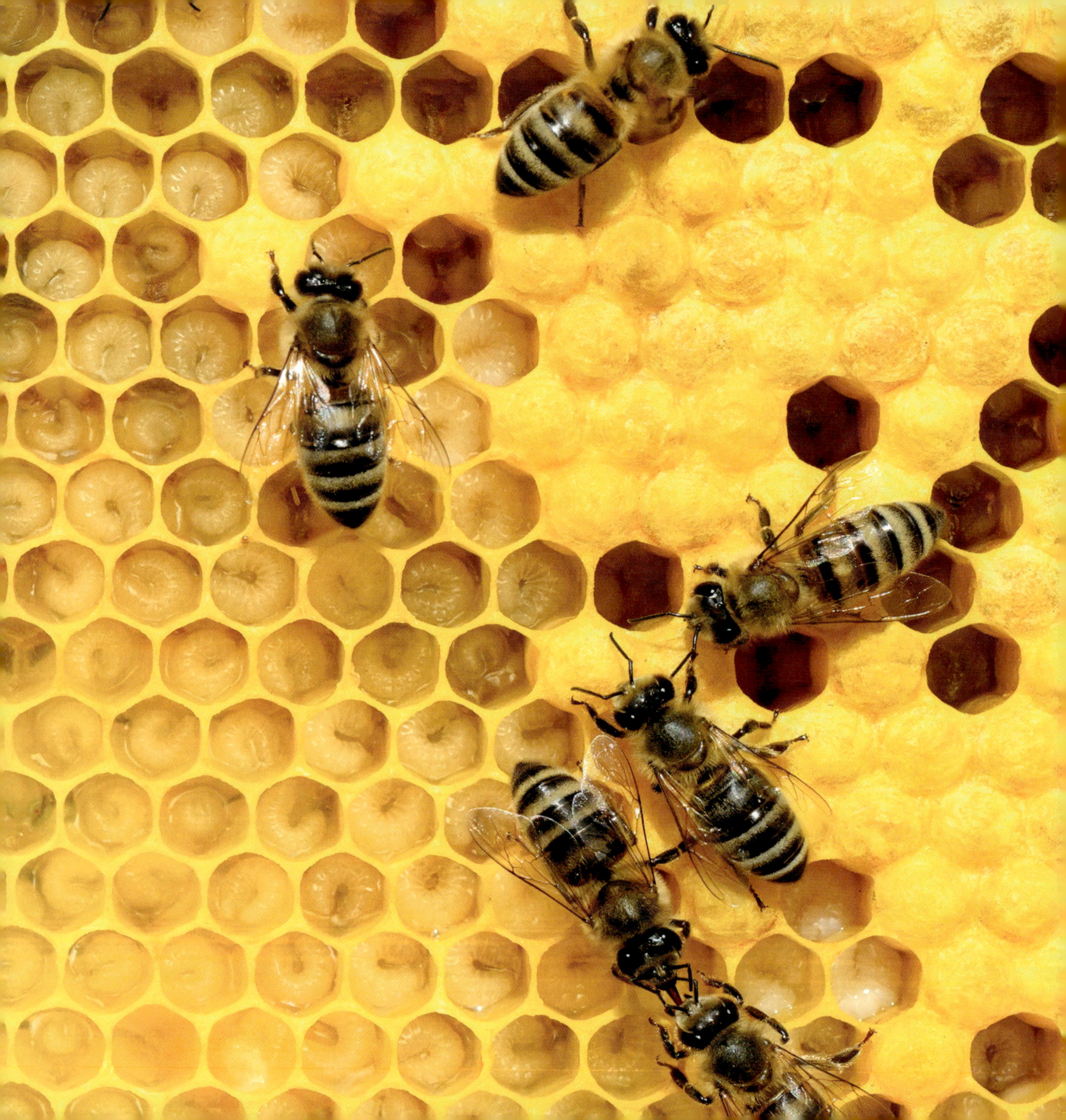

Bienenwachs – Baurohstoff der Bienen und Basisstoff für Heilsalben

Bienen sind wahrlich begnadete Baumeister und bestechen nicht nur durch ihre architektonische Meisterleistung, sondern sie erzeugen ihren Baustoff, das Bienenwachs, auch noch selbst und bauen mit einer Präzision und Regelmäßigkeit wunderschöne Bienenwaben.

Naturwunder Bienenwabe

Eine Bienenwabe besteht aus Hunderten von Wachszellen. Absolut faszinierend ist die perfekte Symmetrie jeder sechseckigen Zelle, alle Winkel betragen akkurat 120 Grad und die Dicke der Zellwand beträgt exakt 0,07 Millimeter.

Die Arbeitsbienen scheinen mathematische Genies zu sein, denn alle Waben sind maßgeschneidert.
Der Durchmesser für die zukünftigen weiblichen Bienen beträgt ungefähr 5,3 mm, wofür die Baubienen instinktiv ihren eigenen Körper als Schablone verwenden.
Wenn männliche Drohnen benötigt werden, legen die Baubienen Zellen von etwa 6,3 mm Durchmesser an, in welche die Königin unbefruchtete Eier legt.

Diese hexagonale Wabenanordnung sorgt für eine effiziente Raumnutzung und verleiht der Gesamtkonstruktion eine bemerkenswerte hohe Stabilität mit einem äußerst geringen Gewicht.
Die Belastungen werden nicht punktuell, sondern über die Wabenwände auf den gesamten Wabenbau verteilt.

Vorbild für Architektur und Industrie

Dieses vorbildliche Wabenprinzip haben sich die Menschen von den Bienen abgeschaut und zunutze gemacht. Der Wabenbau wird überall dort eingesetzt, wo es auf leichte Bauweise mit hoher Stabilität ankommt.

- Ziegelsteine mit Wabenstruktur werden durch die Hohlräume leichter, sie sind jedoch äußerst stabil und isolieren gut.
- Die wabenförmige Oberfläche in der Waschmaschinentrommel sorgt für ein schonenderes Waschen.
- In speziellen Winterreifen haften die Gummiwaben besser auf glatten, vereisten Straßen.
- In der Verpackungsindustrie erweisen sich die hexagonalen Strukturen der Wabenkartonplatten als äußerst stabil.
- In Türen befindet sich oft eine Schicht aus Wabenkarton, welche die Tür nicht schwerer, aber stabiler macht.
- Beim Flugzeugflügelbau kommen leichte Wabenkonstruktionen zum Einsatz, ebenso in erdbebensicheren Gebäuden.
- Die natürlichen Wabenstrukturen finden sich in der modernen Architektur wieder und Wabenkonstruktionen werden in der Raum- und Luftfahrt angewendet.

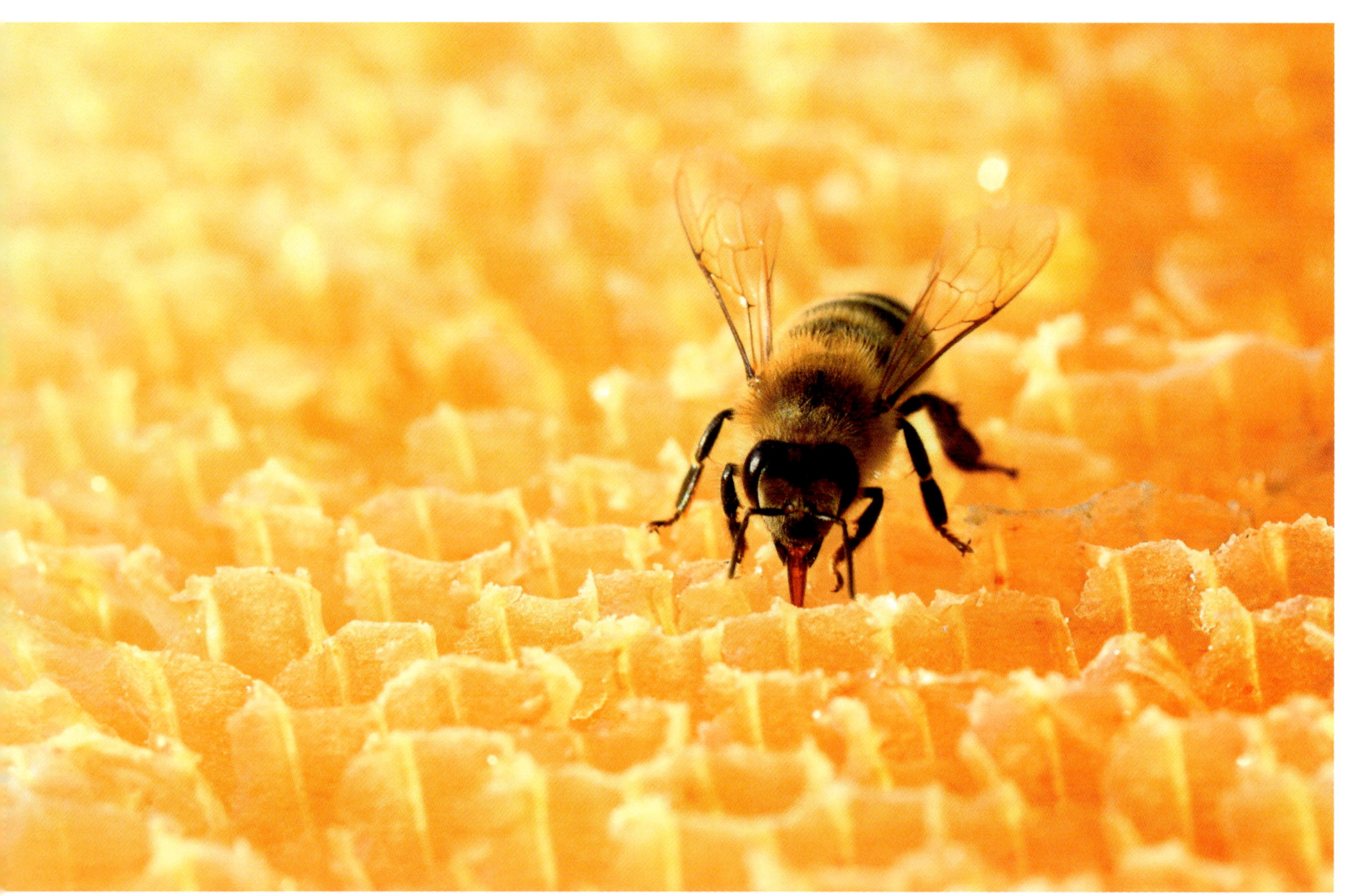

Bienenwabenbau

Bei 11 bis 18 Tage alten Bienen haben sich die Wachsdrüsen voll entwickelt und sie üben als „Baubienen" die Tätigkeit des Wabenbaus aus (siehe Seite 22).
An der Unterseite des Hinterleibs befinden sich die Wachsdrüsen, in denen durch komplexe biochemische Prozesse flüssiges Wachs im Köper produziert und ausgeschieden wird.
Dieses Wachs knetet die Bienen mit ihren Beißwerkzeugen zu kleinen Klümpchen, die durch den Luftkontakt verfestigt werden, und runde durchsichtige Wachsplätt-

chen entstehen, die so groß wie eine menschliche Haarschuppe sind.
Anschließend wird das Wachs auf ca. 40 °C erwärmt, sodass es weich und formbar wird und die Bienen runde Waben daraus anfertigen können. Aufgrund von Sprungtemperaturen beim Abkühlen erstarrt das Wachs und nimmt durch den Druck der umliegenden Wabenzellen automatisch die sechseckige dreidimensionale Wabenform an.

Diesen physikalischen Effekt bezeichnet man auch als Selbstorganisation der Wachszellen. Die Natur bringt also diese perfekte Symmetrie hervor.

Ein einziges Wachsplättchen wiegt nur 0,8 mg, wofür man die Mithilfe von hundert Bienen braucht. Für eine Wabenfläche von 10 x 10 cm werden achthundertfünfzig Zellen benötigt. Bienen können in einer Nacht eine Wabe bauen. Diese Höchstleistung kostet sie viel Energie.

Die neu gebauten Waben sind weiß, durch Beimischung von Pollen, Drüsensekreten und Propolis werden sie intensiv gelb und durch spätere Larvenausscheidungen dunkel gefärbt.
Bei konstanter Innentemperatur von 35 °C dient der Bienenwabenbau als Larvenbrutstätte und Schutzraum für das gesamte Bienenvolk.

Zudem werden in den Waben Honig und Blütenpollen gelagert. Die Arbeiterinnen reinigen auch alte Wabenzellen und desinfizieren diese mit einer dünnen Propolisschicht.

Für 1 kg Wachs werden ca. 1.250.000 Wachsplättchen benötigt.

Wabengewinnung durch den Imker

Überschüssige Waben und auch das Entdeckelungswachs (Nebenprodukt aus der Honigherstellung) werden für die Wachsgewinnung eingeschmolzen. Bei Jungfernwachs handelt es sich um ein brutfreies Wachs. Beim Altwabenwachs um ein Wachs, in dem sich mehrfach die Brut entwickelt hat.

Es gibt zwei gängige Schmelzverfahren.
Die erste Variante ist die energiesparende, umweltfreundliche Variante mit dem **Sonnenwachsschmelzer**.
Damit Bienen Platz für ihren natürlichen Baubetrieb haben und wegen der Wabenhygiene entnehmen Imker im zeitigen Frühjahr die alten Waben.
In den flachen, gut abgedichteten Kasten mit Glasdeckel, den Sonnenwachsschmelzer, legt man die Waben. Diesen Kasten stellt man in die Sonne und wenn die Temperatur steigt, bringt man das Wachs mittels natürlicher Sonnenwärme zum Schmelzen.
Bei einer modernen großen Imkerei werden **Waschkessel** eingesetzt. Im Kessel wird Wasser erhitzt, in welches die Bienenwabenrähmchen getaucht werden. Das geschmolzene Wachs wird dann an der Wasseroberfläche abgeschöpft. Das gewonnene Rohwachs enthält viele Schmutzpartikel und Verunreinigungen wie Larvenkot, Puppenhäute, Schwebestoffe und eventuell auch Rückstände von Medikamenten.

Die Wachsrohlinge werden vom Imker oder von wachsverarbeitenden Betrieben je nach Verunreinigung mehrfach gereinigt, filtriert und so lange geklärt, bis das Wachs klar und frei von Verunreinigungen ist.
Das fertige Bienenwachs ist gelb und duftet aromatisch nach Honig.

Was man beim Wachskauf beachten sollte

Beim Bienenwachs gibt es Qualitätsunterschiede und leider auch immer wieder viele verunreinigte und mit Paraffin gestreckte Wachse, die trotzdem mit dem Namen „Bienenwachs" deklariert werden.
Bienenwachs kommt hauptsächlich als wärmende Wickel und Auflagen, Zusatz von Hautpflegemitteln sowie Ohrenkerzen und in der Ergotherapie zum Einsatz.
Besonders beliebt sind in der Heilsalbenkunde Bienenwachspastillen, denen man leider nicht ansieht, ob es sich bei ihnen um reines Bienenwachs oder um gepanschtes Bienenwachs handelt.

Die Farbe von naturbelassenem Wachs ist zartgelb bis honiggelb, weißes Wachs wurde hingegen gebleicht.
Ein gutes, hochwertiges Bienenwachs erkennt man am feinen Geruch nach Honig.

Leider kann man verpacktes Bienenwachs beim Kauf nicht riechen. Es ist nun einmal Vertrauenssache, bei welchem Hersteller man das Bienenwachs bezieht.
Für mehr Transparenz sollte auf der Deklaration erkenntlich sein, dass es sich um reines, unverfälschtes Bienenwachs handelt. Am besten bezieht man es in zertifizierter ökologischer Bioqualität aus heimischen Regionen, ohne jeglichen fremden Wachszukauf.

Das Ausgangsmaterial sollten Honigwaben in Lebensmittelqualität sein. Es dürfen keine Altwaben eingeschmolzen werden.
Hauptimporteure für Bienenwachs sind China und Osteuropa, wo die Herkunft und die Qualitätsstandards oft äußerst fragwürdig sind.

Inhaltsstoffe

Da es sich beim Bienenwachs um ein Naturprodukt handelt, können die Inhaltstoffe variieren. Bienenwachs besteht vom Grundaufbau her aus Fettsäuren, Alkohol und Fettsäureester und besitzt über 300 verschiedene Einzelstoffe in wechselnder Zusammensetzung.
Bei den hier aufgelisteten Inhaltsstoffen handelt es sich um Durchschnittswerte.

Bienenwachs besteht aus folgenden wichtigen Bestandteilen:

- 70 bis 72 % höhere Fettsäuren und höhere Fettalkohole
- 14 bis 15 % freie Fettsäuren
- 11 bis 17 % ungesättigte und gesättigte Kohlenwasserstoffe
- 6 % mineralische Verbindungen, kleinste Pollenteilchen, Polyphenole, Vitamine, insbesondere Vitamin A, Farb- und Aromastoffe
- 1 % freie Alkohole

Zudem sind desinfizierende Flavonoide aus winzigen Propolismengen enthalten, wodurch Bienenwachs, wenn auch in wesentlich schwächerer Form, ähnlich wie Propolis wirkt.

Charakteristische Eigenschaften

- Bienenwachs ist in Wasser unlöslich. Es kann in Äther, Benzol oder Chloroform gelöst werden.
- Bei Temperaturen von 32 °C ist das weiche Wachs gut formbar.
- Der Schmelzpunkt liegt bei ca. 60 bis 65 °C.
- Bienenwachs verbrennt rußfrei und ist daher ein beliebter Rohstoff für Kerzen. Zudem dient es als Grundlage von Zäpfchen, Pflastern und Heilsalben.

Heilwirkungen

Bienenwachs besitzt ein hohes Wasserhaltevermögen und wird therapeutisch gern in der Wärmetherapie und in der Salbenheilkunde sowie zur Hautpflege eingesetzt.
Durch Ester und Cerotinsäure ist Bienenwachs als natürlicher Emulgator Hauptbestandteil von Salben und Cremes. Es besitzt antibakterielle und antiseptische, hautschützende und feuchtigkeitsspendende Eigenschaften und gilt als sehr verträgliche Fettkomponente.
Bienenwachs bildet auf der Haut einen leichten Schutzfilm, verstopft jedoch die Poren nicht, sondern lässt sie atmen und spendet Feuchtigkeit. Das Wachs nährt die Haut, hilft dank der Polyphenole bei Entzündungen, regeneriert die Haut und entfaltet seine wohltuende, lindernde Wirkung.
Das enthaltene Vitamin A als wichtiger Baustein der Zellerneuerung wehrt schädliche UV-Strahlen ab und ist bei der Regulation der Keratin- und Kollagenbildung beteiligt.
Zudem wirkt Bienenwachs isolierend, was als Außenhülle für Tabletten Anwendung findet. Diese können leichter geschluckt werden und die Substanzen werden erst im Verdauungstrakt freigesetzt.

Innere Anwendung

Bienenwachs ist unverdaulich, hat aber im Verdauungstrakt die Fähigkeit, wie ein Schwamm Fette aufzusaugen. Bienenwachs kann geschluckt werden, wird jedoch unverdaut wieder ausgeschieden.

Besonders heilsam ist der Bienenwabenhonig, welcher intensiv gekaut wird (siehe Seite 52).

Äußere Anwendung

Bienenwachswickel mit Bienenwachsauflagen
Bienenwachsauflagen für Wickel (im Handel erhältlich) helfen auf sanfte Weise, sodass die körpereigene Wärme bis in tiefere Hautschichten eindringen kann, ohne einen Wärmestau zu erzeugen. Der hautfreundliche Bienenwachswickel kann direkt auf Brust, Bauch oder Rücken aufgelegt werden.
Der sanfte, effektive Wärmereiz des wohltuenden Bienenwachses vertieft die Wärme, die der Körper selbst abgibt, fördert die Durchblutung und wirkt schleimlösend, schmerz- und reizlindernd und entspannend zugleich.

Anwendung

Hierbei wird die gut verträgliche Bienenwachsauflage mit einer Wärmflasche, einem Wärmekissen oder Fön kurz angewärmt, direkt auf die Haut aufgelegt und mit einem engen Kleidungsstück (ohne Synthetikanteil), einem Wolltuch oder einem Schal fixiert.

Beim Erwachsenen kann der Bienenwachswickel über Nacht einwirken. Bereits bei Babys können wärmende Wickel angewendet werden.
Besonders beliebt sind wohltuende, erkältungslindernde Brustwickel bei Kleinkindern und Kindern, wobei eine Einwirkzeit von ein bis drei Stunden genügt.

Tipp
Um die Wirkung zu vertiefen, empfiehlt es sich, je nach Auflagefläche 10 bis 30 Tropfen Propolistinktur auf das erwärmte Bienenwachs zu geben. Wenn die Tinktur vollständig eingezogen ist, erfolgt die Anwendung an den erkrankten Bereichen.
Bei Erkältungskrankheiten oder um Husten zu lösen, kann Thymianbalsam sparsam aufgetragen werden, bevor der Bienenwachswickel aufgelegt wird.
Bei Haut- und Gelenkentzündungen verstärkt naturbelassene Schafschurwolle, die über die Wachsauflage zusätzlich gelegt und fixiert wird, die Wirkung. Das enthaltene Lanolin wirkt entzündungslindernd, durchblutungsfördernd, beruhigend und schmerzlindernd. Im Handel ist auch ein Bienenwachswickelset mit einem Wärmekissen mit Heilwolle erhältlich.

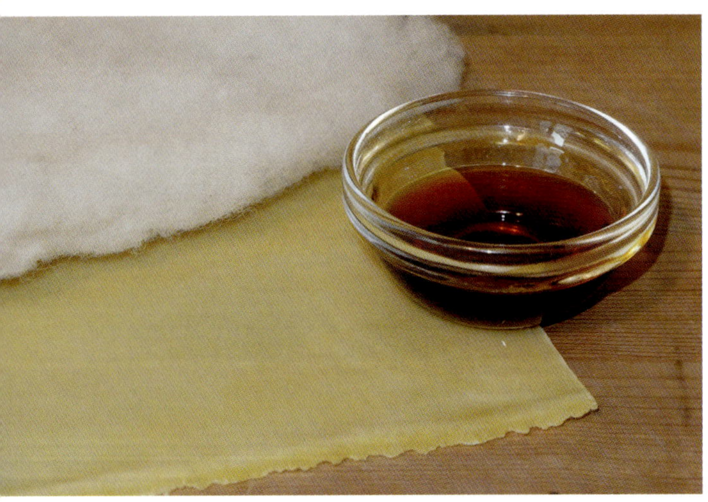

Zutaten für Bienenwachswickel: Bienenwachsauflage (unten), Schafschurwolle (oben) und Propolistinktur (rechts).

Bienenwachswickel können bei folgenden Beschwerden angewendet werden:

- bei Erkältungen, Husten und Halsschmerzen zur Schleimlösung und Hustenreizlinderung
- bei Gelenkschmerzen, Arthrose, Rheuma
- bei Muskelverspannungen
- bei Bauchschmerzen und Blähungen
- zur sanften Durchblutungssteigerung der Leber
- bei Karpaltunnelsyndrom im Handgelenk mit schmerzenden oder kribbelnden Fingern; hier kann die Bienenwachsfläche in Streifen geschnitten und um die Finger gewickelt werden.

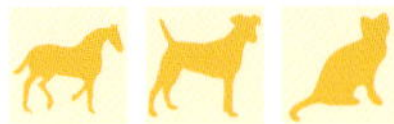

Als Wärmebehandlung eignen sich Umschläge mit Bienenwachsauflagen auch bei Tieren. Hier wirkt die Wärmeauflage nicht ganz so effektiv wie beim Menschen, jedoch wird der Wärmereiz über das Fell in die Hautschichten weitergeleitet und kann dort seine heilsamen Kräfte entfalten.

Hierbei wird eine kleine Fläche aus der Bienenwachsauflage zugeschnitten, auf Körperwärme erwärmt, auf die entsprechende Hautstelle gelegt und, falls möglich, mit einer Mullbinde umwickelt oder an einer felllosen Stelle mit einem Pflaster befestigt.

Die meisten Tiere lassen bei schmerzhaften Entzündungen erfahrungsgemäß den wärmenden Verband zu, da sie instinktiv spüren, dass es ihnen guttut.

Heilsalben für Mensch und Tier

Bienenwachs ist die elementare Grundlage für Heilsalben. Über die Herstellung von Salben, die Wirkungsweise und Anwendung erfahren Sie auf den Folgeseiten (siehe auch im Literaturverzeichnis „Heilsalben für Hunde" und „Heilsalben für Pferde").

Prinzipielles zur Salbenanwendung

Generell können beim Menschen bei der Anwendung von Hautcremes und Salben Unverträglichkeiten oder allergische Reaktionen auftreten. Daher empfiehlt es sich, einen Hautverträglichkeitstest durchzuführen.

Auf der gesunden Haut wird am besten auf der Innenseite der Armbeuge die Heilsalbe abends aufgetragen. Wenn am nächsten Morgen keine Rötungen, Schwellungen, Pusteln oder Juckreiz aufgetreten sind, kann mit der Salbenbehandlung begonnen werden.

Offene Wunden niemals mit Heilsalben behandeln!
Erst wenn sich eine schützende Wundbarriere gegen Infektionserreger, das sogenannte Granulationsgewebe, gebildet hat, können die Wundränder sanft mit Wundheilsalben behandelt werden.

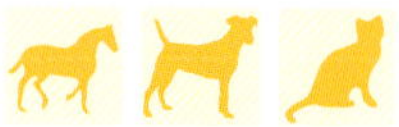

Auch Tiere können allergisch auf Heilpflanzen reagieren, daher ist ein Reaktionshauttest mit der Salbe an einer kleinen Hautstelle ratsam. Die Salbe über Nacht einwirken lassen und morgens überprüfen. Bei keinerlei Rötungen oder Ausschlag ist die Heilsalbe hautverträglich.

Die Heilsalbe kann großzügig aufgetragen werden. Mindestens 2-mal täglich leicht einmassieren. Damit sich die Salbe besser auftragen und einmassieren lässt, kann man bei langhaarigen Tieren die Unterwolle an der zu behandelnden Stelle ausdünnen und gegebenenfalls das Fell vorsichtig mit einer Schere etwas stutzen.
Bei Wunden sollte in einem Radius von ca. 1 cm um die Wundränder herum das Fell vorsichtig mit einer Schere kurz geschnitten werden. Es muss darauf geachtet werden, dass beim Fellkürzen kein abgeschnittenes Fell in die Wunde gerät.
Damit eine Salbe aufgetragen werden und einwirken kann und nicht sofort wieder abgeschleckt wird, lenken Sie Ihr Tier am besten für ca. 10 bis 15 Minuten mit seinen Lieblingsleckerlis ab, streicheln es oder fordern es zum Spielen auf.
Bei einem Salbenverband ist gewährleistet, dass die Salbe einwirken kann und nicht sofort abgeschleckt wird. Zudem lassen die vierbeinigen Patienten ihre Blessuren oft nicht in Ruhe, sondern schubbern oder schlecken permanent daran, sodass zusätzlich Bakterien und Keime im entzündlichen Hautbereich eindringen können. Auch hier ist ein Salbenverband ratsam.
Pfotenballenverletzungen sind oft sehr schmerzhaft. Hier bringt ein Salbenverband Linderung und schützt vor Bakterien.

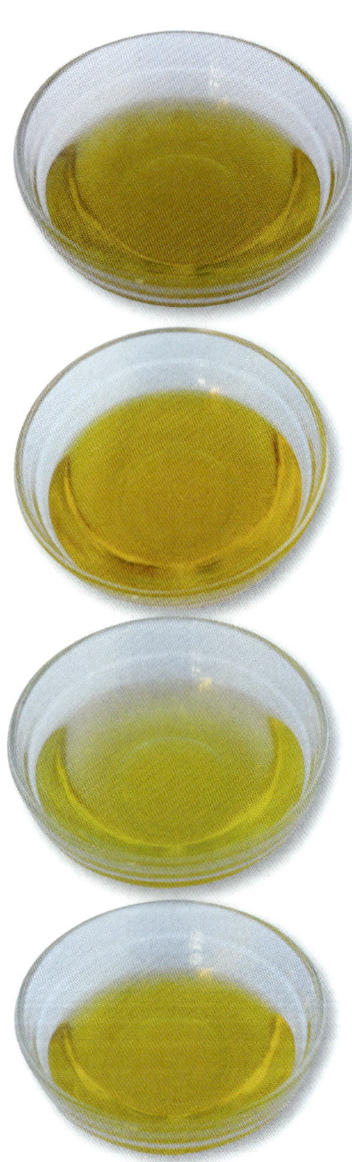

Öle für die Salbenherstellung

Für die richtige Konsistenz der Salbe braucht man Öl als Konsistenzgeber. Bei der Salbenherstellung sollte ein hochwertiges, kalt gepresstes Öl (auch als natives Öl bezeichnet) verwendet werden.
Folgende Öle eignen sich für die Zubereitung von Heilsalben:

Olivenöl
Das grünliche Öl riecht stark fruchtig und verträgt Hitze relativ gut. Auf der Haut hat es leicht erwärmende Eigenschaften und eignet sich zur Regenerierung der oberen Hautschichten, bei trockener Haut und bei Muskelverspannungen.

Rapsöl
Das sehr empfehlenswerte leicht nussig riechende Öl eignet sich als Basis für Salben und Cremes perfekt.
Die enthaltenen Vitamine schützen die Haut vor freien Radikalen. Rapsöl wirkt stark rückfettend und hilft bei entzündlich gereizter Haut und beugt Entzündungen vor. Vor allem regenerationsbedürftige, trockene, empfindliche, schuppige oder rissige Haut profitiert von dem reichhaltigen Pflanzenöl, welches ein optimales Fettsäurenprofil aufweist. Zudem ist das Preis-Qualitäts-Verhältnis sehr gut.

Sonnenblumenöl
Das leichte, hellgelbe Öl zieht schnell in die Haut ein und eignet sich für fettige Haut und bei trockener Neurodermitis. Es wirkt entzündungslindernd. Das Öl wird aber relativ schnell ranzig.

Jojobaöl
Das kostbare Pflege- und Massageöl zieht rasch und tief in die Hautschichten ein. Das Öl lindert Juckreiz, wirkt antiallergisch und ausgleichend bei trockener, schuppiger und auch fettiger Haut. Das Öl eignet sich zur Wundbehandlung und als natürlicher Schutz vor UV-Strahlung. Jojobaöl ist sehr lange haltbar, wird nicht ranzig und kann bis auf 300 °C erhitzt werden.

Lanolin (anhydrat)

Das aus der Schafwolle gewonnene Nebenprodukt Lanolin heißt auch Wollwachs oder Wollfett. Das zähe, klebrige und gelbliche Lanolin ist Konsistenzgeber und auch Emulgator.
Lanolin macht eine Heilsalbe weicher und streichfähiger und besitzt viele heilende Eigenschaften. Es beschleunigt den Wundheilprozess, regeneriert und schützt die Haut und ist ein hervorragender Konsistenzgeber und Ergänzung zum Bienenwachs in der Fettphase.
Cremes bestehen aus einer Fett- und einer Wasserphase. Als Emulgator verbindet Lanolin die wässrigen und öligen Bestandteile.
Anstatt des Wasseranteils kann eine alkoholhaltige Heiltinktur hinzugefügt werden, was Lanolin für die klassische Heilsalbenküche zu einem unentbehrlichen natürlichen Emulgator macht.

Lanolin ermöglicht eine bessere Aufnahme von einer Propolistinktur. Das Lanolin sollte qualitativ hochwertig und pestizidfrei sein. In Apotheken erhält man oft Lanolinum, das aus Lanolin, Paraffin und Wasser besteht und als Salbenzutat und Emulgator ungeeignet ist.

Da Lanolin als Emulgator Wasser bindet, muss für die Salbenküche Lanolin anhydrat (wasserfrei) verwendet werden.

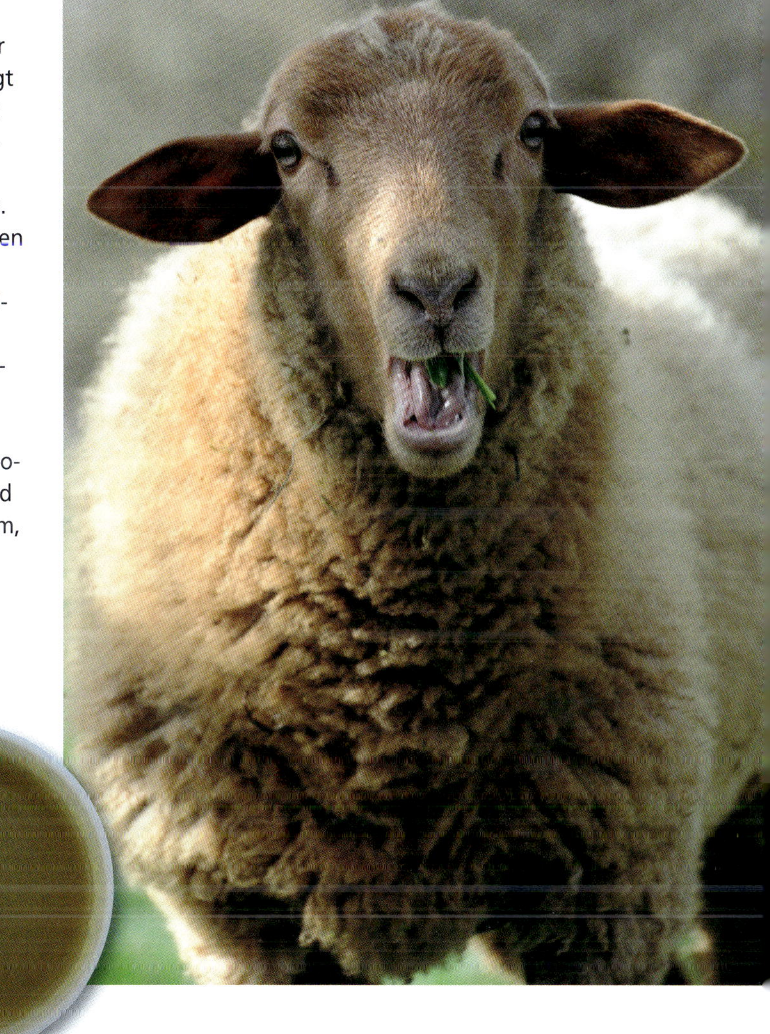

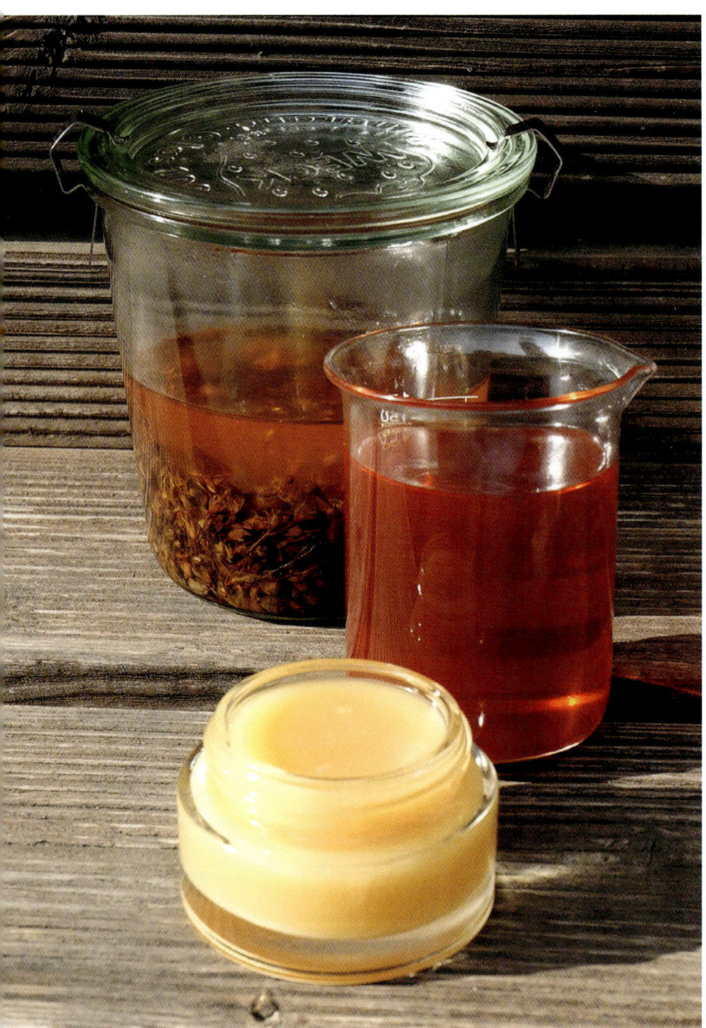

Oben mazieriert Johanniskraut im Glas mit Öl, in der Mitte ist das fertige Rotöl, welches sich wunderbar in Salben (vorne) verarbeiten lässt.

Grundrezept für Heilsalben auf Ölbasis

Zutaten für 2 Salben à 50 ml

- 100 ml Heilölmazerat
- 10 g Bienenwachs
- 10 g Lanolin

Das Heilölmazerat, das Bienenwachs und das Lanolin werden in ein feuerfestes Glas gegeben und in einem Wasserbad auf niedrigster Stufe erwärmt (Abb. 1).

Die Wasserhöhe im Topf sollte ca. 5 cm betragen, denn bei zu viel Wasser beginnt das Glas zu schwimmen.
Die Mischung wird mit einem Holz- oder Glasstäbchen oder einem Kochlöffelstiel ständig gerührt.

Gut Ding will Weile haben, der Schmelzvorgang wird durch das Rühren zwar begünstigt, es kann jedoch eine Weile dauern, bis das Wachs endgültig schmilzt (Abb. 2).

Wichtig ist, dass die Salbenmasse nicht überhitzt wird und ca. 63 °C nicht überschritten werden (Thermometerkontrolle). Gegebenenfalls die Herdplatte kurz ausschalten oder kaltes Wasser dem Wasserbad hinzufügen.

Tropfentest
Zur Überprüfung der Salbenkonsistenz gibt man einige Tropfen auf einen kalten Teller und lässt sie erkalten (Abb. 3).
Bei zu flüssiger Salbe fügt man etwas Bienenwachs hinzu. Ist sie zu fest, wird etwas Öl beigemengt.

Bei optimaler Konsistenz können noch Zusatzstoffe eingerührt werden. Die flüssige Salbe füllt man dann in einen Tiegel (Abb. 4).

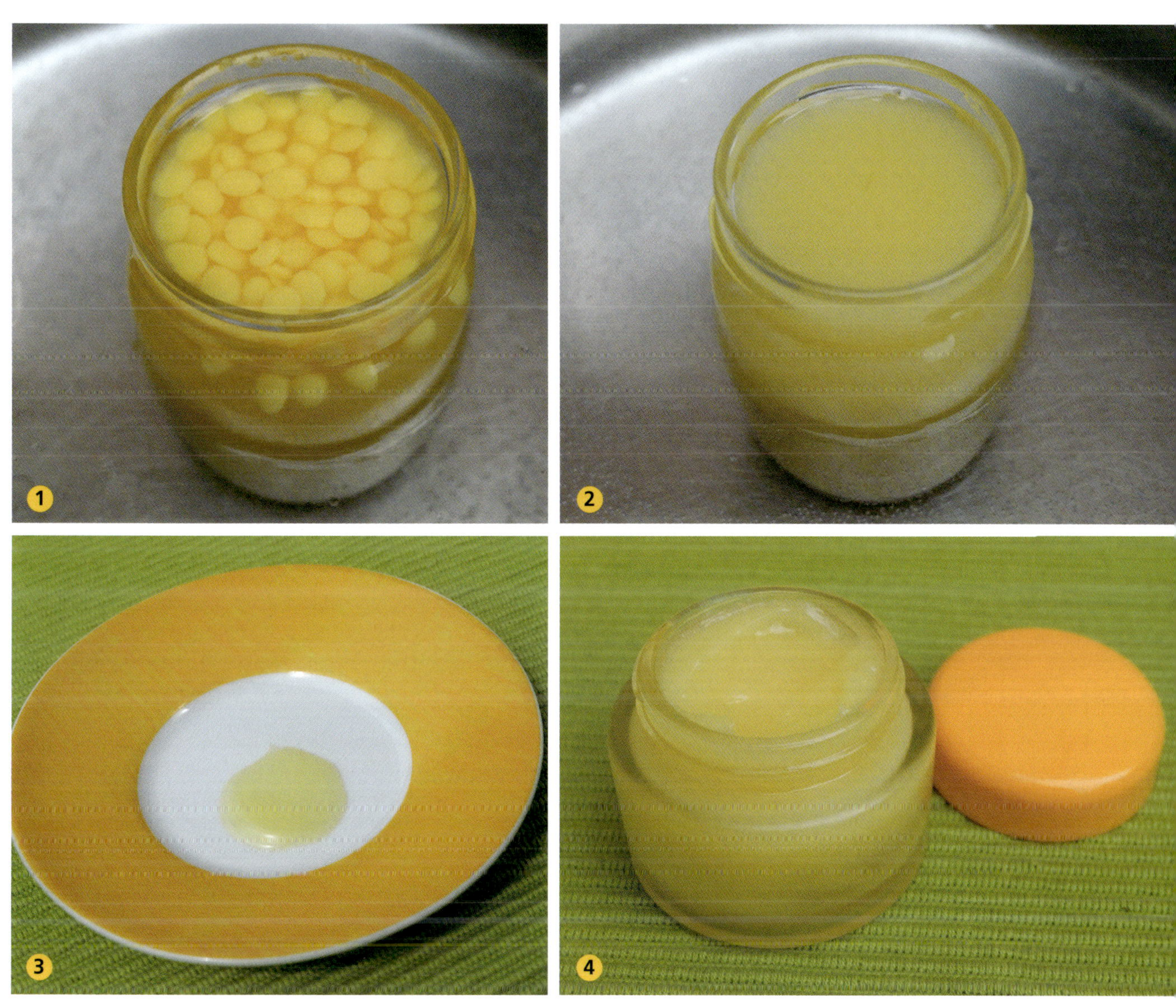
1
2
3
4

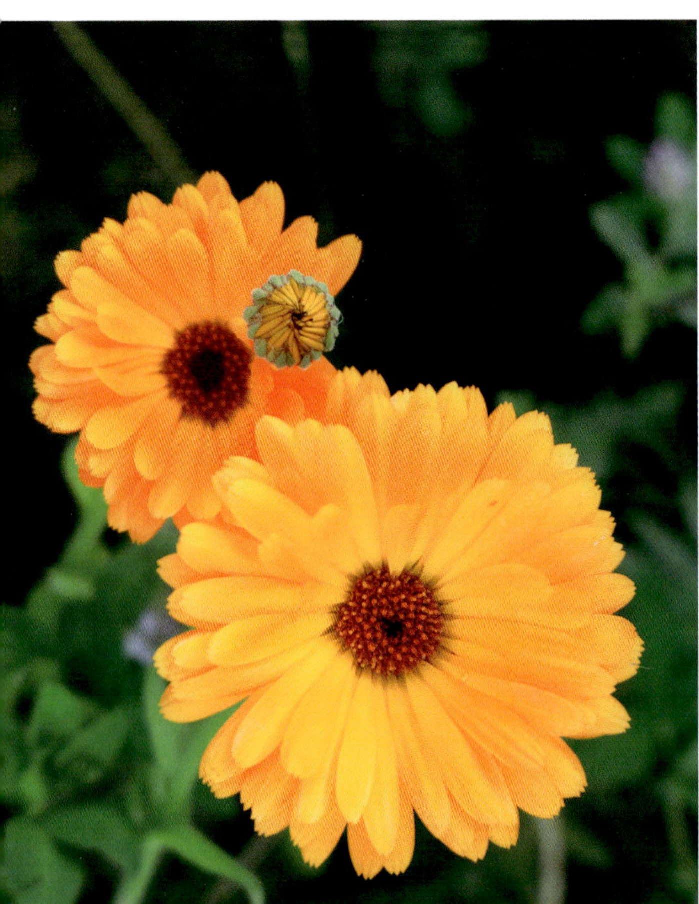

Ringelblumensalbe mit Propolis

Die leuchtend gelbe Blütenpracht der Ringelblume ist nicht nur eine blühende Zierde im Garten, sondern auch eine Bereicherung für jede Hausapotheke. Die Ringelblume wirkt mit ihren wundheilenden Eigenschaften wie ein „Wundpflaster".

Der Salbenklassiker ist die altbewährte Ringelblumensalbe, die zuverlässig bei Wunden und Verletzungen den Heilungsprozess fördert. Zudem beugt sie Hautrissen vor. Hautentzündungen und Schmerzen werden dank der Ringelblume rasch gelindert. Bei Eiterbildung werden dicke Sekrete und zäher Eiter aufgelöst.

In Kombination mit dem antibakteriellen und wundheilfördernden Propolis ist diese universelle Heilsalbe unverzichtbar in der Notfall-Apotheke für Tier und Mensch und lässt sich ohne großen Aufwand selbst herstellen.

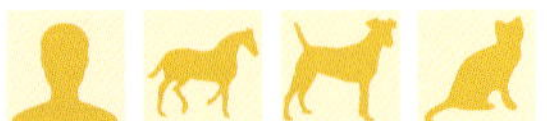

Anwendung bei

- strapazierter, rissiger, rauer, geröteter Haut
- Blutergüssen, Ekzemen
- geschlossenen Wunden
- Abszess, Furunkel, Geschwür
- Verbrennungen, Sonnenbrand
- Narbenwucherungen und Operationsnarben
- schmerzenden Gelenken
- Wundliegen
- Fesselekzem (Pferd)
- Scheuerstellen, Satteldruckstellen (Pferd)
- rissigen Pfotenballen, wunden Läufen (Hund, Katze)
- Analdrüsenentzündung, Afterjucken (Hund)
- Brustdrüsenentzündungen, wunden Zitzen (Pferd, Hund, Katze)

Äußerliche Heilwirkungen

Die Ringelblume wirkt entzündungshemmend, abschwellend und leicht schmerzlindernd. Außerdem hemmt sie das Wachstum von Bakterien, Viren und Pilzen.

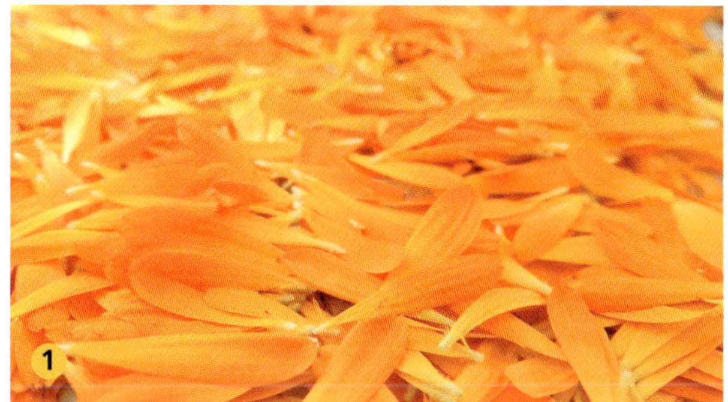

1

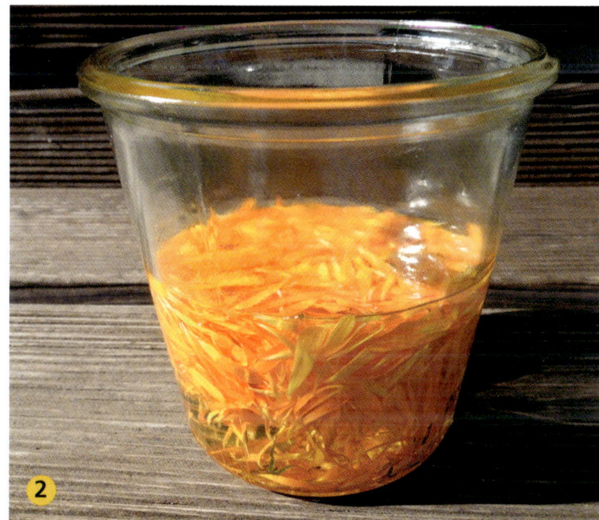

2

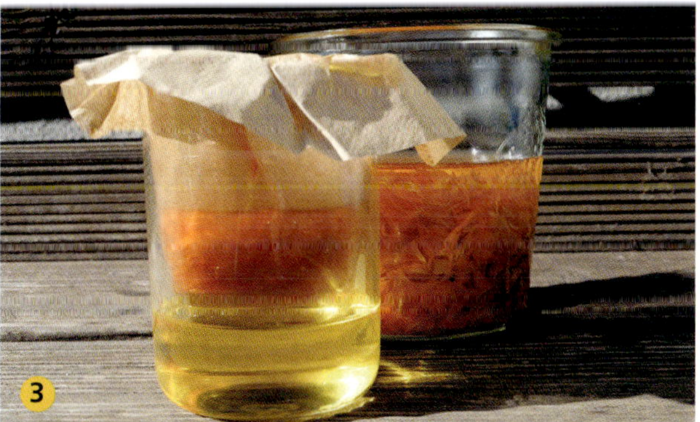

3

Ringelblumenölherstellung

Zutaten für 100 ml Heilölmazerat

- 1 Handvoll Ringelblütenzungen
- 100 ml kalt gepresstes Öl nach Wahl (s. S. 128)
- 1 verschließbares, steriles Einwegglas mit Deckel

Der beste Erntezeitpunkt der Ringelblumenblüten ist an einem sonnigen Frühsommermorgen, kurz nachdem sich die Knospen geöffnet haben. Dann ist der Wirkstoffgehalt am höchsten. Zuerst werden die einzelnen Zungen aus der Blüte gelöst und für ca. 2 bis 3 Stunden an einem schattigen Ort leicht angetrocknet (Abb. 1).

Die Blütenzungen werden in ein Glas gefüllt und mit dem Öl vollkommen bedeckt (Abb. 2).
Dann wird das Glas verschlossen und in einen nicht zu warmen Raum gestellt. Bei der Mazeration sollte Sonnenlicht vermieden werden.
Es muss sichergestellt werden, dass Feuchtigkeit während der Mazeration aus dem Glas entweichen kann. Es könnte sonst zu einer Fäulnisbildung kommen.
Bei eventuell auftretendem Kondenswasser auf der Innenseite des Deckels sollte dieses mit einem sauberen Mulltuch entfernt werden. Das wieder verschlossene Glas danach leicht schütteln.
Um die Gefahr von Schimmelbildung zu vermeiden und dass sich die Heilstoffe besser lösen, wird das Glas 1- bis 2-mal täglich geschüttelt.
Nach etwa 10 bis 18 Tagen wird der Sud durch ein Leintuch gepresst oder mit einem Kaffeefilter filtriert (Abb. 3).
Bei längerer Ziehzeit besteht die Gefahr von Schimmelbildung.
Das fertige Ringelblumenmazerat wird in eine dunkle Flasche gefüllt, etikettiert, kühl und dunkel gelagert.

Zutaten für 2 Salben à 50 ml

- 100 ml Ringelblumenmazerat
- 10 g Bienenwachs
- 10 g Lanolin
- 15 bis 20 Tropfen Propolis
- sterile Gläschen zum Abfüllen

Salbenherstellung

Das Ringelblumensalbe wird nach dem Grundrezept wie auf der Seiten 130 f. beschrieben hergestellt.

Im letzten Schritt lässt man die handwarme Salbe auf ca. 38 °C abkühlen, wobei tropfenweise die Propolistinktur untergerührt wird.
Dabei verdunstet ein Teil des im Propolis enthaltenen Alkohols.
Wichtig ist, dass sich die Tinktur und die restlichen Stoffe gut miteinander verbinden und eine homogenen Salbenmasse entsteht.

Die fertige Salbe in sterile Tiegel füllen, auskühlen lassen, verschließen, beschriften und im Kühlschrank aufbewahren.

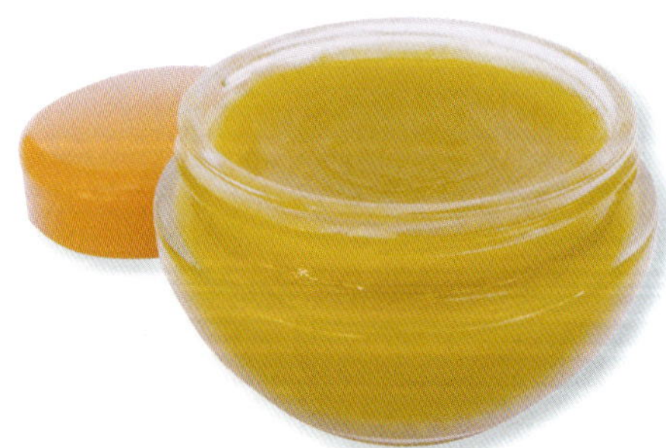

Propolis-Honigsalbe

Die Propolis-Honigsalbe ist ein hervorragender Wundheiler, sorgt für eine geringe Narbenbildung, ist universell anwendbar und sollte in keiner Notfallapotheke fehlen.
Die Kombinationen von Propolis und Honig ergänzen sich gegenseitig und die Wundheilung wird verstärkt.
Außerdem fördert der hohe Zuckergehalt die Bildung von säuberndem Wundsekret. Keimen entzieht die zuckrige Masse Wasser, sie können sich nicht mehr vermehren.
Mithilfe des Honigs heilen Wunden unter geringerer Narbenbildung ab. Honig wirkt in der Salbenheilkunde zusätzlich als leichter Emulgator.

Propolissalbe wird im Schnitt – je nach Behandlungsschwere – mehrmals täglich aufgetragen (mindestens 2-mal täglich) und wahlweise mit einer Kompresse abgedeckt.
Die genaue Anwendung von Propolissalbe wird auf den Seiten 109 (Mensch), 111 (Pferd) und auf der 115 (Hund und Katze) beschrieben.

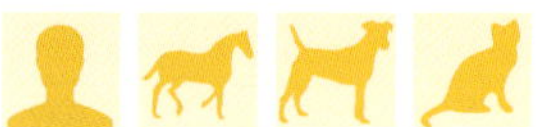

Anwendung

- zur Hemmung von entzündlichen Hautprozessen
- zur Wundversorgung bei kleineren Schürf- und Schnittwunden
- zur Verhinderung unschöner, wulstiger Narbenbildung
- bei Hautentzündungen, gereizter Haut, Ekzemen
- zur Desinfektion nach Zeckenbissen zuerst Propolistinktur anwenden, dann Salbe
- bei Insektenstichen
- bei Abszessen, Furunkel (eitrigen Ansammlungen)
- zur Nachbehandlung von Operationswunden

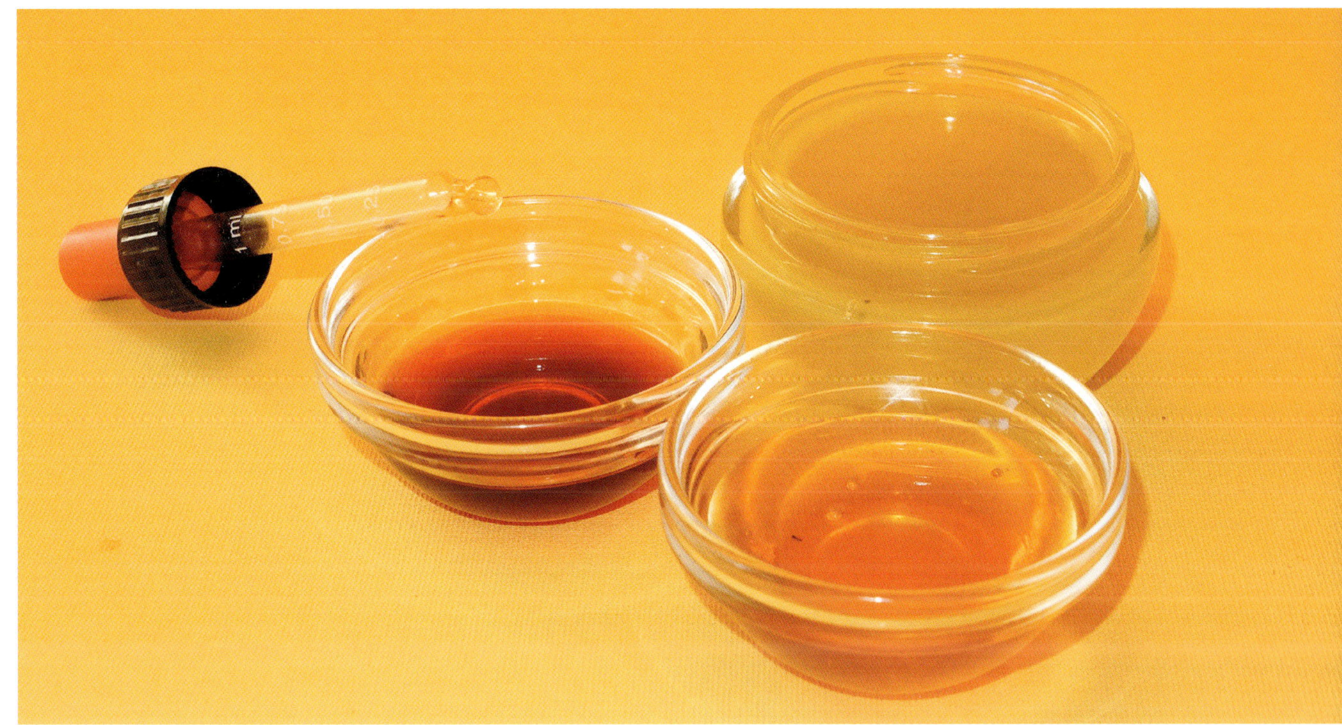

Propolistinktur (links) und Honig (rechts unten) sind Hauptzutaten für die wundheilende Honigpropolissalbe (rechts oben), deren Konsistenz cremeartig und geschmeidig ist.

- bei Haut- und Fußpilzerkrankungen
- bei Hautallergien
- bei leichten Hautverbrennungen
- bei rheumatischen Gelenkerkrankungen, Arthritis, Arthrose, Gicht
- zur Durchblutungsförderung
- bei Pfotenverletzungen, wundgelegenen Stellen (Hund, Katze)

Zutaten für 2 Salben à 50 ml

- 100 ml kalt gepresstes Oliven-, Raps-, Sonnenblumen- oder Jojobaöl
- 10 g Bienenwachspastillen
- 15 g Lanolin (anhydrat)
- 6 g Bienenhonig
- ca. 50 Tropfen Propolistinktur
- ein steriles Becher- oder Marmeladenglas
- zwei sterile Salbendöschen

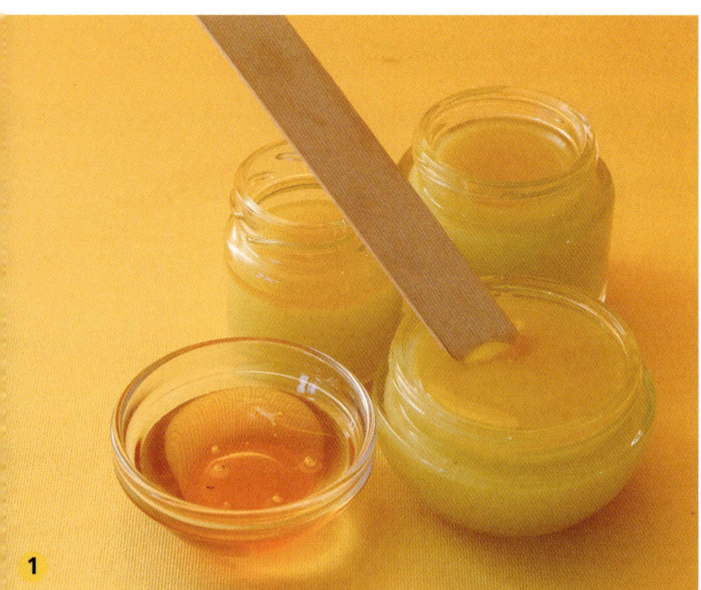
1

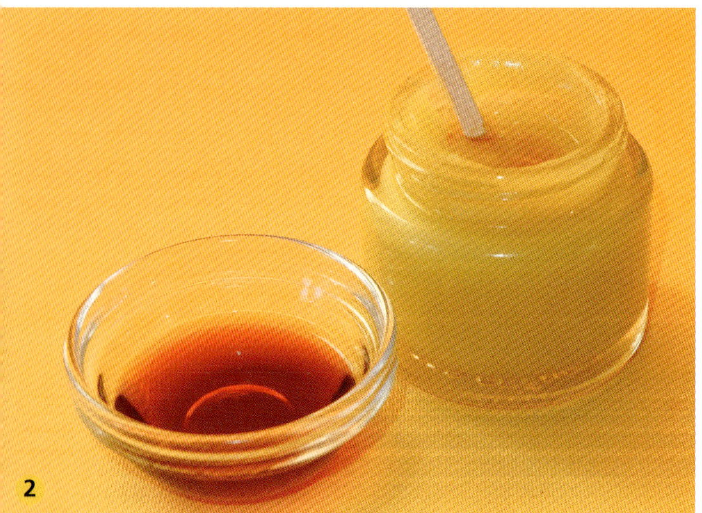
2

Salbenherstellung

Ein kleiner Topf wird mit Wasser befüllt und auf dem Herd auf niedrigster Stufe erwärmt. Die Wasserhöhe im Topf sollte ca. 5 cm betragen, denn bei zu viel Wasser beginnt das Glas zu schwimmen.

Bienenwachs, Lanolin und Pflanzenöl werden in ein Becher- oder Marmeladenglas gegeben und im Wasserbad langsam erhitzt und so lange gerührt, bis sich alle Zutaten aufgelöst haben.

Wichtig ist, dass die Salbenmasse nicht überhitzt wird und 65 °C nicht überschritten werden, da sonst einige Wirkstoffe vom Bienenwachs verloren gehen.

Wer kein Thermometer zur Hand hat, dem hilft folgender Anhaltspunkt: Bei 60 bis 65 °C bilden sich erste Wasserbläschen im Wasserbad.

Danach wird das Glas aus dem Wasserbad genommen und in sterile Gläschen randvoll gefüllt. Dann lässt man die Salbe auf ca. 40 °C abkühlen.

Wenn die Flüssigkeit an den Rändern langsam fest wird und die Flüssigkeit etwas verdickt ist, wird der Honig in die Salbe zügig eingerührt (Abb. 1).

Falls der Honig etwas dickflüssig sein sollte, kann er vor dem Einrühren in einem Wasserbad leicht erwärmt, jedoch nicht über 40 °C erhitzt werden.

Im letzten Schritt wird in die handwarme Salbe tropfenweise die Propolistinktur eingerührt. Dabei verdunstet ein Teil des im Propolis enthaltenen Alkohols.

Wichtig ist, dass sich die Tinktur und die restlichen Stoffe gut miteinander verbinden und eine homogene Salbenmasse entsteht (Abb. 2).

Die fertige Heilsalbe in sterile Tiegel füllen, auskühlen lassen, verschließen, beschriften und im Kühlschrank aufbewahren.

Propolis-Honigcreme

Cremes basieren auf einer Fett- und einer Wasserphase und sind etwas aufwendiger herzustellen.

Die Konsistenz der Propolis-Honigcreme ist cremiger, weicher und streichfähiger. Die Creme lässt sich dadurch gut auf großflächige Hautareale verteilen und auftragen.

Die Anwendungsbereiche sind identisch wie bei der Propolis-Honigsalbe.

Zutaten für 2 Cremes à 50 ml

- 60 ml kalt gepresstes Oliven-, Raps-, Sonnenblumen- oder Jojobaöl
- 10 ml Propolislösung auf Wasserbasis (alkoholfrei)
- 30 ml stilles Mineralwasser, destilliertes Wasser oder abgekochtes Wasser
- 14 g Bienenwachs
- 32 g Lanolin (anhydrat)
- 1½ TL Bienenhonig
- ein steriles Becher- oder Marmeladenglas
- zwei sterile Salbendöschen

Cremeherstellung

Ein mittelgroßer Topf wird mit Wasser befüllt und auf dem Herd auf niedrigster Stufe erwärmt. Die Wasserhöhe im Topf sollte ca. 5 cm betragen, denn bei zu viel Wasser beginnt das Glas zu schwimmen.

Öl, Bienenwachs und Lanolin in ein Glas geben und in dem Wasserbad unter Rühren langsam erhitzen, bis das Bienenwachs geschmolzen ist.

Das Glas aus dem Wasserbad nehmen und die Salbenmasse unter Rühren auf ca. 55 bis 58 °C abkühlen lassen.

Beim Schmelzvorgang im Wasserbad darf nicht zu stark erhitzt werden, sonst gehen einige Heilstoffe verloren. Daher ist zur Temperaturkontrolle ein Küchenthermometer (Messbereich 0 bis 100 °C) eine sinnvolle Investition.

In einem separaten Glas wird dem Wasser die wasserlösliche Propolislösung zugegeben und gut vermischt.

Dann wird die Emulsion auf Handwärme (max. 40 °C) ebenfalls in einem Wasserbad sanft erhitzt.
Beide Gläser werden dann aus dem Wasserbad genommen.

Im nächsten Schritt wird die Wasser-Propolis-Mischung unter ständigem Rühren der Fettphase beigemengt.
Es kann mitunter bis zu einer halben Stunde dauern, bis sich die beiden Phasen vereinigt haben und eine homogene Cremekonsistenz entsteht.

Um die Wundheilung zu verstärken, wird dann der Honig in die handwarme, fast erkaltete Crememasse eingerührt. Falls der Honig etwas dickflüssig sein sollte, kann er vor dem Einrühren leicht erhitzt werden, jedoch nicht über 40 °C.

Die handwarme Creme wird anschließend in sterile Tiegel gefüllt. Dann auskühlen lassen, gut verschließen und beschriften. Die Heilcreme im Kühlschrank aufbewahren.

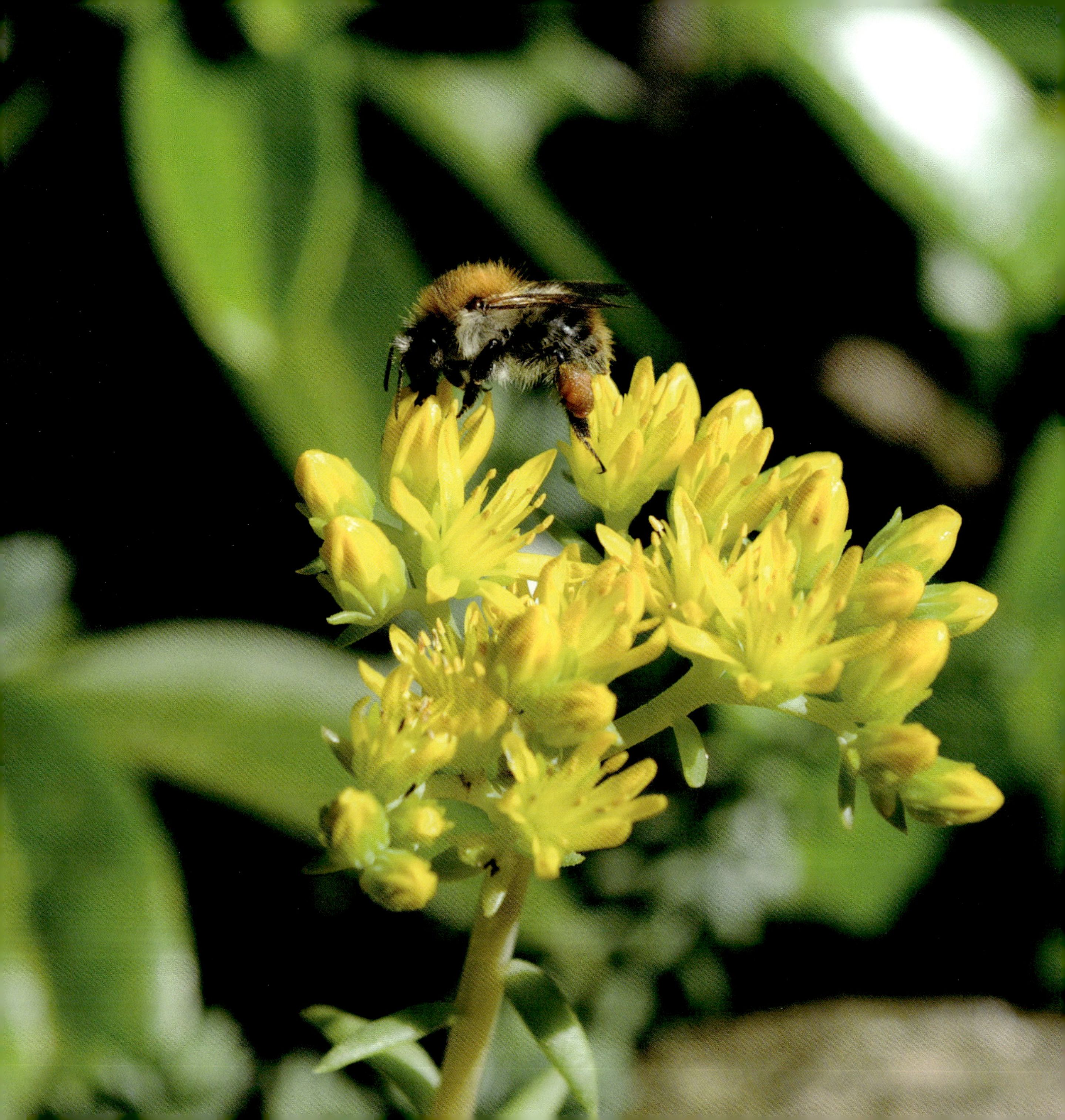

Permanentes Bienensterben mit fatalen Folgen

Bienen leisten wahrlich Großes. Ihr Nutzen für das Leben auf dieser Erde ist unschätzbar. Sie bereichern nicht nur unser Leben und sorgen für die Gesunderhaltung von Mensch und Tier, sondern sie sind essenziell für unser Ökosystem und leisten immense Bestäubungsarbeit.
Sie bestäuben Wild- und Nutzpflanzen und stellen so das Überleben für Mensch und Natur sicher (siehe auch Seite 143).

Besorgniserregend und alarmierend ist, dass diese fantastischen Lebewesen zunehmend bedroht sind. Weltweit gehen millionenfach Bienen still und leise zugrunde. Die Zahl der Bienenvölker in den letzten Jahren schwindet rasant, wobei sich bei einigen Bienenvölkern die Population reduziert und viele Bienenvölker vollständig aussterben. Über 500 Bienenarten sind in Deutschland heimisch, mehr als die Hälfte davon zählt zu den bedrohten Tierarten. Die Ursachen sind vielfältig und die Folgen für die Natur und Mensch dramatisch und gefährlich.

Faktoren, die das Bienensterben wesentlich beeinflussen

Es gibt verschiedene Faktoren und Ursachen, die zusammenwirken und das Bienensterben verursachen.

Varroamilbe

Die aus Südostasien eingeschleppte Varroamilbe ist dafür verantwortlich, dass jeden Winter 20 bis 30 % der Bienenvölker an dem Parasiten sterben.

Die braune 1,5 mm große von den Imkern gefürchtete Milbe schädigt sowohl als Hauptangriffspunkt die Brut als auch die erwachsene Biene. Wenn ein Mensch in Relation von so einem Parasiten befallen wäre, hätte dieser die Größe eines Hasen. Die Bienen sind den importierten Parasiten wehr- und schutzlos ausgeliefert.
Die beißende Milbe ernährt sich von deren Blut, überträgt das akute Paralysevirus, das Flügeldeformationsvirus (führt zu deformierten Flügeln) und weitere Krankheitserreger. Sie schwächt die Biene und ihr Volk und löst ein regelrechtes Massensterben aus.
Zudem legt die Varroamilbe ihre Eier in offenen Brutzellen ab und vermehrt sich rapide.

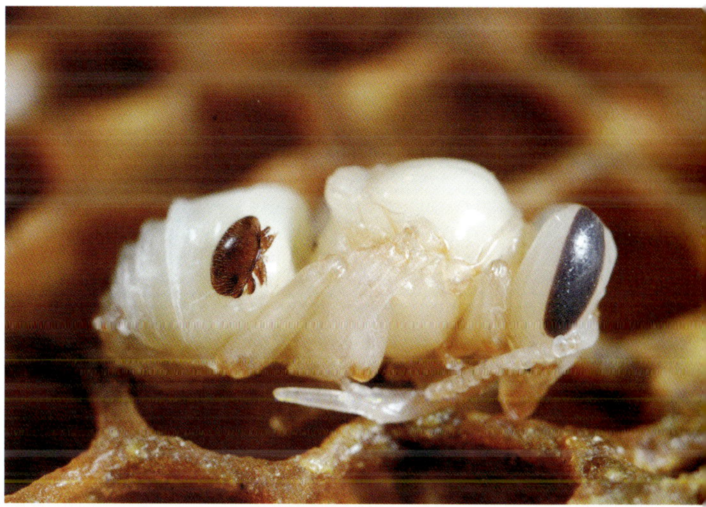

Bienenlarve mit parasitierender Varroamilbe.

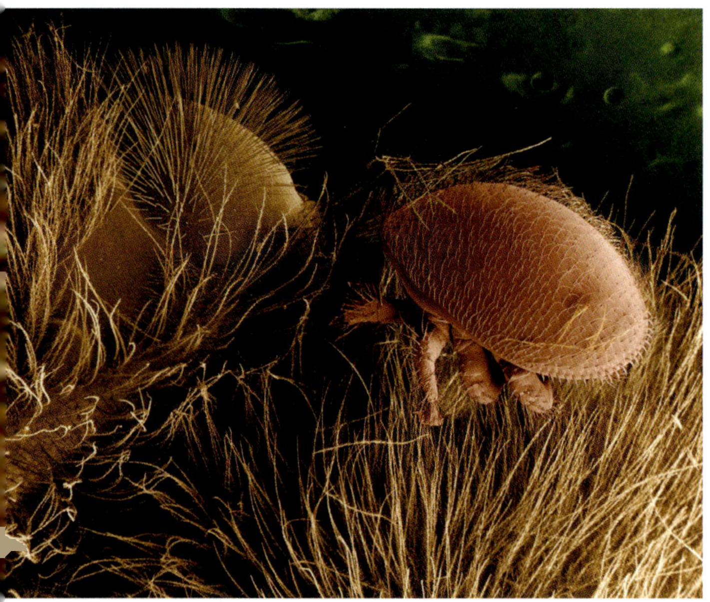

Rasterelektronenimkroskopaufnahme. Varroamilbe sitzt auf einer Biene und saugt deren Blut aus und überträgt das Paralysevirus.

Für das Überleben des Bienenstocks ist die Behandlung durch den Imker überlebenswichtig! Hauptbestreben des Imkers ist, durch vorbeugende Maßnahmen wie Wabenhygiene und Kontrolle dafür zu sorgen, dass sich die Varroamilbe nicht im Stock einnistet.
Um die Varroamilbe zu reduzieren, setzt der Imker außerhalb der Zeit der Honigernte Ameisensäure und in der brutfreien Zeit Milch- oder Oxalsäure ein.
Leider gibt es trotz ständiger Bemühungen und Forschungen keine wirkungsvolle Methode, die Varroamilbe erfolgreich zu eliminieren. Ohne Varroabekämpfung stirbt jedes Bienenvolk.

Amerikanische Faulbrut

Diese hochinfektiöse Erkrankung wird auch als „Bienenpest" bezeichnet und wird durch Räuberei, Wabentausch oder Futter übertragen.
Der Erreger ist ein äußerst widerstandsfähiges und hitzebeständiges Bakterium (Paenibacillus larvae), welches Temperaturen über 100 °C trotzt und daher schwer zu bekämpfen ist.
Das Bakterium befällt und schädigt ausschließlich die Brut, indem die Erreger über das Futter in den Darm der Larve gelangen. Bereits wenige Sporen genügen, dass sich die Krankheit ausbreiten kann. Die Sporen keimen zu Bakterien aus und töten die Larven.
Die Amerikanische Faulbrut ist eine meldepflichtige Tierseuche.

Nosema (Nosemose)

Bei Nosemose handelt es sich um die häufigste Krankheit der erwachsenen Biene. Die hochansteckenden Erreger sind parasitäre Einzeller, die sich im Inneren der Bienendarmzellen vermehren, explosionsartig Sporen bilden und massiv weitere Darmzellen infizieren. Ein starker Befall zerstört den Darm und führt zum Tod der Biene.
Prädestiniert sind Bienen mit einer geschwächten Immunabwehr, wenn mehrere Faktoren zusammenkommen wie Schlechtwetterperioden im Frühjahr, Kälteeinbruch, Hungerperioden, kontaminierte Waben des Imkers oder Belastung durch Varroamilben oder Pestizide.

Pestizide

Mit steigernder Tendenz werden primär in der konventionellen Landwirtschaft (wie beim Anbau von Raps, Mais und Getreide), im konventionellen Obst- und Gemüsebau und in vielen Kleingärten Insektenvernichtungsmittel (Insektizide) eingesetzt, um Schädlinge zu vernichten.

Doch die chemisch-synthetischen Mittel töten nicht nur Schädlinge, sondern auch alle anderen Insekten und Vögel. Mittlerweile ist die Tatsache allgemein bekannt, dass Neonicotinoide selbst in kleinsten Mengen massenhaftes Bienensterben auslösen. Diese Giftstoffe greifen das Nervensystem an, die Bienen verlieren ihre Orientierungsfähigkeit, finden nicht mehr zum Stock zurück und verenden ebenso wie Wildbienen und Schmetterlinge.

Erfreulicherweise wurden im April 2018 trotz vehementen Widerspruchs der Pharmakonzerne vom EU-Ausschuss entschieden, dass für die drei Neonicotinoide Clothianidin, Imidachloprid und Thiamethoxam in EU-Staaten ein Freilandverbot erlassen wird.
Dies ist jedoch ein Tropfen auf den heißen Stein; alle bienenschädlichen Pestizide müssten generell vom Markt genommen werden.
Bienen nehmen systemische giftige Insektizide, die sich in allen Pflanzenteilen verteilen, über Bestäubung, Pollen-, Blüten- und Nektarsammeln auf. Das schwächt ihr Immunsystem und sie werden anfälliger für die Varroamilbe oder für Nosema.
Forscher haben festgestellt, dass Bienen, die den Wirkstoff Pyraclostrobin (Fungizid) aufgenommen hatten, dreimal häufiger an Nosema erkrankt sind, als Bienen, die kein Pestizid aufgenommen hatten.
Gefährlich sind Pestizide ebenfalls, wenn sie bei Regen abgeschwemmt oder vom Wind verweht werden oder im Boden versickern oder verdunsten, was mögliche Pestizidrückstände in Nahrungsmitteln zur Folge hat.

Glyphosat

Das Unkrautvernichtungsmittel Glyphosat, welches mit Bravour jede Pflanze absolut und zuverlässig vernichtet, wird weltweit und am häufigsten als Ackergift eingesetzt. Das Herbizid, welches viele Landwirte und auch einige Hobby-Gärtner verwenden, ist nachweislich ein Grund dafür, dass Bienen und andere Insekten zugrunde gehen wie auch jede Pflanze.
Bienen nehmen die Flüssigkeit, die sich auf den Pflanzen ablagert, arglos auf und vergiften sich damit.

Eine Studie belegt nachweislich, dass das Glyphosat die Darmflora der Honigbiene zerstört und sie anfälliger für Krankheitserreger macht, was zu einer erhöhten Sterblichkeit führt.

Glyphosat trägt maßgeblich zum Artensterben in der Agrarlandschaft bei und die negativen Folgen für Tier, Natur und Mensch sind äußerst besorgniserregend.
Über die Nahrungskette gelangt das heftig umstrittene Glyphosat auch in den menschlichen Organismus und gefährdet die Gesundheit. Dem toxischen Pestizid wird nachgesagt, dass es Krebs fördert, jedoch wird die toxische Wirksamkeit von Pharmakonzernen verharmlost.

Die EU will Glyphosat weiterhin zulassen.

Monokulturen

In monotonen, ausgeräumten, industrialisierten, vor allen Dingen rentablen Agrarlandschaften ohne Kräuter, Hecken und Blühpflanzen finden weder Bienen, Hummeln noch Schmetterlinge einen Lebensraum für Nahrung, als Unterschlupf oder zum Nisten. Die Felder sind für Bienen wie eine große Wüste.

Der Irrweg der exportorientierten Landwirtschaft führt zu einem dramatischen, besorgniserregenden Artenrückgang, gleichzeitig müssen viele landwirtschaftliche Kleinbetriebe schließen.

Die staatlich subventionierten zunehmenden Monokulturen, hauptsächlich Maisfelder für Biogasanlagen, wo zudem Gülle im großem Stil regelrecht „entsorgt" wird, bieten ein trauriges, blütenloses Bild, so wie auch bei dem aus Ertrag und Profit zu häufig gemähten Grünland, wo durch die Gülle viele Blumen, die die Bienen brauchen, nicht mehr wachsen können. Zudem entstehen durch zu frühes und häufiges Mähen immer wieder Hungerperioden für die Insekten.

Monokulturen mit gigantischen Rapsfeldern sind für bestäubende Bienen auf den ersten Blick eine gute Futterquelle, ist das Feld jedoch verblüht, muss die Biene hungern, weil es nichts mehr zu holen gibt. Oftmals müssen Imker aufgrund der fehlenden Pflanzenvielfalt ihr Volk bereits im Juli füttern.

Zudem wird Raps im konventionellen Ackerbau oft und regelmäßig mit Pestiziden behandelt, was das Bienenvolk schädigt und schwächt. Außerdem lagern sich die Gifte im Pollen und im Honig ab, was durch eine Pollenanalyse nachweisbar ist.

Erstrebenswert wäre, wenn die konventionellen Bauern, bevor sie ihren Raps mit Pestiziden besprühen, wenigstens mit den Imkern in der unmittelbaren Umgebung kommunizieren, damit die Imker reagieren können und ihr Bienenvolk nicht zeitgleich ausfliegen lassen.

Einige kooperative Bauern besprühen nach Absprache mit dem Imker den Raps erst ab 17 Uhr, wenn die Bienen nicht mehr ausfliegen und bereits im Stock sind. Diese kleine Geste lindert Bienenleid.

Klimawandel

Auch der Klimawandel mit seinen starken Temperaturschwankungen bringt das Bienenleben absolut aus dem Gleichgewicht und erschwert ihnen das Überleben zusätzlich. Zu lange und zu kalte Winter gefährden den Fortbestand im Stock, ebenso zu lange Wärmeperioden und Trockenheitsphasen, starke Temperaturabweichungen oder verfrühte Blühphasen wie es z. B. seit einigen Jahren beim Löwenzahn der Fall ist.

Erstens wird ihr natürlicher Rhythmus durcheinander gebracht und zweitens löst es im Bienenvolk Stress aus, zehrt an seinen Kräften und nimmt ihm viel Energie.

Die immunschwachen Bienen sind krankheitsanfälliger und prädestiniert für Schädlinge und bieten der gefürchteten Varroamilbe ideale Bedingungen, sich ungehemmt im Stock auszubreiten, um das Volk zu vernichten.

Flächenverbrauch

Flächenfraß ist ein schleichendes, bedrohliches Phänomen, welches leider nicht bewusst wahrgenommen wird. 62 Hektar Land werden in Deutschland täglich als Siedlungs- und Verkehrsflächen neu ausgewiesen, was einen Flächenverbrauch von 88 Fußballfeldern entspricht. Unzerschnittene Landschaftsräume gehen für die Tier- und Pflanzenwelt verloren, weil sie zubetoniert werden. Darunter leiden auch die Bienen, weil ihnen zu den bereits beschriebenen Gefahren zusätzlich langsam, aber stetig Lebensraum genommen wird.

Ein Leben ohne Bienen

Die Folgen des Bienensterbens sind fatal mit bereits spürbaren, gravierenden Auswirkungen. Bienensterben bedeutet nicht nur, auf Honig und andere wertvollen Bienenprodukte zu verzichten, essenziell für Mensch und Natur ist die unentwegte Bestäubungsarbeit der fleißigen Bienen (siehe Kasten Seite 85). Die Bienen sind wichtigster Bestäuber der Blütenpflanzen und fundamental für unser Ökosystem.

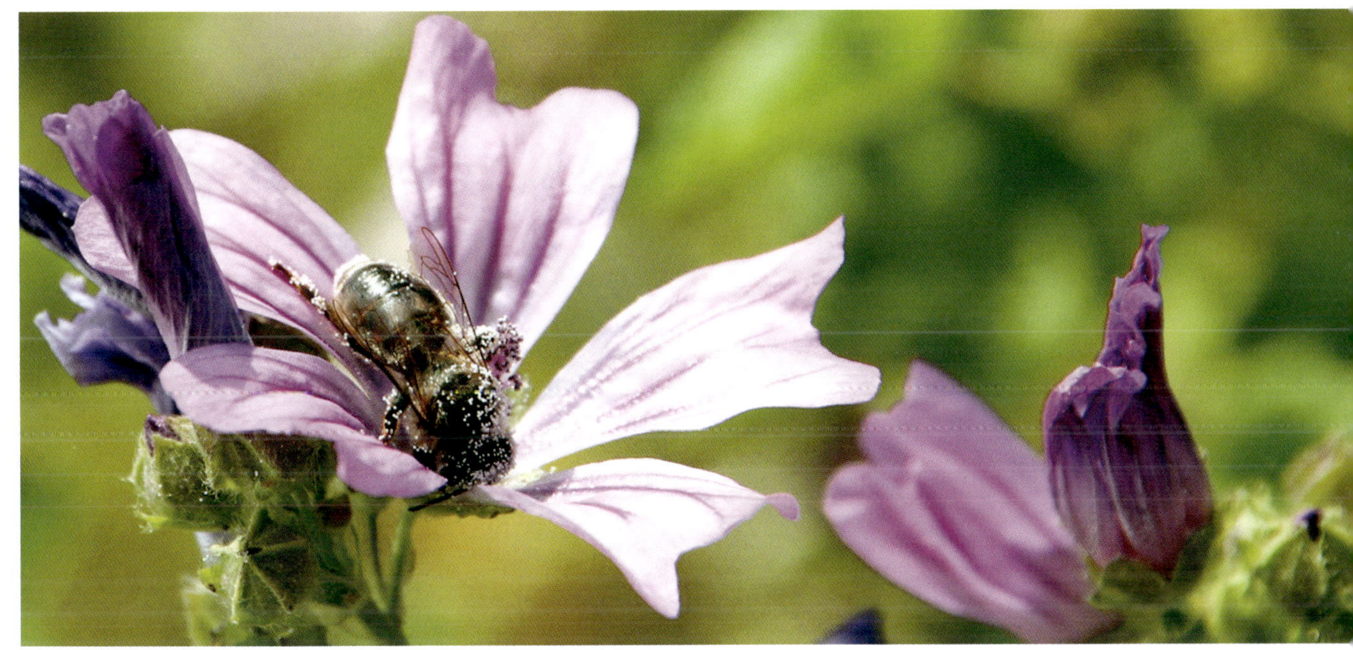

Was wäre ohne die Bestäubungsarbeit der Biene?

- Bei einem Großteil der Blütenpflanzen wäre keine Fortpflanzung mehr möglich, sie würden aussterben und somit unser Ökosystem gefährden.
- Auf ein Drittel der Nahrung wie Obst und Gemüse müsste weltweit verzichtet werden.
- Viele Vögel, Säugetiere und Nutztiere, die zur Lebensmittelgewinnung dienen, ernähren sich hauptsächlich von Pflanzen und Früchten und landwirtschaftlichen Nutzpflanzen, deren Fortbestand ebenfalls gefährdet wäre, somit also auch unsere Fleisch- und Milchquelle.
- Auch Wildpflanzen sind ein wichtiger Teil der Nahrungskette und sichern den Fortbestand vieler Tierarten.

„Wenn die Biene einmal
von der Erde verschwindet,
hat der Mensch
nur noch vier Jahre zu leben.
Keine Bienen mehr,
keine Bestäubung mehr,
keine Pflanzen mehr,
keine Tiere mehr,
keine Menschen mehr."

(Zitat Albert Einstein, 1949)

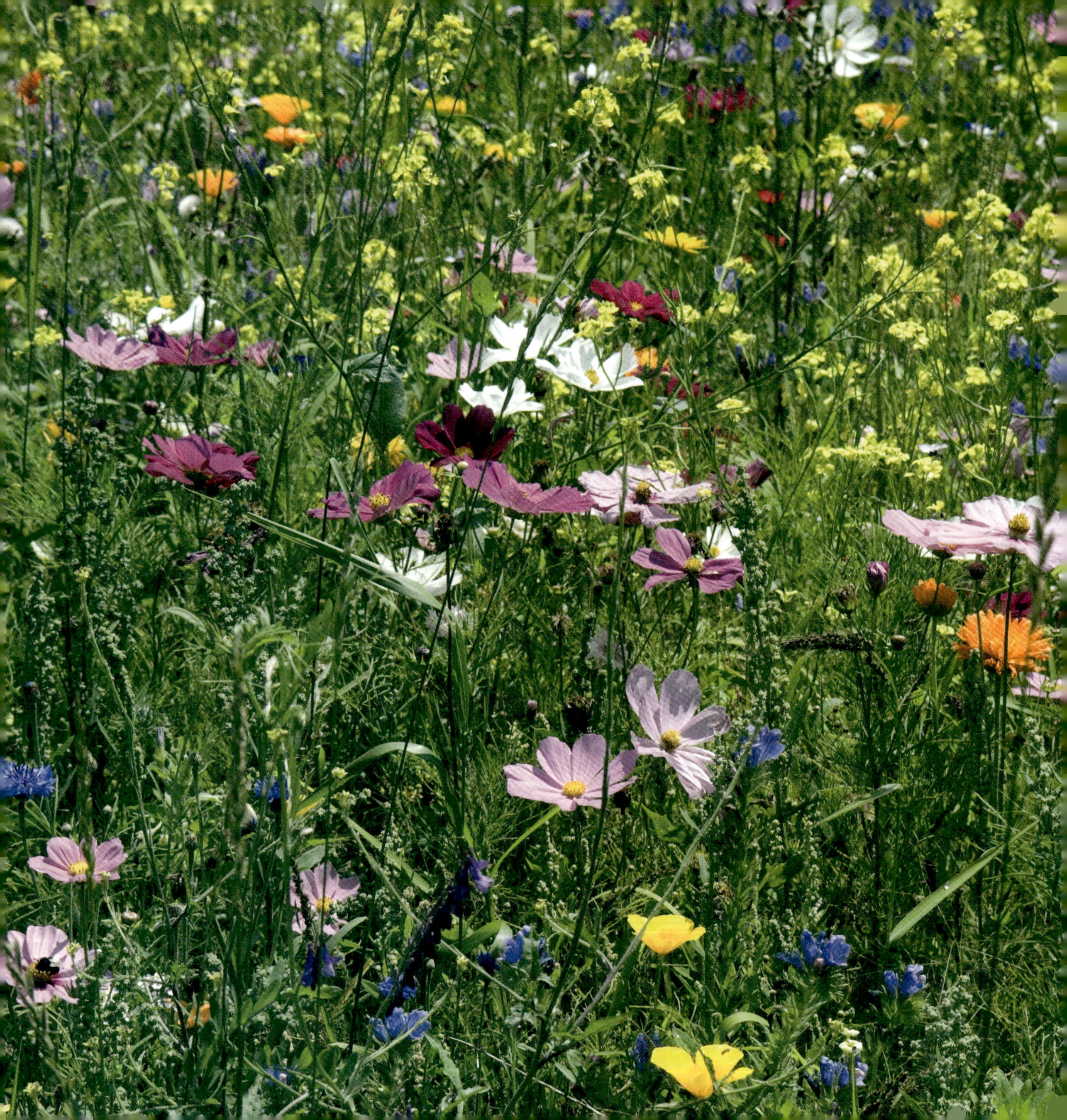

Was wir gegen das Bienensterben tun können

Die Ursachen des Bienensterbens sind vielseitig und komplex, jedoch ist der Hauptverursacher der Mensch. Die Bienen schenken uns für unsere Gesundheit nur Gutes. Jetzt ist es allerhöchste der Zeit, dass wir einen Betrag für die Gesunderhaltung der Bienen leisten.
Wenn jeder etwas dazu beiträgt, dem Bienensterben entgegenzuwirken, können viele kleine Aktivitäten und Maßnahmen etwas Großes bewirken.

Imkerprodukte beim heimischen Imker kaufen
Fast 80 % des bei uns konsumierten Honigs stammt aus Importen. Honige aus dem Supermarkt sind häufig Mischungen von Honigen aus Nicht-EU-Ländern. Im Gegensatz zum gekauften Discounterhonig bürgt ein Honig vom regionalen Imker für Qualität.
Um den Bestand der Bienen und die Imkerarbeit zu fördern, sollten Imkerprodukte direkt beim Imker gekauft werden. Je größer die Nachfrage, desto mehr Bienenvölker stockt der Imker auf und pflegt sie.

Biolebensmittel kaufen
Beim Kauf von Lebensmitteln aus ökologischer, pestizidfreier Landwirtschaft unterstützen Sie indirekt den Erhalt von Bienen und anderen Insekten.

Bienenfreundliche Blumen und Bäume pflanzen
Perfektioniert gemähte englische Rasenflächen, am besten mit permanent arbeiteten Rasenrobotern und mit einer exakten Rasenhöhe von maximal 4 cm, wo ja kein Kräutlein oder Blümchen mehr wachsen darf, wie auch pflegeleichte, pure Steingärten vernichten unsere Insekten und unser Ökosystem rigoros.

Schaffen Sie in Ihren Gärten, auf dem Balkon oder in Kräuterblumenkästen ein farbenprächtiges Blumenmeer, ein insekten- und bienenfreundliches Naturparadies und neue Lebensräume!

Folgende bienenfreundliche Pflanzen und Bäume eignen sich zum Gärtnern:

Auf dem Fensterbrett oder Balkon
Einladende Kräuterblumenkästen mit duftenden Kräutern wie Rosmarin, Thymian, Salbei, Oregano, Schnittlauch, Zitronenmelisse, Basilikum, Borretsch oder Lavendel sind für Bienen und Menschen von doppeltem Nutzen.
Erstens bereichern frische gesunde Kräuter unsere Speisen und zweitens bringen die nicht abgeschnittenen Blüten, die man wachsen lässt, Gutes für Bienen und andere Insekten.
Für Blumenkästen und Kübel eignen sich Blühpflanzen wie Männertreu, Buschzinnie, Studentenblume, Kapuzinerkresse, Katzenminze, Steinkraut, Vanilleblume, Lavendel, Kartäusernelke, Knäuelglockenblume, Fächerblume, Frühlingsthymian, Portulakröschen oder Vanilleblume.
Auch Kletterpflanzen und duftende Zaungäste wie die Waldrebe, Wicken, Winden, Kapuzinerkresse oder Efeu sowie blühende Stauden erfreuen die Bienen.

Geranien, Fleißige Lieschen, Fuchsien und gefüllt Petunien sind übrigens bienenungeeignet, da sie keinen Nektar anzubieten haben.

Im kleinen Garten/Vorstadtgarten
Die ersten Frühjahrsblüher und Nahrungsquellen sind Krokus, Märzenbecher, Winterling, Blausternchen und Kegelblume, welche die Bienen erfreuen und ihr Volk nach langer, kräftezehrender Winterzeit stabilisieren

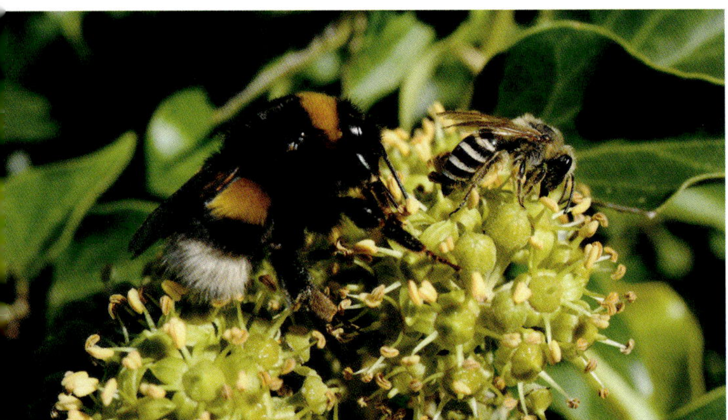

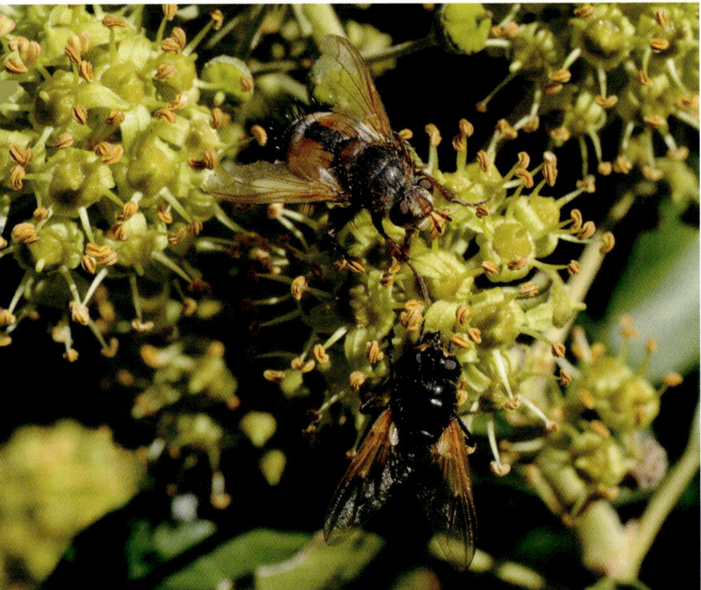

Dieser blühende Efeubusch ist ein reich gedeckter Tisch nicht nur für Bienen, sondern auch für Hummeln, Wespen, Schwebfliegen und viele andere Insekten.

Wunderbare nektar- und pollenreiche Sommerblühpflanzen sind z. B. Sonnenbraut, Bienenkraut, Ringelblume, Königskerze, Fiederblättriges Schmuckkörbchen, Kornblume, Koriander, Glockenblume, Mauerpfeffer, Kapuzinerkresse, Blutweiderich, Seidenblume, Eibisch, Stockrose, Waldrebe, Margerite und vor allem Sonnenblumen.
Die leuchtende Energiepflanze versorgen Bienen nicht nur mit viel Pollen, sondern sie entgiften und extrahieren Schadstoffe aus den Böden, lockern mit ihren starken Wurzeln die Erde und verbessern so die Bodenqualität. Zudem liefern die Sonnenblumenkerne nach dem Abblühen Vogelfutter.
Im Staudenbeet sorgen Fette Henne, Akelei, Kugeldistel, Löwenmäulchen, Phlox, Aster, Flockenblumen, Malven, Stockrosen und Vergissmeinnicht für den gedeckten Bienentisch.
Kräuterbeete mit Salbei, Thymian, Oregano und Lavendel lieben die Bienen.

Im großen Garten

Bienen- und Insektenfreundlich sind Gärten, die bewusst nicht so perfekt und akkurat gestaltet werden, wo man wilden Blühpflanzen wie z. B. dem Gänseblümchen Frei- und Blühräume lässt, sie nicht permanent abmäht oder beim Mähen einige Blumeninseln stehen lässt.
Besonders nektar- und pollenreich ist auch der Löwenzahn, der als Heilpflanze gerühmt wird, in vielen Gärten aber eher als lästiges Unkraut betrachtet wird.
Damit sich Wildbienen und andere Bestäuber verstecken und nisten können, reicht ein freier Streifen für Wildblumen und Totholz.
Eine wunderschöne bunte Augenweide und eine Oase für Bienen sind Hoch- und Blumenbeete oder besser eine Blumenwiese mit ausgestreuten Wildkräuter- und Blumensamenmischungen!

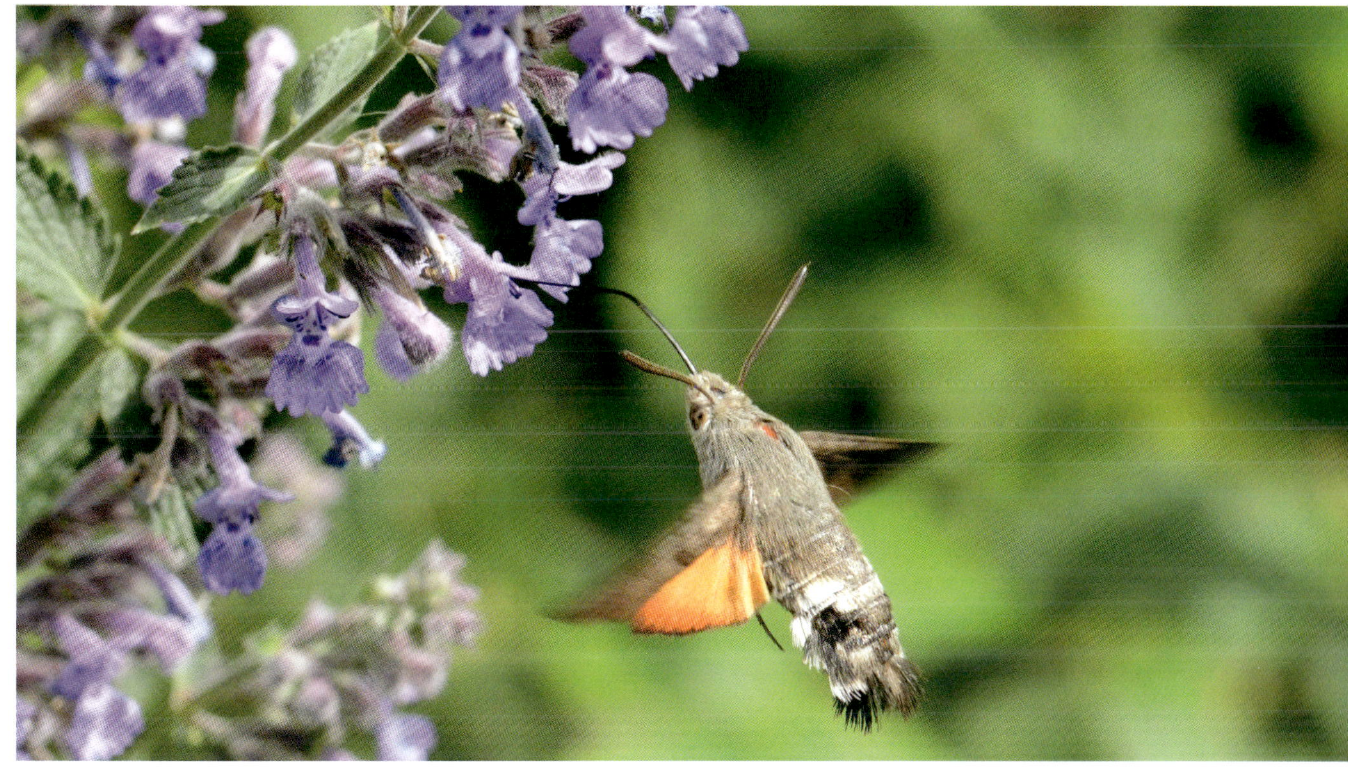

Auch das zu den Schwärmern zählende Taubenschwänzchen ist auf den Blütennektar als Nahrung angewiesen.

Dieses bunte Durcheinander vielfältiger Nektar und Pollen spendender Blütenpflanzen bietet auch vielen verschiedenen Bienenarten Nahrung. Wichtig zur Erhaltung der Artenvielfalt ist, dass es sich hierbei um ökologisches wertvolles Saatgut handelt.

Bepflanzte Obstbäume in Obst- und Obststreuwiesen wie Apfel, Birne, Quitte und Kirsche werden von den Bienen gern besucht und bestäubt. Ernte- und blütenreich sind ebenso Obstarten wie Brombeere, Johannisbeere, Himbeere oder Erdbeere.

Bei nachhaltigen Baumbepflanzungen wie Edelkastanie, Linde, Haselnuss, Weide oder Ahorn profitieren sowohl der Mensch als auch die Tierwelt jahrzehntelang davon. Nektar und pollenreich sind viele Gemüsepflanzen wie Zucchini oder Kürbis. Statt einer Thuja- oder Lorbeerhecke eignen sich Hecken aus einheimischen Pflanzen wie Wildrose, Weißdorn oder Schlehe.

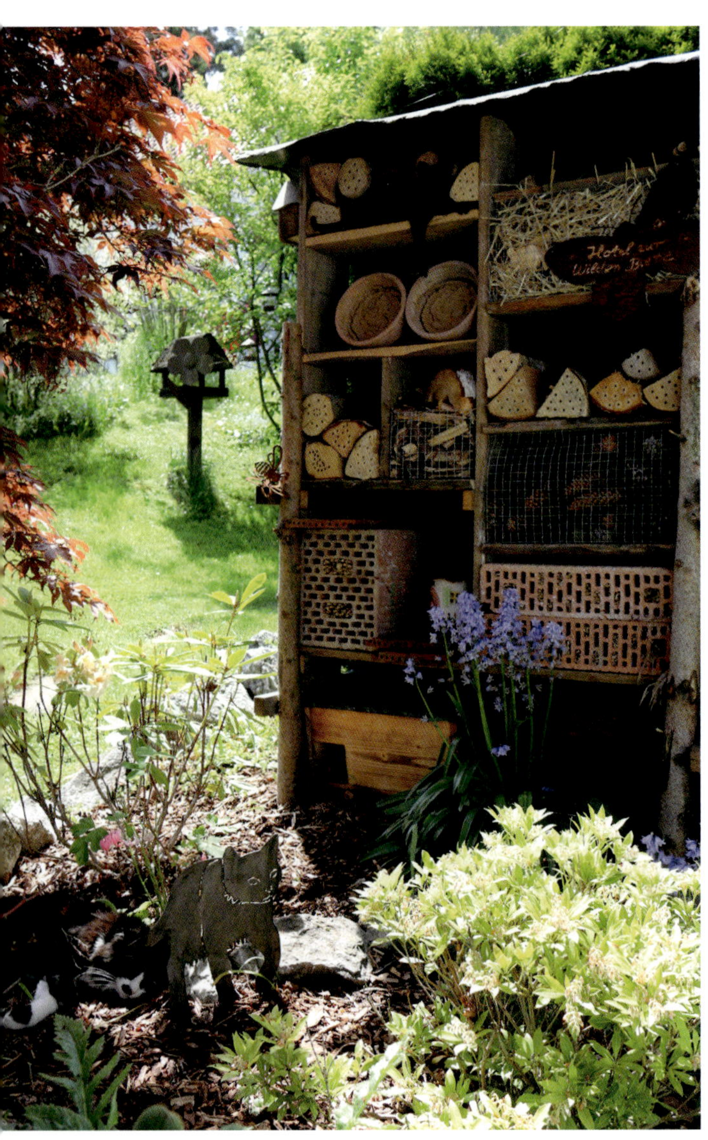

Gärtnern ohne Gift
Glyphosathaltige und chemische Insekten- und Pflanzenschutzmittel sollten durch biologische Alternativen wie z. B. Brennnesseljauche, Neemölpräparate oder Lebermoosextrakt ersetzt werden, denn chemische Insektizide sind auch Gift für die Bienen.
Außerdem sollte man beim Kauf von Blumen, Sträuchern und Stauden darauf achten, dass sie nicht mit Insektiziden behandelt wurden. Auch Billig-Zierpflanzen können mit Pestiziden belastet sein.
Es sollte auch darauf geachtet werden, dass heimische Pflanzen eingesetzt werden, denn Bienen brauchen heimische Pflanzen als Nahrungsquelle. Auf Wochenmärkten, in Gärtnereien oder von Anbietern aus dem Internet bekommt man Bio-Saatgut aus heimischen Regionen.

Bienen- und Insektenhotels
Um Wildbienen, Hummeln und andere Insekten in den Garten zu locken und Nistmöglichkeiten für sie zu schaffen, werden Insektenhotels an sonnigen, regensicheren Plätzen aufgehängt oder aufgestellt (siehe Abbildung links). Nisthilfen für Wildbienen können mit wenig Aufwand selbst angefertigt werden.

Wassertränke für durstige Bienen
Ein kleines Wasserbecken oder eine Schale mit einem Stein oder einem Ast, der über die Wasseroberfläche ragt, kann in heißen Sommermonaten für durstige Bienen und andere Insekten eine große Hilfe sein.

Feiern mit gutem Gewissen – Bio-Weihnachtsbäume
Jährlich werden bundesweit mehr als 20 Millionen Nordmann- und Edeltannen sowie Blaufichten verkauft, wovon ca. 80 % der gekauften Weihnachtsbäume mit Pestiziden belastet sind. Die Umweltgifte der intensiv

bewirtschafteten Waldflächen belasten nicht nur das Grundwasser, unser Ökosystem, die Tier-, Insekten- und Bienenwelt, sondern schmücken mit ihrer pestizidbelasteten Pracht viele deutsche Wohnzimmer.
Eine sinnvolle Alternative ist der Kauf von Öko-Tannenbäumen, bei denen z. B. Schafe Unkrautvernichtungsmittel ersetzen. Der Kaufpreis ist beim Biolandwirt minimal teurer, jedoch ist diese Bewirtschaftung nicht nur gut für das Ökosystem, sondern sorgt zugleich für ein gutes Raumklima.
Manche Bio-Tannenbäume tragen ein Zertifikat der Organisation zur Förderung verantwortungsvoller Waldwirtschaft, Forest Stewardship Council (FSC). Auch Siegel, wie das sechseckige EU-Bio-Logo garantieren dafür, dass es sich tatsächlich um Bio-Bäume handelt.

Bienenlehrpfadwanderungen
Um Erwachsene und insbesondere Kinder für die Bienenwelt und deren Bedürfnisse zu sensibilisieren, sind Bienenlehrpfadwanderungen eine wahre Bereicherung, um die Natur zu genießen, vieles Interessantes über die Tier- und Pflanzenwelt zu erfahren und die Natur wieder nahe zu bringen.

„Urban beekeeping" in Großstädten
Auf Friedhöfen, in Parkanlagen, verwilderten Grundstücken, in Balkonkästen, auf Flachdächern, ja selbst in Verkehrsinseln – überall wo keine Pestizide versprüht werden und keine genveränderten Pflanzen angebaut werden – summt es in den Städten. Bienen mögen die Wärme in den Innenstädten, wo es um zwei bis drei Grad wärmer ist als im Umland.
Immer mehr Großstädter, vor allen Dingen junge Menschen entdecken die Imkerei für sich und lassen Balkone und Innenhöfe neu erblühen.

Die Idee, Bienen in der Stadt zu halten, kam vor drei Jahrzehnten aus Frankreich. Dieser weltweite Trend ist eine erfreuliche Entwicklung zum Wohl der Bienen.
Hobbystadtimker sollten genügend Bienenkenntnisse besitzen und Imkerkurse besuchen. Ratsam ist eine Imkerausbildung beim örtlichen Imkerverband.

Beteiligung an Unterschriftenaktionen/Petitionen für Bienenschutz
Fakt ist, dass die Bienen dringend genügend Blüh- und Freiflächen für ihren Lebensraum und ihre Lebensbedürfnisse brauchen. Ebenso bekannt ist, dass Pestizide und Umweltgifte sowohl das Ökosystem als auch das Überleben der Bienen gefährden.
In Internetportalen, auf sozialen Netzwerken von Naturschutz- und Umweltschutzorganisationen und -verbänden, Imkerverbänden usw. finden oft Unterschriftenaktionen und Petitionen für Pestizidverbote und für mehr bzw. größere (subventionierte) Blühflächen statt. Jeder Bürger kann seinen passiven Beitrag mit seiner Unterschrift leisten, um die jeweilige Organisation zu unterstützen. Viele Stimmen ergeben eine große Masse, deren Unmut dann nicht negiert werden kann.

In Bayern haben im Frühjahr 2019 mehr als 1,5 Millionen aller Wahlberechtigten im Volksbegehren für ein besseres Naturschutzgesetz für die Bienen und die Erhaltung der Artenvielfalt gestimmt.
18,4% aller Wahlberechtigen haben den Aufwand nicht gescheut, zum ortsansässigen Rathaus zu gehen und sich gegen Vorgabe des Personalausweises innerhalb einer Zweiwochenfrist in die Listen einzutragen.
Dieses freudige Resultat und erfolgreichstes Volksbegehren der Geschichte in Bayern zeigt, wie groß das Interesse bei vielen Bürgern ist, dass endlich etwas getan werden muss.

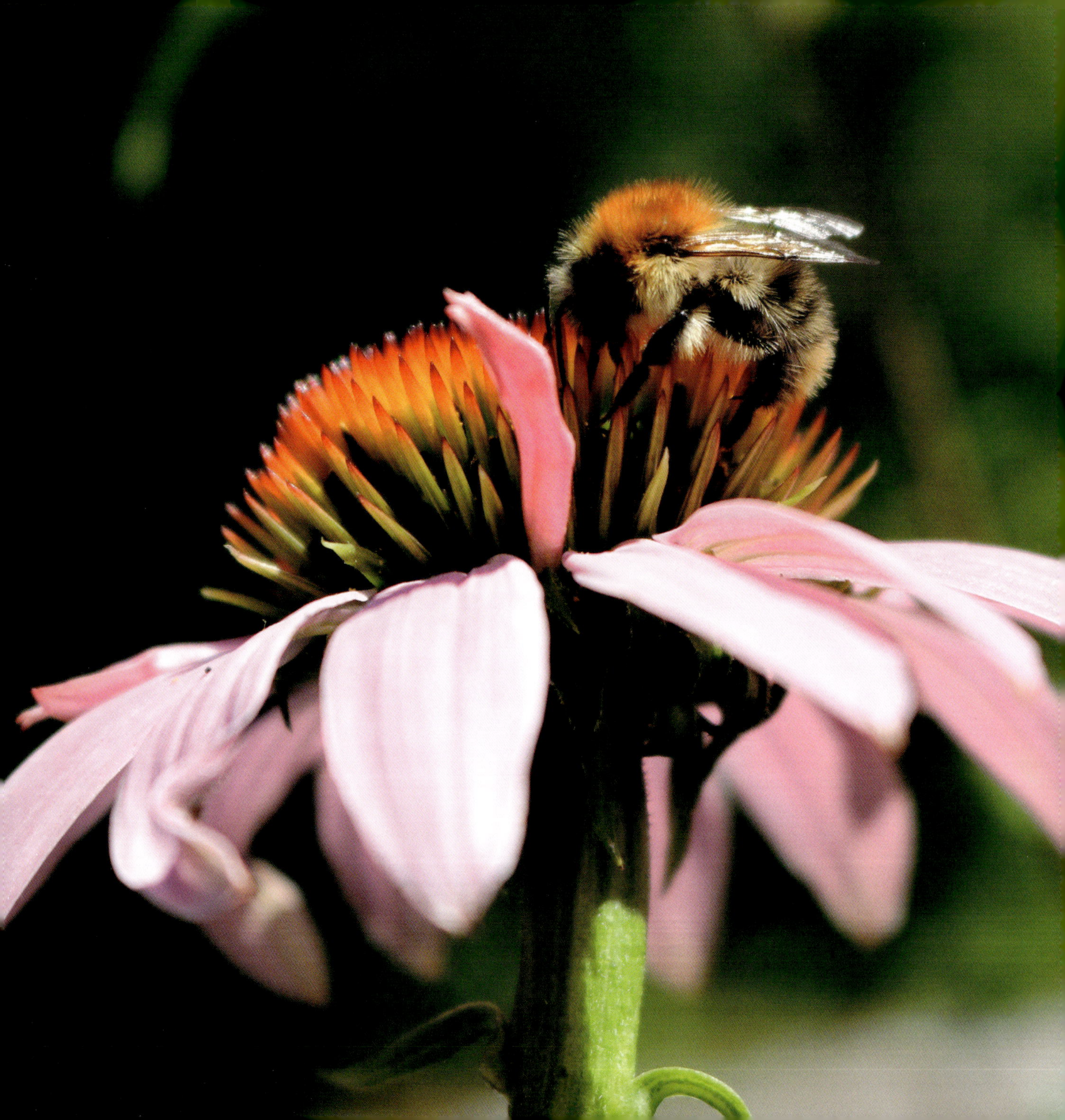

Anhang

Danke

An dieser Stelle sage ich allen Danke, die mich bei der Erstellung dieses Buches unterstützt haben und mich durch ihre Anregungen und Hinweise inspiriert haben.

Ein besonderer Dank geht an erster Stelle an zwei Imker, die mit einer Hingabe ihre Bienen hegen und pflegen und mir mit Rat und Tat zur Seite gestanden sind. Ohne deren Mithilfe wäre mir wertvolles Wissen verwehrt geblieben.

Imkermeister Simon Nuschele, der mich mit Passion beim Fotoshooting in der Erlebnisimkerei in Seeg mit eigenen kreativen Ideen assistiert hat und ein offenes Ohr für all meine Belange hatte, die er souverän beantwortete.
Herr Nuschele, ich finde es bewundernswert, mit welchem Enthusiasmus Sie Öffentlichkeitsarbeit zum Bienenwohl betreiben. Besonders den Kindern, die in Zukunft für unser Ökosystem verantwortlich sein werden, schenken Sie durch Ihre Bienenlehrpfade und Führungen einen Zugang zur Natur.

Vielen Dank an Herrn Josef Schropp, 1. Vorsitzender des Landesverbandes Bayerischer Imker, der mich in seinem farbenprächtigen Garten hilfreich bei meinen Fotoarbeiten unterstützt hat und der keine Mühe scheute, mir immer wieder ruhig und gelassen das Begattungskästchen samt Bienen vor der Linse zu präsentieren, wobei leider die Bienenkönigin geflohen und nicht wieder zurückgekehrt ist!
Herr Schropp, Sie haben mir all meine Fragen fachmännisch beantwortet und sich mit Freude und Interesse für das Buchprojekt engagiert.

Dankeschön an Herrn Johann Fischer, Staatlicher Fachberater für Bienenzucht in Schwaben, der auf meinen Bienenfachseminaren ein ausgesprochen fachkompetenter Lehrmeister war und mir nicht nur theoretisch, sondern auch praxisbezogen das Imkern vermittelt hat.

Danke auch an Heike Bühler von Cum Natura, die mich tatkräftig, was die Indikationen und Dosierungen betrifft, unterstützt hat. Vielen Dank für die Bereitstellung der Veröffentlichung der schönen Bienenaufnahmen.

Auch bei Herrn Daniel Stecher, Imker vom Schlosswald-Bienengut, möchte ich mich für die wertvollen Informationen über Propolis bedanken, die für das Buch eine Bereicherung sind.

Ein herzliches Dankeschön geht auch an meine zwei Tierheilpraktikerkolleginnen Tanja Wallhauer und Angela Merk für die wunderschönen Aufnahmen. Ihr seid leidenschaftliche Tierfotografinnen mit einer gewissen Intuition, genau im richtigen Moment auf den Auslöser zu drücken. Beim Anblick Eurer Fotos spürt und sieht man, dass Ihr „ein besonderes Händchen" für Tiere habt.

Für die Erlaubnis der Veröffentlichung der Bienenaufnahmen vom Tourist-Information Seeg möchte ich mich ebenfalls bedanken.

Ich danke dem Verlag Oertel+Spoerer für das in mich gesetzte Vertrauen und Frau Dr. Gabriele Lehari, die mich als Lektorin unterstützt und eigene Bildmotive zur Verfügung gestellt hat.

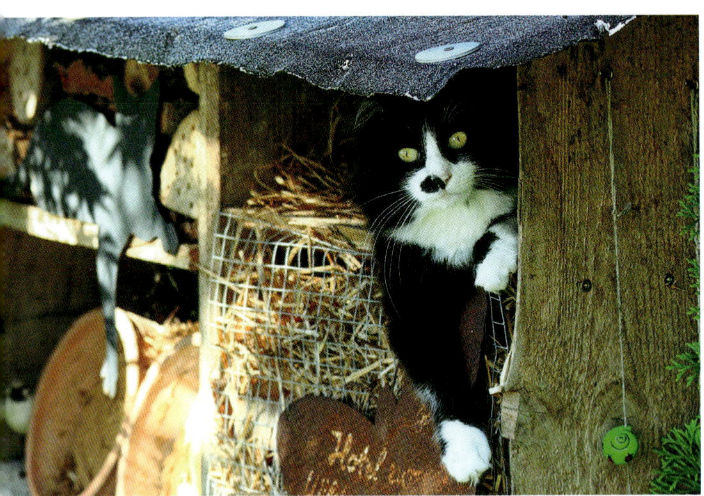

Literaturverzeichnis

Bayerische Landesanstalt für Weinbau und Gartenbau
Fachzentrum Bienen
Honig
Basisteil-Anfängerkurs

Prof. Friedrich Hainbuch
Die Heilkraft der Bienen
Honig & Co bei Beschwerden von A-Z
Narayana Verlag, 2013

Eva Marbach
Heilen mit Propolis
Die Hausapotheke aus dem Bienenvolk
Eva Marbach Verlag, 2009

Detlev Mix
Die Heilkraft des Honigs
Herbig Verlag, 2006

Klaus Nowottnick
Propolis
Gewinnung – Rezepte – Anwendung
Stocker Verlag, 2010

Petra Pawletko
Heilpflanzen für Tiere
Phytotherapie für Hunde, Katzen, Kaninchen und Meerschweinchen
Oertel+Spörer, 2017

Petra Pawletko
Heilsalben für Hunde selbst herstellen
Oertel+Spörer, 2017

Petra Pawletko
Heilsalben für Pferde selbst herstellen
Oertel+Spörer, 2018

Dr. Pavlina Potschinkova
Bienenprodukte in der Medizin
Apitherapie
Ehrenwirth Verlag, 1992

Ilse Sieber und Eric H. Aldington
Hundezucht naturgemäß mit Liebe und Verstand
Heilkräuter – Hausmittel, Verhaltensentwicklung,
Ernährung und Verhaltensprobleme
Kynos Verlag, 2007

Dr. med. Stefan Stangaciu
Sanft heilen mit Honig, Propolis und Bienenwachs
Trias Verlag, 2015

Paul Uccusic
Doktor Biene
Bienenprodukte – ihre Heilkraft und Anwendung
in der Heilkunst
Ariston Verlag, 1990

Bezugsquellen

CumNatura
Bienenprodukte für Menschen
Bienenprodukte für Tiere
info@cumnatura.de
https://imkergut.de/
Tel.: 07223 – 95115 59

Schlosswald-Bienengut
API-REGENT Bienengiftsalbe und Bienenprodukte
info@schlosswald-bienengut.de
https://www.schlosswald-bienengut.de/
Tel.: 07977 – 91 06 96

Tourist-Information Seeg
Bienenprodukte, Bienenwachswickel, Seebiene`s Blumenmischung
Hauptstr. 33, 87637 Seeg
Tel.: 08364 – 983033
info@seeg.de
Infoseite über Lehrpfad und Erlebnisimkerei
https://www.seeg.de/erlebnisimkerei-seeg

beegut GmbH
Bienenprodukte, Bienenwachs
Industriestraße 10
73489 Jagstzell
Tel.: 0577 – 5334615
info@beegut.de
www.beegut.de

nearBees
Honig vom Imker nebenan
Bienenpatenschaften
Anglerstr. 6
80339 München
Tel.: 089 – 38153514
E-Mail: info@nearbees.de
https://nearbees.de/

Bahnhof-Apotheke Kempten
Bienenwachswickel
Infos:
info@wickel-co.de
www.wickel-co.de/bienenwachswickel/
zu beziehen bei:
Bahnhof-Apotheke Kempten
Bahnhofstr. 12
87435 Kempten
Tel.: 0831 – 5 22 66 11
info@bahnhof-apotheke.de
www.bahnhof-apotheke.de

Spinnrad
Salbenzubehör
info@spinnrad.de
www.spinnrad.de
Tel.: 0451 – 585 98 1053

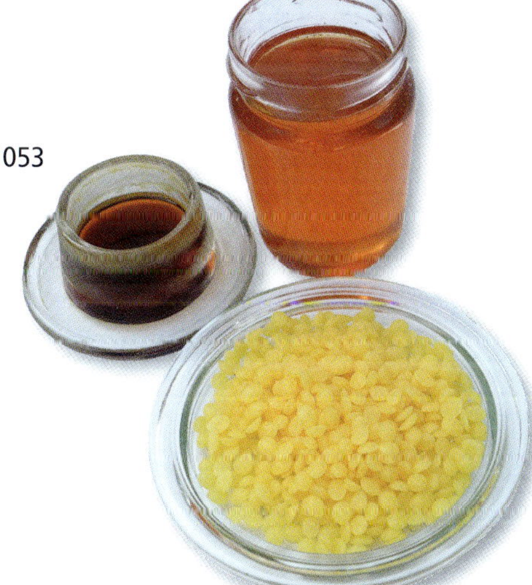

Register

Zeichenerklärung:

Seitenverweise ohne Klammern	= Allgemein und für Mensch
(Mensch/Tier)	= gilt für Mensch und Tier
(Pferd)	= gilt für Pferd
(Hund)	= gilt für Hund
(Katze)	= gilt für Katze

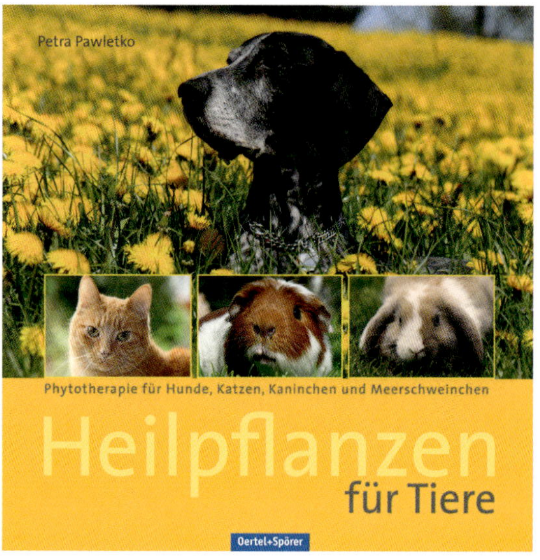

Liesel Baumgart
Marlies Hand
Selbsthilfe – schnell und einfach
Bach-Blüten
für Tiere
Oertel+Spörer

Petra Pawletko

Heilpflanzen für Tiere

Phytotherapie für Hunde, Katzen, Kaninchen und Meerschweinchen

€ 24,90

ISBN 978-3886279098

Liesel Baumgart/Marlies Hand

Bach-Blüten für Tiere

Selbsthilfe – schnell und einfach

€ 19,95

ISBN 978-3886279104

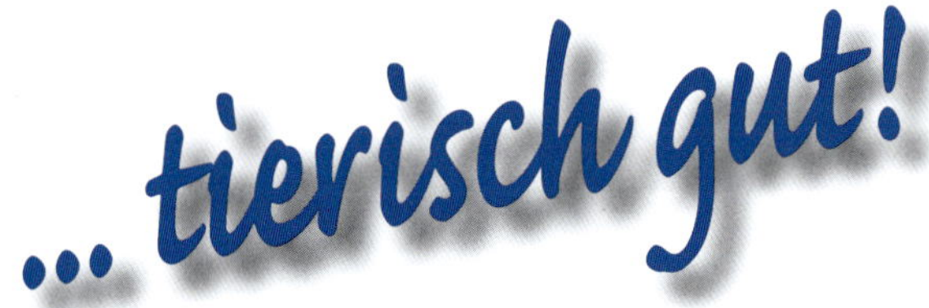

Oertel+Spörer – Der Spezialist für Kleintierbücher

www.oertel-spoerer.de